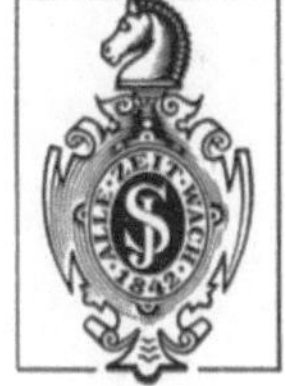

T. Agorastos

Fetale Epidermis und Vernix caseosa

Reifungsprozesse am Schwangerschaftsende
und Initiativprozesse der Geburt

Mit 72 Abbildungen und 5 Tabellen

Springer-Verlag
Berlin Heidelberg New York
London Paris Tokyo

Ass. Prof. Dr. med. Theodoros Agorastos
B´ Universitäts-Klinik für Gynäkologie und Geburtshilfe
Hippokrateion Hospital, Papanastassiou Av. 50,
GR-546 39 Thessaloniki

CIP-Kurztitelaufnahme der Deutschen Bibliothek

Agorastos, Theodoros: Fetale Epidermis und Vernix caseosa: Reifungsprozesse
am Schwangerschaftsende und Initiativprozesse der Geburt/T. Agorastos.
Berlin; Heidelberg; New York; London; Paris; Tokyo: Springer, 1989
ISBN-13: 978-3-540-50510-5   e-ISBN-13: 978-3-642-74260-6
DOI: 10.1007/978-3-642-74260-6

Gesamtherstellung: University Studio Press, Thessaloniki, Griechenland
2121/3140-543210

Geleitwort

«Bei den reifen ausgetragenen Kindern ist der Körper größtentheil mit einer weißen, fettichten, klebrigen Schmiere, Kindesschleim genannt, überzogen» (F.K.
Naegele: Lehrbuch der Geburtshülfe).

Lange hielt sich die Meinung, daß es sich bei Vernix caseosa um einen von den
Hautdrüsen gebildeten Film handelt, der die Haut der Frucht vor der Agression
des Fruchtwassers bewahrt. Die Käseschmiere sollte auch die Frucht «gleitfähi-
ger» machen und so die Geburt erleichtern; schließlich glaubte man, wohl aus
den zahlreichen analytisch-chemischen Untersuchungen der ersten Jahrzehnte
unseres Jahrhunderts resultierend, daß sie dem Kind noch nach der Geburt, als
Reservoir für von ihn benötigte Stoffe, beispielsweise Vitamine oder Spurenstof-
fe, diene, die dann durch die Haut resorbiert würden, weshalb man das Kind
nach der Geburt nicht baden oder waschen solle.

Die amorph-salbenartige Beschaffenheit war wohl der Grund dafür, daß die
Morphologie der Vernix caseosa lange unbeachtet blieb. Erst die zytologischen
Untersuchungen der am Neugeborenen haftenden Käseschmiere und des Fruchtwassersediments, die auf eine präzisere Beschreibung des Reifezustandes des
Kindes und eine pränatale Diagnosemöglichkeit des fetalen Überreife-Syndroms
abzielten, erwiesen zweifelsfrei die fast ausschließlich zelluläre Struktur der Vernix. Diese, als Tragzeit abhängig reifespezifische Oberfläche, ist integraler morphologischer Bestandteil der fetalen Haut. Folgerichtig hat Herr Agorastos in seiner Monographie nicht nur die Ergebnisse seiner 10-jährigen zytologischen und
elektronenmikroskopischen Studien der Vernix caseosa sehr differenziert und zugleich zusammenfassend dargestellt sondern gibt zugleich eine umfassende Über-
sicht über Entwicklung und Histologie der fetalen Haut. Dabei ist der Schlüssel
zum Verständnis der Vorgänge, die beim überreifenden Feten zur Abschilferung
der Vernix caseosa ins Fruchtwasser führen, wahrscheinlich vergleichbar der
oberflächlichen Hautabschuppung im extrauterinen Leben, im submikroskopi-
schen Bereich zu suchen.

Dank seiner Sachkenntnis ist dem Autor auch hier eine zugleich umfassende
wie differenzierte, nicht nur für den sachkundigen Leser verständliche Darstel-
lung der Materie gelungen. Sie gibt einen tiefen Einblick in die komplizierten
Vorgänge der Hautreifung und der notwendigen Oberflächenschuppung, die die
Bildung eines Hornpanzers verhindert. Das Studium der Monographie von Th.
Agorastos bietet eine gute Basis für weitere Überlegungen und weiterführende

Untersuchungen der Zelldesquamation auf molekularer Ebene und insbesondere die sie auslösenden Triggermechanismen, deren einer seine – mittelbare oder unmittelbare – Ursache in einer unzureichenden Plazentafunktion haben muß, denn nur so ist zu verstehen, daß bei intrauteriner fetaler Wachstumsretardierung, z. T. lange vor Erreichen des errechneten Endtermins, die Vernix caseosa schon intrauterin in gleicher Weise abgeschilfert wird wie im Falle der verlägerten Tragzeit – 1902 von Ballantyne erstmals beschrieben – bei den dysmatur-überreifen Kindern, während die eu- und vor allem die hypertrophen Kinder, auch wenn sie lange nach dem Endtermin geboren werden, dick mit Vernix bedeckt sind.

Hier ist eine Monographie entstanden, die den interessierten Leser über ein sehr spezielles Gebiet umfassend informiert und zu weiteren spezifischen Untersuchungen anregen sollte.

Essen, April 1989 Prof. Dr. med. G. Lamberti

Inhaltsverzeichnis

1 Die fetale/neonatale Epidermis

1.1 Ontogenese. Die Entwicklung der fetalen Epidermis

Die epithelialen Anteile der Haut und ihre Anhangsgebilde (Haare, Nägel, Drüsen) entwickeln sich aus dem Ektoderm (äußere Keimhaut). Erst nach Anlage der Medullarplatte und Sonderung der Neuralleiste wird ihre Abgrenzung möglich (Horstmann 1960). Bis zum Beginn der 5. Schwangerschaftswoche (SSW) ist der Embryo von einer Zellkeimschicht mit vielzähligen Mitosen bedeckt (Stratum germinativum), mit Ausnahme der Bereiche, an denen sich die Gliedmaßen entwickeln werden, wo diese Urepidermis aus mehreren Zellschichten besteht. Die Zellen des einschichtigen ursprünglichen Hautepithels sind, dem Ort oder Zeitpunkt ihres Auftretens entsprechend, kubisch, prismatisch oder plattenförmig, wobei die kubischen Zellen im Gegensatz zu den prismatischen und den plattenförmigen eher als primitiv betrachtet werden. Zu Beginn des 2. embryonalen Monats (EM) besteht die embryonale Epidermis in ihrer gesamten Ausdehnung aus 2 Zellschichten, der Keimschicht und einer neuen oberen Schicht ursprünglich kubischer und später plattenförmiger Zellen, dem sog. *Periderm*. Davor kann an verschiedenen Stellen sporadisch ein doppelschichtiges Epithel auftreten, jedoch existiert an der Oberfläche kein vollständiges Periderm.

Die Zellen, die sich an das embryonale Mesenchym heften, sind kubisch oder sphärisch mit großem Kern. Sie sind nicht immer eindeutig von der fibrösen Gewebestruktur zu differenzieren. Die Zellen der Keimschicht vermehren sich unaufhörlich, und bis zum Ende des 3. EM bildet sich zwischen Periderm und Keimschicht eine neue Schicht heraus, die intermediäre (Stratum intermedium).

So lässt sich die embryonale Epidermis bereits in der 12. SSW in 3 Schichten differenzieren:

a) *die Keimschicht* (Stratum germinativum), bestehend aus einer Reihe kleiner, nahezu kubischer Zellen,
b) *die Intermediärschicht* (Stratum intermedium), bestehend aus 1-3 Reihen großer, aufgeblähter ovaler oder spindeliger Zellen,
c) *das Periderm,* bestehend aus einer Reihe flacher Zellen, deren freie Oberfläche mit zahlreichen Mikrovilli versehen ist und von Amnionflüssigkeit benetzt wird. Unter dieser Zellen sind bereits ab der 12.-14. SSW Melanozyten mit ausgereiften Melaningranula sowie Langerhans-und Merkel-Zellen zu finden (Breathnach u. Wyllie 1965; Hashimoto et al. 1966).

Zu Beginn der Schwangerschaft enthält das Plasma der embryonalen Epidermalzellen reichlich Glykogen; Hashimoto et al. (1966) beobachteten Glykogengranula auch im interzellulären Raum der Keimschicht vor der 13. SSW (nach Breathnach [1971] eher Artefakte). Im weiteren Verlauf verringert sich der Glykogenanteil der Epidermalzellen, und nach der 16. SSW ist Glykogen nur noch geringfügig in den Zellen des Stratum intermedium aufzufinden. Im Verlauf der folgenden Schwangerschaftswochen vermehren sich die Zellen des Stratum intermedium, und in der 14.-16. Woche treten an seiner Oberfläche erste Keratohyalingranula auf, so daß sich an dieser Stelle langsam (17.-21. SSW) eine neue *granulöse Schicht* herausbildet (Stratum granulosum). An den Haarwurzeln treten um die 21. Woche erste Verhornungsanzeichen auf, unter Verbindung der Tonofilamente und der Keratohyalingranula im Plasma der Oberflächenzellen des Stratum granulosum. Die Verhornung der Zellen des Stratum granulosum breitet sich, beginnend von den Haarfollikeln, in alle Richtungen aus, wobei das gleichzeitige Auftreten von Zellen unterschiedlichen Verhornungsgrads charakteristisch ist. Während dieses Zeitraums vollziehen sich auch Veränderungen des Periderms, die – wie weiter unten ausgeführt – in seinem Verschwinden münden. Ein Teil der peridermalen Zellen wird ins Fruchtwasser (FW) abgestoßen, während ein anderer Teil sich zurückbilbet, so daß die Oberfläche der Epidermis sich nach der 23. Woche aus nunmehr verhornten Zellelementen konstituiert. Nach der 26. SSW ist die fetale Epidermis schließlich vollständig verhornt. Sie besteht aus einer basalen Schicht, dem *Stratum basale,* dessen oberste Lage vielfach *Stratum spinosum* genannt wird, einer granulösen Schicht, dem *Stratum granulosum,* und schließlich oberflächlich aus 5-6 Reihen vollständig verhornter Zellen, die die sog. Hornschicht bilden, das *Stratum corneum.* Von nun an differiert die fetale Epidermis in nichts mehr von der Epidermis des Erwachsenen.

1.2 Das Periderm

Während des Auftretens und der Entwicklung des Periderms von der 4. bis zur 26. Schwangerschaftswoche können auf Grundlage seiner feinmorphologischen Charakteristika verschiedene Stadien unterschieden werden. In Übereinstimmung mit den Forschungsarbeiten von Holbrook u. Odland (1975) sind 8 Stadien zu unterscheiden, während in früheren Arbeiten von Hashimoto et al. (1966), Hoyes (1968) und Breathnach (1971) nur 3 oder 4 Stadien festgestellt wurden.

Die Oberfläche der Peridermzellen, die anfangs abgeflacht polygonal oder flach kubisch mit 9-14 μm Durchmesser erscheinen, weist zahlreiche Mikrovilli auf. Ihr Aufbau ähnelt dem der Zellen des darunter liegenden Stratum basale. Ihr Protoplasma weist Mikrofilamente, reichlich Glykogengranula und mehrere randständige kleine Vesikel auf, die nicht selten zum Fruchtraum hin offen sind. Der Zellkern ist deutlich zu erkennen, und oft werden Mitosen beobachtet. Die Zellen des Periderms sind untereinander für gewöhnlich durch Desmosomen verbunden.

In den folgenden Wochen vergrößern sich die Peridermzellen (ca. 20 μm), und am Protoplasma können zentrierte rundliche Ausstülpungen in Richtung auf den Fruchtraum beobachtet werden, die ebenfalls von Mikrovilli bedeckt sind (blasenförmige Zellen – "bladder cells" nach Bowen). Diese Ausstülpungen nehmen langsam die Gestalt vereinzelter oder eines Geflechts gestielter Bläschen ("blebs") an. Ihr besonderes Kennzeichen ist die Existenz zahlreicher Mikrovilli der Zellmembran, deren Oberfläche von einer feinfilamentären Schicht bedeckt wird. Dabei handelt es sich nach Hoyes (1967) um von den Zellen selbst abgesondertes saures Mukopolysaccharid. Im Plasma der Peridermzellen treten weiterhin Tonofilamente, Glykogen, Mitochondrien, ein gut entwickeltes endoplasmatisches Retikulum sowie mehrere Vakuolen auf, die von einer einfachen Membran bedeckt und – wie es scheint – entweder leer oder mit einer feinfaserigen, schwach osmiophilen Substanz geringer Dichte gefüllt sind. Diese Vakuolen, die anfänglich nahe am Golgi-Apparat auftreten, breiten sich später im gesamten Protoplasma aus und neigen schließlich zur randständigen Akkumulation unter der Zellmembran. Nach Breathnach (1971) stellt ihr Auftreten das wesentliche Charakteristikum der Peridermzellen während der 10.-16. SSW dar und wird von vielen Forschern, wie auch das Auftreten der Mikrovilli, mit einer wahrscheinlichen Sekretfunktion jener Zellen in Verbindung gebracht. Die Anordnung der Tonofilamente und der Glykogengranula verleiht den Peridermzellen in dieser Periode ein anderes Aussehen, so daß Holbrook u. Odland (1975) 2 Typen unterscheiden, die durchsichtigen und die dunklen. Ihr von Tonofilamenten umgebener Zellkern sitzt für gewöhnlich in ihrem unteren Bereich, kann sich aber auch im Inhalt den blasenartigen Ausstülpungen befinden. In der Folge vergrößern sich die Peridermzellen (30-60 µm) und die blasenartigen Ausstülpungen, in deren Basis Einschübe der Zellmembran, Rillen und Kanäle auftreten, immer mehr. Der Inhalt dieser Ausstülpungen besteht hauptsächlich aus Glykogen, Filamenten, Vakuolen unterschiedlicher Größe und manchmal einem Kern.

Die Entstehung weiterer Invaginationen und Kanäle der Zellmembran an der Basis der bläschenartigen Ausstülpungen führt schließlich ihre Abtrennung (Abstoßung) aus dem Hauptzelleib und ihr Versinken im Fruchtwasser herbei. Im Gegensatz zum Amnionepithel weist das Periderm eine starke Tendenz zur Abstoßung dieser Zellabschnitte auf (Bergström 1980), so daß seine Zellbestandteile von der 16. bis zur 20. Woche in erheblichem Umfang in der Zellpopulation des Fruchtwassers vertreten sind. Die Frage, ob im Verlauf dieses Zeitraums vollständige Zellen des Periderms oder nur ihre blasenartigen Ausstülpungen ins Fruchtwasser abgestoßen werden, ist noch nicht eindeutig beantwortet. Holbrook u. Odland nehmen an, daß der Zellinhalt des Fruchtwassers, der vermutlich aus dem Periderm stammt, nicht aus kompletten Peridermzellen, sondern lediglich von ihren gewöhnlich auch den Zellkern umfassenden blasenartigen Ausstülpungen besteht. Derselben Ansicht sind Hoyes (1968), Bergström (1980) sowie Churchouse u. Langstone (1970). Letztere allerdings beschrieben die während dieses Schwangerschaftsabschnitts und später im Fruchtwasser befindlichen Peridermzellelemente als "Trabantenzellen" ("satellite cells") und brachten ihr Auftreten bzw. ihren Anteil in der Fruchtwasserzellpopulation mit der Möglichkeit einer pränatalen Bestimmung der Schwangerschaftsdauer in Verbindung. Außerdem war ihr Auftreten im Vaginalsekret während der Schwangerschaft für sie Zeichen eines vorzeitigen Blasensprungs, insbesondere vor der 32. SSW. Hoyes (1968) und Bonneville (1965) registrieren die morphologische Ähnlichkeit dieser Zellen mit denen des Nabelschnuramnions, wogegen Hashimoto et al. (1966) sich auf ihre Ähnlichkeit mit denen der Mundschleimhaut beziehen. Alle diese Zellen werden durch ihren permanenten Kontakt zu flüssiger Umgebung bestimmt.

Im Rahmen eigener elektronenmikroskopischer Untersuchungen am Fruchtwassersediment zwischen 19. und 35. SSW (Agorastos et al. 1981a) stellten wir Zellelemente fest, die die wesentlichen, auch von den anderen Wissenschaftlern, die das embryonale Periderm untersuchten, beschriebenen Kennzeichen der Peridermzellen aufweisen, nämlich:

a) Zellmenbran mit den typischen, von einem feinfilamentären Mantel umgebenden Mikrovilli und einer oder mehreren Invaginationen, ihrerseits ebenfalls durch vollständig entwickelte Mikrovilli charakterisiert;
b) von einer glatten Membran umhüllte, unterschiedlich große Vakuolen im Zellplasma, deren größere einen feinen fibrösen Inhalt aufweisen, während die kleineren, die am Rande auftreten, eher leer scheinen (Abb. 1 und 2);
c) Zytoplasma mit verschiedenen, in unterschiedlichem Grad degenerierten Organellen und zahlreichen Tonofilamenten, die vor allem rund um den Zellkern – sofern vorhanden – Verbindungen eingehen (Abb. 3);
d) Auftreten von Glykogen, insbesondere in den nur geringfügig degenerierten "Zellen", sowie sein Fehlen in der Mehrzahl der degenerierten (Abb. 4);
e) Fehlen von Keratohyalingranula und eines dichten Netzes von Tonofibrillen im Zytoplasma (die wesentlichen Merkmale von Keratinozyten);
f) ein sich in der Mehrzahl der Fälle ebenfalls in unterschiedlichen Stadien der Degenerierung befindlicher Kern mit randständigen Chromatinansammlungen. Das Auftreten dieser "Zellen" bis zur 35. SSW entspricht den Forschungsergebnissen von Churchouse u. Langstone (1970), die bis zur 37. SSW vereinzelte "satellite cells" beobachteten.

Die meisten an der Oberfläche der Epidermis verbleibenden Peridermzellen entwickeln sich zurück und verändern sich. Ihre Oberfläche wie auch die Mikrovilli, die sich untereinander immer stärker gleichen, verflachen, die Glykogenreserven nehmen wie auch die Vakuolen und anderen Organellen ab oder verschwinden gänzlich aus dem Protoplasma. Gleichzeitig entwickelt sich im gesamten Zellkörper bei paralleler Verdickung der Zellmembran ein Netz aus feinen Filamenten; derartige degenerierte Peridermzellen können ebenfalls im Fruchtwasser beobachtet werden (Abb. 5). Während der Zellkern und die übrigen protoplasmatischen Organellen verschwinden (21.-25. Woche), verwandeln sich die Überreste des Periderms in abgeflachte Epithelzellen. Sie weisen in diesem Stadium zahlreiche Ähnlichkeiten mit den darunter befindlichen verhornten Zellen des Stratum corneum bzw. der endgültigen Hornschicht auf, die sich rund um die Haarwurzeln zu entwickeln beginnt. Hashimoto et al. betrachten diese Zellform als "Übergangsstadium" zwischen der typischen Peridermzelle und dem verhornten Keratinozyt. Diese Überreste des Periderms verbleiben in Verbindung mit der darunterliegenden Zellschicht noch eine Weile lang an der epidermalen Oberfläche, um sich dann aber abzuschilfern und ins Fruchtwasser abzusinken, während die nunmehr verhornten unteren Schichten nach oben drängen. Hashimoto et al. (1966) nahmen ebenso wie Wolf (1967) an, das zurückgebildete und veränderte Peri-

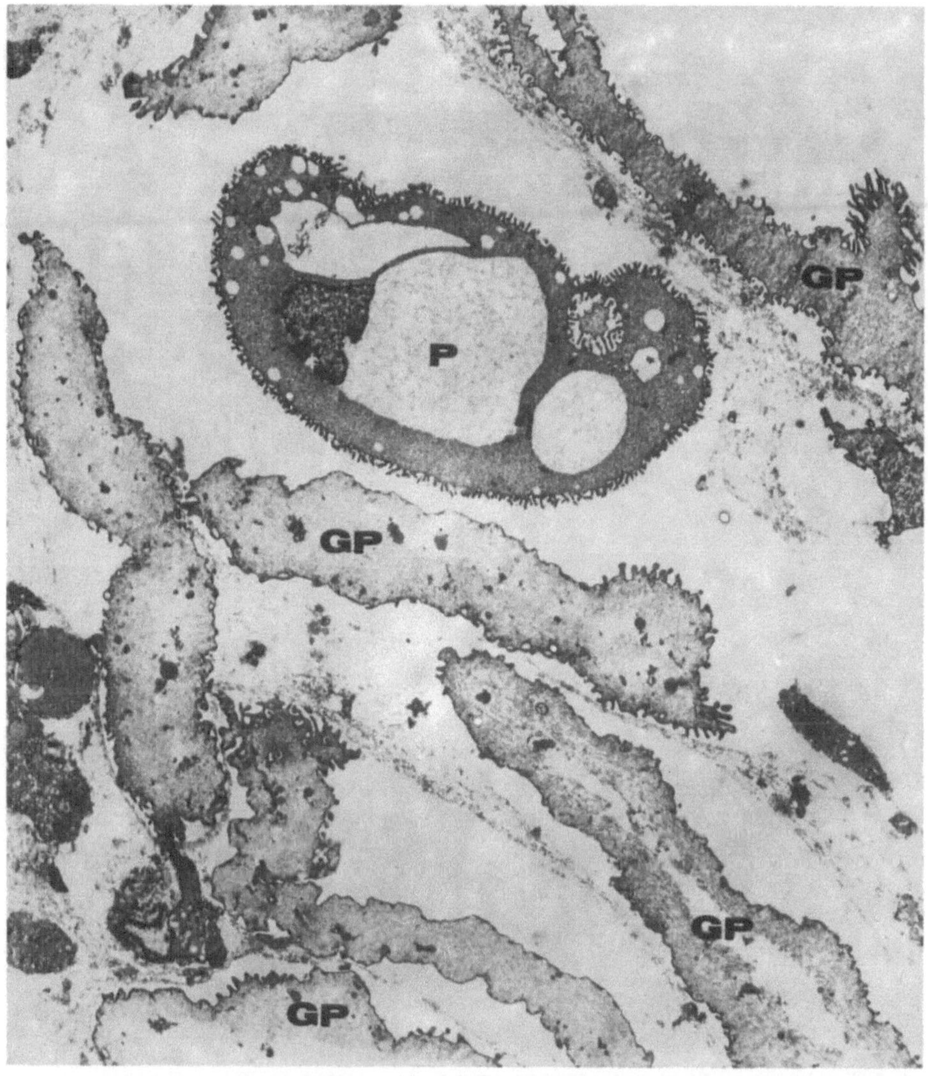

Abb. 1. Fruchtwasserzellbild in der 19. SSW (TEM – Vergr. 2000 : 1). Neben mehreren großen, deutlich degenerierten Zellen *(GP)* mit z.Z. aufgelöstem Zytoplasma stellt sich eine andere Zellform dar *(P)* mit relativ gut erhaltenem Kern, mäßig osmiophilem Zytoplasma, zytoplasmatischen Vakuolen und Zellmembran-Mikrovilli. (Aus Agorastos et al. 1981a)

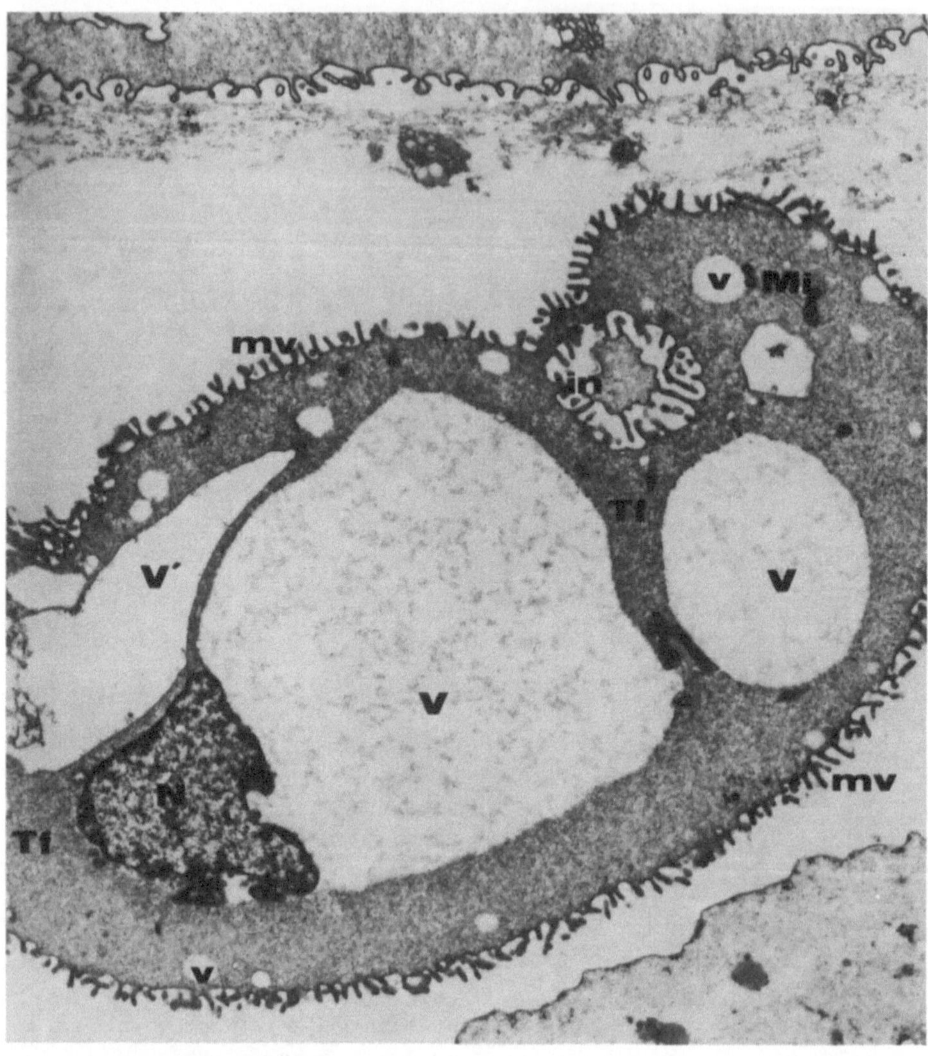

Abb. 2. Fruchtwasserzellbild in der 19. SSW (TEM – Vergr. 5000 : 1 – der in der Abb. 1. dargestellten Zelle P). Zellmembran mit charakteristischer Mikrovilli-Bildung *(mv)* und Invaginationen *(in)*. Große, zentral gelegene, zytoplasmatische Vakuolen *(V)* mit unscharfen Grenzen und
schwach osmiophilem feinfilamentärem Inhalt; deutlich kleinere, mehr peripher gelegene, ebenfalls unscharf begrenzte Vesikel *(v)*; zytoplasmatische Vakuolen mit überwiegend scharfer, osmiophiler Abgrenzung *(V)*. *N* Nukleus; *Mi* Mitochondrien; *Tf* Tonofilamente. (Aus Agorastos et
al. 1981a)

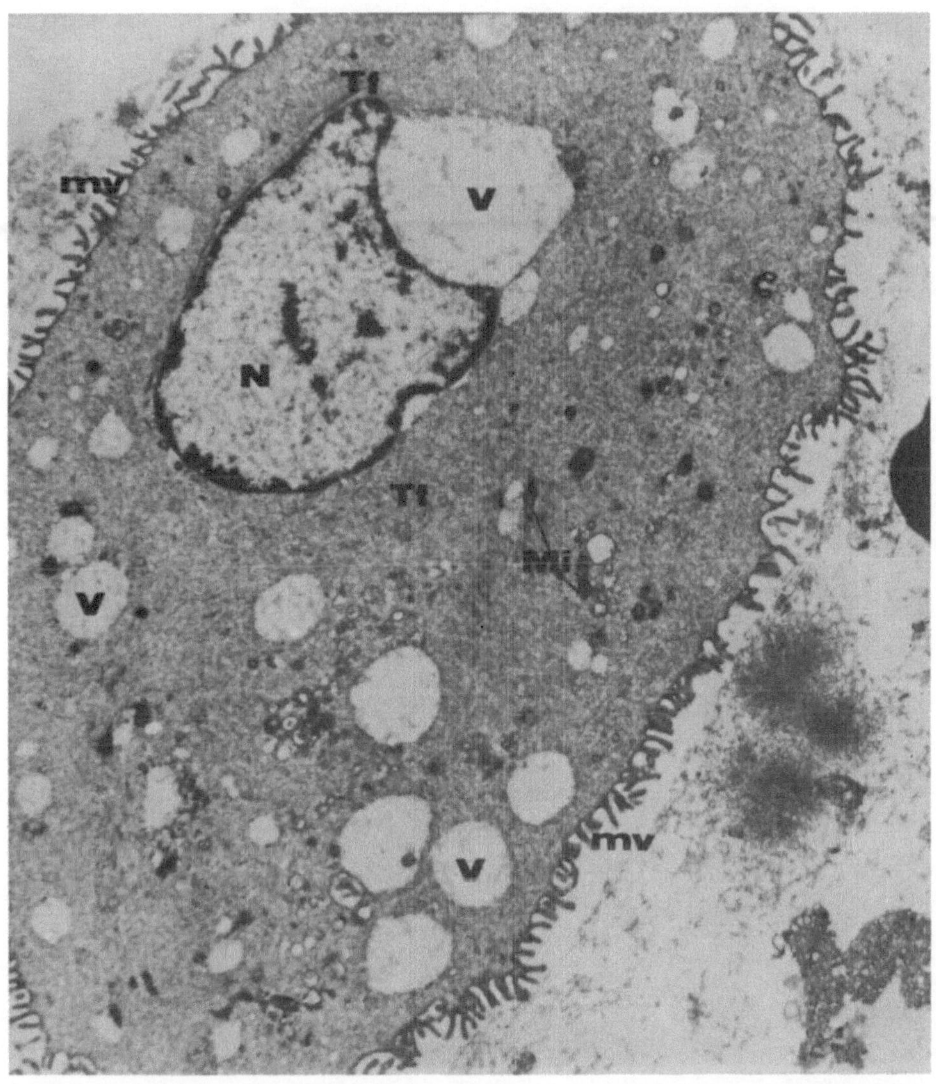

Abb. 3. Fruchtwasserzellbild in der 19. SSW (TEM – Vergr. 5000 : 1). Die Stellen weisen die Charakteristika der Peridermzellen auf. *mv* Mikrovilli, *V* zytoplasmatische Vakuolen mit feinfilamentärem Inhalt; *Tf* Tonofilamente; *Mi* Mitochondrien; *N* Nukleus. (Aus Agorastos et al. 1981a)

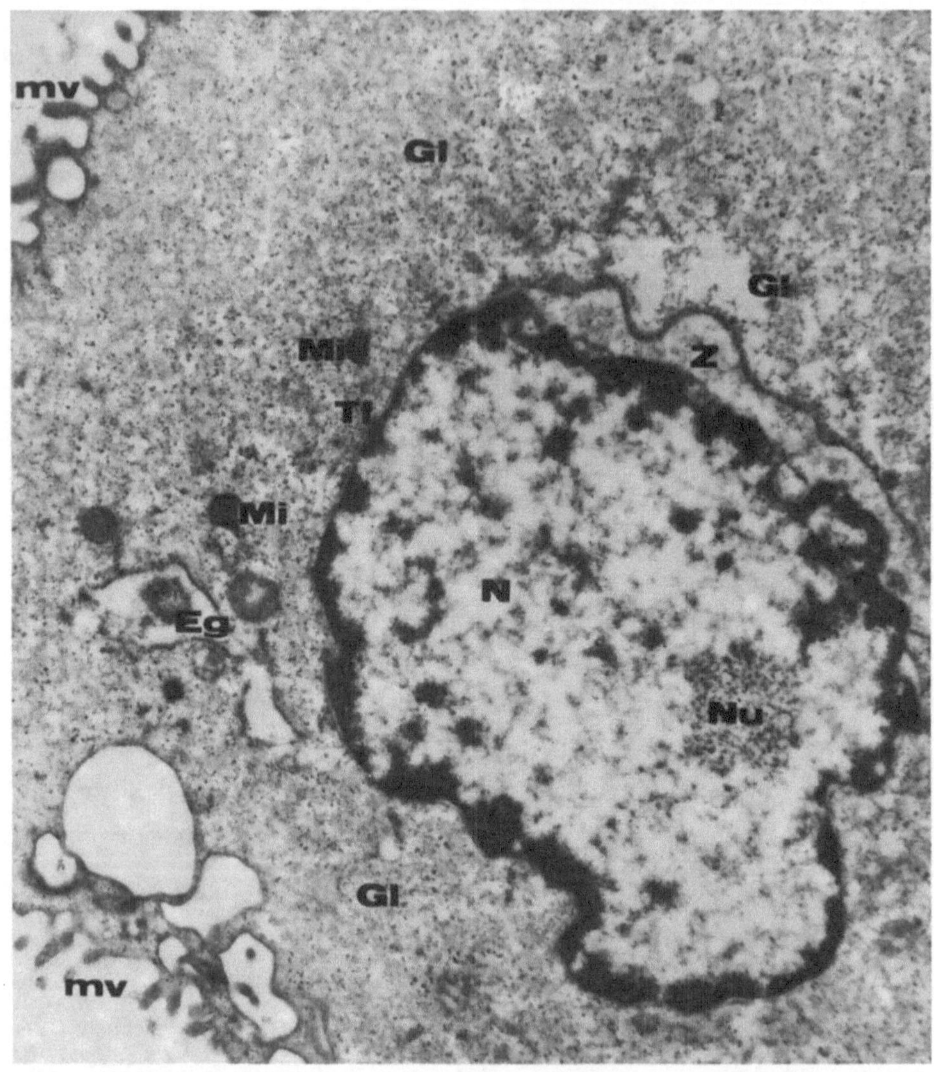

Abb. 4. Fruchtwasserzellbild in der 19. SSW (TEM – Vergr. 10000 : 1 – Zellausschnitt). *N* Nukleus; *Nu* Nukleolus; *Z* perinukleäre Zisterne; *Mi* Mitochondrien; *Eg* Ergastoplasma; *Tf* Tonofilamente; *Gl* Glykogengranula; *mv* Mikrovilli. (Aus Agorastos et al. 1981a)

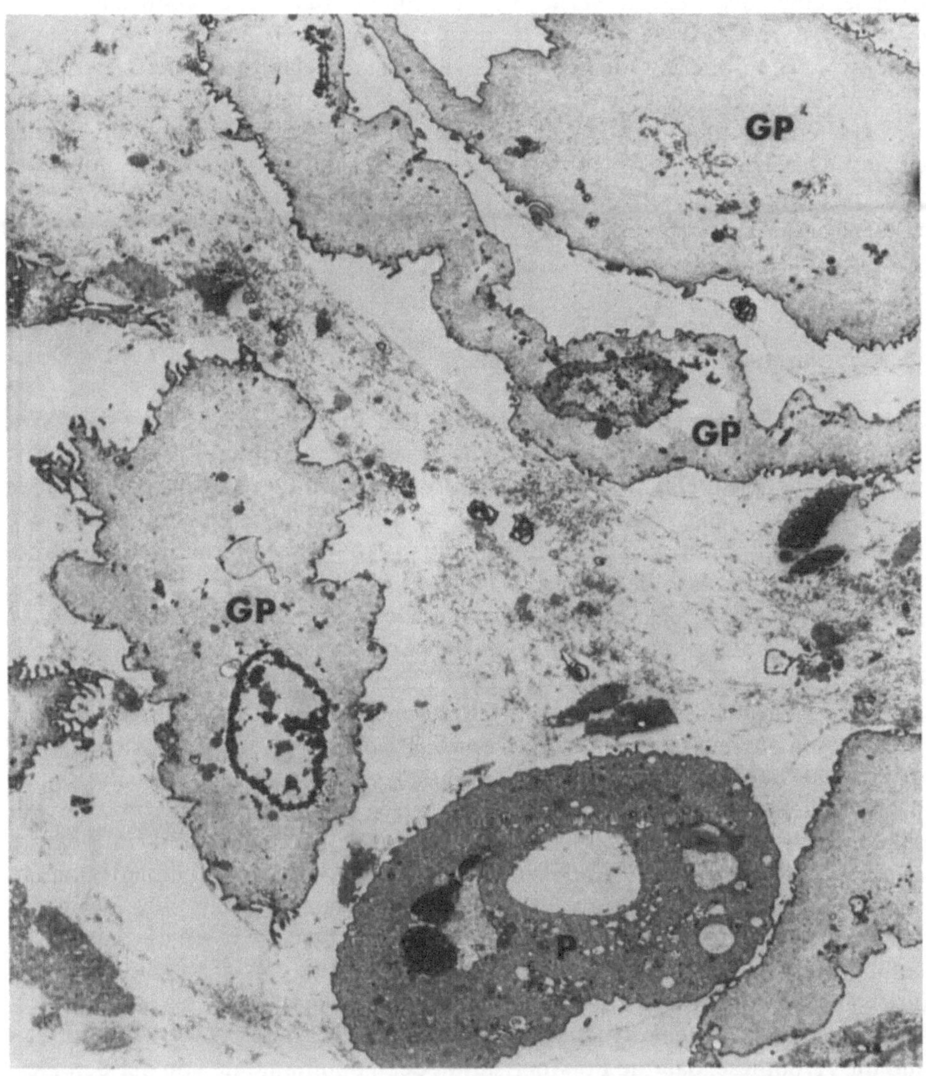

Abb. 5. Fruchtwasserzellbild in der 19. SSW (TEM – Vergr. 2000 : 1) *P* Degenerierte Zelle, eher peridermaler Herkunft, mit spärlichen Mikrovilli an der Zellmembran, relativ osmiophilem Protoplasma und Karyorrhexis. *GP* Ebenfalls degenerierte große Plattenepithelzellen. (Aus Agorastos et al. 1981c)

derm sei eine "degenerierte verhornte Zellschicht" bzw. eine "abnormaler Verhornung ausgesetzte verhornte Zellschicht". Die neueren Forschungen (Breathnach 1971; Holbrook u. Odland 1975) zeigen jedoch daß die Differenzierungen im Protoplasma des Periderms nicht dieselben wie die der sich zu Keratinozyten entwickelten darunterliegenden Zellen bzw. im Vergleich damit nur unvollständig sind. Darüber hinaus treten im Plasma von Peridermzellen nie Keratohyalingranula auf. Insofern unterscheidet sich diese Veränderung des Periderms, wenn sie auch eine Art Verhornung darstellt, von derjenigen, die zur Entstehung des endgültigen Stratum corneum führt.

1.3 Keratinisation der fetalen Epidermis

Keratinisation im weitesten Sinne steht für den Prozeß, in dessen Verlauf sich die ursprünglichen Zellen der untersten basalen Schicht zu granulösen Zellen differenzieren und schließlich zu den plattenförmigen, völlig verhornten Zellen der Hornschicht werden. Während dieses Prozesses der Differenzierung und der Strukturänderung finden im gesamten Zellraum komplexe mechanische und metabolische Umwandlungen statt.

Schon in der 6. SSW lassen sich die ersten Desmosomen und "tight junctions" im Stratum germinativum der embryonalen Epidermis wie auch im ursprünglichen Periderm erkennen (Breathnach 1971). Tonofilamente sind in dieser Periode kaum festzustellen. Ungefähr im 3. EM können in der Intermediärschicht viele Desmosomen mit relativ kurzen Tonofilamenten von 7-9 nm Durchmesser oder kurze Tonofilamentbündel in den entsprechenden Arealen des Protoplasmas festgestellt werden, das in dieser Phase durch einen besonders hohen Glykogenanteil gekennzeichnet ist (Orfanos 1972). Im 4. EM erscheinen im Stratum germinativum die ersten Halbdesmosomen mit einigen Tonofilamentbündeln, während die Zellen des Stratum intermedium gleichzeitig Mikrovilli, Desmosomen und viele Tonofilamente enthalten. Besonders bemerkenswert ist die Beobachtung, daß die ersten kurzen Tonofibrillen an den Desmosomen verankert sind, während im Zytoplasma keine freien Tonofibrillen wie in den späteren Keratinozyten vorkommen. In Übereinstimmung mit Orfanos bestärkt dieser Befund die Hypothese, daß die Polymerisation der Tonofilamente von der den Desmosomen zugewandten Seite her beginnt, so daß die Desmosomen nicht das Ende, sondern eher den Ausgang der Tonofilamente darstellen. Andere Überlegungen gehen davon aus, daß isolierte Tonofilamente nicht an den desmosomalen Disken aufhören bzw. anfangen, sondern einfach mit ihnen in Kontakt kommen und wieder ins Protoplasma zurückkehren. Es muß generell angenommen werden, daß die Tonofibrillen und die Tonofibrillenbündel, obwohl sie bei ihrem ersten Auftreten in den embryonalen Epidermalzellen im Bereich der desmosomalen Disken zu finden sind, später in den vollständig veränderten Hornzellen überall im Protoplasma und nicht nur in Verbindung mit Desmosomen beobachtet werden können.

Im Verlauf von Umwandlung und Rückbildung des Periderms, d.h. um den 5. Embryonalmonat, enthält das Zytoplasma des Stratum germinativum nur wenig

10

Glykogen, während es sich durch ein dichtes Netz von Tonofibrillenbündeln aus-
zeichnet und an der basalen Membran sogar zahllose Halbdesmosomen auszumachen sind. Das Protoplasma der oberen Zellen des Stratum intermedium weist
eine große Dichte gewöhnlich gebündelter Tonofibrillen, mittlere Glykogenantei-
le und nur vereinzelt Organellen auf. Dies ist genau das Bild vor bzw. bei Auftreten ihres wesentlichsten Produkts, des Keratohyalins, dessen erste Granula relativ spät, um die 14.-16. Woche, erscheinen. Im Verlauf der folgenden Wochen
vermehren sich Tonofibrillen und Keratohyalingranula, wobei die Zellen, in denen sie enthalten sind, wie auch das von ihnen gebildete Stratum granulös genannt werden. In der 24.-26. Woche enthalten die oberen granulösen Zellen
große, an ihren Rändern unebene Keratohyalingranula in engem Kontakt mit Tonofibrillenbündeln, d.h. Tonofibrillen-Keratohyalin-Komplexe. Solange die Keratohyalingranula sich in Gruppen sammeln, wird das übrige Zellplasma durchsichtiger, nehmen die Organellen ab und die Kernsubstanz einheitlichere Gestalt
an. Gleizeitig werden oberhalb dieser granulösen Zellen abgeflachte, vollständig
verhornte Zellen ohne Kern und andere Organellen beobachtet, nunmehr Anteile
des superfiziellen Stratum corneum. In dieser Phase werden hin und wieder vollkommen oberflächliche letzte Überreste des sich zurückbildenden Periderms beobachtet. Aufmerksamkeit erregt Breathnachs (1971) Beobachtung an einem 26.
Wochen alten Fetus, daß die vollständig verhornten Keratinozyten des Stratum
corneum nicht immer die obersten sind, sondern daß sich dort Zellen mit geringerem Keratinisationsgrad und darunter, sogar in direkter Verbindung mit den
Zellen des Stratum granulosum, vollständig verhornte Zellen befinden können.
Bezeichnenderweise erwähnt er, daß, obwohl typische, vollständig verhornte Keratinozyten in tieferen Lagen existieren, in den superfiziellen Hornzellen Überreste von Kernen und Organellen sowie Protoplasmaumgestaltungen, Zeichen für
Zerbrechlichkeit und Desorganisation des Zellkörpers, zu beobachten sind. Mög-
licherweise ist das Auftreten solcher Zellen in diesem Schwangerschaftsstadium
darauf zurückzuführen, daß sie aus den Zellen des Stratum granulosum stammen, die im Gegensatz zu den vollständig verhornten Keratinozyten, deren Vorläufer im Stratum granulosum an Keratohyalingranula reich waren, nicht ausreichend Keratohyalin enthielten. Diese Hypothese betont sicherlich auch die wichtige Rolle des Keratohyalins im Verhornungsprozeß der menschlichen Epidermis.
Bemerkenswert auch ist das Verhalten der embryonalen Epidermiszellen hinsichtlich ihres Gehalts an Glykogen. Im Gegensatz zur Epidermis des Erwachsenen enthalten alle Zellager der embryonalen Epidermis reichlich Glykogen. Meistens handelt es sich um intrazelluläre Ansammlungen. Später nimmt der Glyko-
gengehalt der Epidermiszellen relativ schnell ab, so daß nach der 16. SSW nur
noch in den Keratinozyten des Stratum intermedium Glykogen vorkommt (Orfanos 1972). Im Stratum granulosum und im unteren Stratum corneum ist nur
noch wenig Glykogen zu finden.
Der Verhornungsproseß findet nicht gleichzeitig in der gesamten Oberfläche
der fetalen Epidermis statt, sondern verläuft anfänglich in bestimmten Zellgrup-
pen, die sich in der Nähe der Haarwurzeln befinden. Auf diese Art und Weise
können an benachbarten Zellen gleichzeitig unterschiedliche Stadien der Kerati-

nisation beobachtet werden. Nach der 25.-26. SSW ist jedoch die obere Schicht der fetalen Epidermis in ihrer gesamten Ausdehnung vollständig verhornt, und die gesamte Gestalt der fetalen Epidermis entspricht – wie bereits gesagt – ohne Ausnahme der eines Erwachsenen.

1.4 Keratinozyten der unteren Schichten der Epidermis

Der *Keratinozyt* ist das zentrale Zellelement der Epidermis. In ihm findet der Prozeß der Keratinisation der Epidermis statt, d.h. die Entstehung des epidermalen Keratins. Die übrigen Zellen der Epidermis – die *Nicht-Keratinozyten* – sind die Melanozyten sowie die Langerhans- und die Merkel-Zellen. Sie unterscheiden sich von ersteren nicht nur durch ihre erheblich geringere Anzahl, sondern auch durch andere Aufgaben und Funktionsweise.

Zu den wesentlichen Merkmalen der Keratinozyten gehören die in ihrem Protoplasma enthaltenen Vorläufer des Keratins (Tonofilamente und Keratohyalin) sowie die interzellulären Kontaktzonen (Desmosomen, "tight junctions", "gap junctions"), die sie in unmittelbare Verbindung mit den umliegenden Hornzellen bringen.

Das geradezu charakteristische Merkmal verhornten Gewebes ist das Auftreten von Disulfidverbindungen. Diese entstehen durch Oxygenierung zweier (zurückgebliebener) Zysteingruppen, die in untereinander verbundenen Polypeptidketten enthalten sind, und Herausbildung eines Zystinmoleküls, an das sich die Ketten mit den 2 Schwefelatomen binden. Jarret u. van Wyk (1972) benutzten die Fluoreszenzmethode mit Schwefelflavin T zur quantitativen Bestimmung der Disulfidverbindungen und somit indirekt für den Stand der Verhornung der fetalen Epidermis.

Orfanos (1972) unterscheidet 3 Stadien bei der Keratinisation der Epidermiszelle: das Stadium der Regeneration und der Differenzierung, das Stadium der Reifung und das Stadium der vollständigen Verhornung. Die Keratinozyten regenerieren sich durch mitotische Teilung der Zellen der untersten Schicht. Die Differenzierung der neugebildeten Zellen vollzieht sich relativ schnell. Charakteristisch für die Hornzellen ist die Synthese von *Tonofilamenten* in ihrem Zytoplasma, Proteinfäden also, die SH- und SS-Gruppen enthalten und an der Entstehung der epidermalen Keratinsubstanz mitwirken. In den obersten Zellschichten breitet sich die Polymerisation der Tonofilamente weiter aus und beginnt ihre schrittweise Bündelung zu dichteren und längeren *Tonofibrillen.* Die Reifung der Keratinozyten wird durch das Auftreten von *Keratohyalingranula,* einem histidinreichen Protein in Verbindung mit Lipoidkomponenten, das zwischen den Tonofibrillen produziert wird, und die Herausbildung von *Tonofibrillen-Keratohyalin-Komplexen* morphologisch sichtbar. Gleichzeitig sind Veränderungen der Zellgestalt, der Zellmembran, der interzellulären Kontaktzonen sowie der Interzellulärräume nachweisbar. Die Gesamtheit dieser Aufbau und Morphologie der Hornzellen betreffenden Veränderungen kündigt ihre bevorstehende endgültige Keratinisierung an. Solange das zytoplasmatische Milieu wäßrig bleibt, bildet sich zwischen Tonofilamenten, Keratohyalinmaterial und dieser wäßrigen Umgebung eine Zwischenphase, so daß sich das Keratohyalinmaterial entlang den Proteinfasern der Tonofibrillen wie "ein Tropfen Öl im Wasser" (Swanbeck u. Thyresson 1962) ausdehnen kann. Im Verlauf der Bildung der Tonofibrillen-Keratohyalin-Komplexe geht der Wasseranteil der Zelle zurück. Das geschieht einerseits durch die Abgabe von Wasser an die Zelloberfläche, andererseits dadurch, daß ein immer größerer Anteil des Zytoplasmas von den erwähnten Tonofibrillen-Keratohyalin-Komplexen eingenommen wird. Wenn dabei ein gewisser Punkt erreicht ist, entsteht im Zellkörper eine kontinuierliche Phase aus Keratohyalinmaterial, in das die Filamente eingebettet sind (Orfanos 1972). Gleichzeitig findet offenbar eine Umgruppierung der SH-Gruppen der Tonofilamente und ihre Quervernetzung über das Keratohyalinmaterial in kovalenten S-S-Bindungen statt. Offensichtlich setzt die Umwandlung der Tonofibrillen-Keratohyalin-Komplexe und die Entstehung des epidermalen Keratins verschiedene physikalische und chemische Bedingungen in der zellulären Umgebung voraus.

Keratin: Das epidermale Keratin ist ein schwer lösliches, hauptsächlich schwefelhaltiges, fibröses Hartprotein charakteristischen Aufbaus. Das Keratinmuster besteht aus lockeren Verbindungen feiner Filamente, die sich in unterschiedliche Richtung erstrecken und in einer Matrix eingebettet sind. Neueren Forschungen zufolge (Bowden u. Cunliffe 1983) können im menschlichen Stratum corneum 3 Keratintypen unterschieden werden:

a) das unlösliche, fibröse Protein Keratin, das wichtigste Differenzierungsprodukt der menschlichen Epidermis, das in den oberen, vollständig verhornten, abgestorbenen Zellen des Stratum corneum zu finden ist und die für die Aufnahme der Tonofibrillen wesentliche Basissubstanz herstellt,
b) das histidinreiche Basisprotein, in jüngster Zeit Fillagrin genannt (wegen seiner besonderen Reaktion auf faseriges Gewebe), das in der zytoplasmatischen Matrix enthalten ist und sie verstärkt,
c) das Protein des Zellmantels (Plasmalemms), in jüngster Zeit Involucrin genannt, das die Zellmembran verstärkt, indem es an der Zelloberfläche eine komplexe Proteinschale bildet.

Steinert u. Idler (1979) beschreiben Vorstufen der 3 erwähnten Proteinarten und betonen, daß das Prokeratin der Tonofibrillen sich vom endgültigen Keratin hauptsächlich durch das Fehlen von Disulfidbindungen unterscheidet. Obwohl sie aus gleichen Aminosäuren bestehen (reich an Glycin, Serin, Glutaminsäure und Asparaginsäure) und den gleichen Bestand an Nukleinsäurenhelixes und immunologischen Eigenschaften haben, unterscheiden sich Prokeratin und Keratin hinsichtlich Größe und Anordnung der sie bildenden Polypeptide. Die Verwandlung von Prokeratin in Keratin – unter wahrscheinlicher Einschaltung eines Zwischenstadiums, d.h. der Entstehung des Tropokeratins – vollzieht sich im Verlauf der Verwandlung der Hornzellen des Stratum granulosum in die vollständig verhornten Keratinozyten des Stratum corneum oder kurz danach (Bowden u. Cunliffe 1983).

Lamellenkörperchen: Bei den epidermalen Lamellenkörperchen – "lamellar bodies" (Elias), "Odland bodies" (Odland), "cmentosomes" (Hashimoto), "keratinosomes" (Wilgram), "membrane coating granules" (Matolsy) – handelt es sich um kleine ovale Korpuskel, die in das Stratum spinosum und das Stratum granulosum synthetisiert werden, gruppenweise im glatten endoplasmatischen Retikulum auftreten und polysaccharide (Hayward u. Hackermann 1973), hydrolytische Enzyme – hauptsächlich saure Phosphatase – (Weinstock u. Wilgram 1970; Freinkel 1982) und Lipide (Elias et al. 1977) enthalten. Im mittleren und oberen Stratum granulosum versammeln sie sich an der Zellperipherie, von wo aus ihr Inhalt sich in den interzellulären Raum ergießt (Elias 1981). Da die epidermalen Lamellenkörperchen unterschiedliche Substanzen enthalten, spielen sie wahrscheinlich eine für die verschiedenen Vorgänge bei der Umwandlung der Keratinozyten, wie die Verdickung der Zellmembran, die Dehydrierung der Hornzellen und die Veränderung ihrer Bindungen untereinander, eine bedeutende Rolle. Ebenso vermuten viele Wissenschaftler, daß eine ihrer wichtigsten Funktionen für die Entstehung der Permeabilitätsbarriere der Epidermis in der Abgabe ihres an Lipiden reichen Inhalts in den interzellulären Raum besteht (Elias et al. 1983). Die Binnenstruktur der Lamellenkörperchen zeichnet sich durch eine Verbindung paralleler, osmiophober Lamellenplatten aus, die voneinander durch einen dünnen osmiophilen Film getrennt sind. Nach ihrem Austritt in den interzellulären Raum besetzen diese Platten der Länge nach die Zellmembranen, wobei sie teilweise parallel zu den Membranen, insbesondere im interzellulären Raum des Stratum corneum, die Form doppelter, länglicher Lamellen aufweisen (Elias et al. 1983). Wahrscheinlich ist die Größenzunahme der Keratinozyten bei ihrem Aufstieg aus dem Stratum spinosum ins Stratum granulosum auf das Auftreten unzähliger Lamellenkörperchen zurückzuführen (Bergstrasser 1978), da sie ca 15% des Zytoplasmas der granulösen Zellen ausmachen (Elias u. Friend 1975).

1.5 Keratinozyten des Stratum corneum

Beobachtungen sowohl mit dem optischen als auch mit dem Elektronenmikroskop haben nachgewiesen, daß die Auffassung vom Stratum corneum als einer toten, strukturlosen Schicht wahrscheinlich Ergebnis vielfacher, auf fehlerhafte Versuchsanordnung und Gewebepräparation zurückzuführender Artefakte war. Mit den neueren Beobachtungstechniken ("freezy-fracture replication", Rasterelektronenmikroskopie, Immunfluoreszenz etc.) entstand ein Bild des Stratum corneum, das dem eines Gitterwerks von untereinander verankerten und vertikale bzw. diagonale Säulen bildenden Zellen entspricht (Christofers 1971; Elias et al. 1977). Die Verknüpfung morphologischer und biophysiologischer Merkmale führte zur heutigen Hypothese vom Stratum corneum als einem aus 2 Teilen bestehenden System, den lipidlosen Keratinozyten und der durch Lipide angereicherten interzellulären Substanz (ein Modell, das einer aus Hohlsteinen und Zement gefertigten Wand ähnelt – Elias et al. 1983).

Die Keratinozyten des Stratum corneum bewahren ihre Eigenart als einheitliche Zellen bis in die obersten Reihen. Ihre feine Struktur ist aber nicht einheitlich. Ausgehend von ihrer unterschiedlichen chemischen Affinität zu Osmium und den Salzen schwerer Metalle wie auch ihrer unterschiedlichen Keratinstruktur können in Übereinstimmung mit älteren Auffassungen 2 Typen von Keratinozyten im Stratum corneum differenziert werden (Orfanos u. Ruska 1970). Die Keratinozyten "A" wiesen eine eher homogene Struktur mittlerer Dichte mit charakteristischem Auftreten von in eine osmiophile Substanz eingebetteten osmiophoben Keratinfilamenten auf, während im Gegensatz dazu die Keratinozyten "B" eine inhomogene netzartige Keratinstruktur hoher Dichte mit dem hier charakteristischen Auftreten von in eine osmiophobe Matrix eingebetteten osmiophilen Keratinfilamenten zeigten. Die netzartige Struktur der Keratinozyten "B" konnte relativ locker sein; so entstanden große, optisch "leere" Räume ohne Filamentprofile (Orfanos 1972). Die Verteilung dieser 2 Hornzellentypen im natürlichen Stratum corneum war nicht zufällig: in den unteren Reihen wurden für gewöhnlich Zellen vom Typ "A" gefunden, in den höheren dagegen vom Typ "B".

Die ungefähr 16 Reihen Keratinozyten des natürlichen Stratum corneum (Mackenzie 1983) werden vielfach in eine tiefere, mittlere und obere Zone eingeteilt, was natürlich wegen der örtlich differierenden Morphologie der Haut nicht für jeden Körperbereich gilt. Die *untere* Zone steht im Kontakt mit den oberen Zellen des Stratum granulosum. Ihre Keratinozyten sind verformt, osmiophil und untereinander eng verbunden. Die Zellmembran ist dichter als das Protoplasma und weist zahlreiche Desmosomen auf. Das Keratin des Protoplasmas besteht aus einem sehr dichten Netz feiner, in allen Richtungen verlaufenden, osmiophoben Keratinfilamenten sowie aus der osmiophilen, strukturlosen, interfilamentären Matrix. Zwischen den Keratinfilamenten befinden sich in einigen Zellen Reste zytoplasmatischen Materials (Ribosomen, Mitochondrienreste, Kernresiduen) sowie einzelne Melaningranula. Die *mittlere* Zone des Stratum corneum besteht aus stärker verhornten kompakten Keratinozyten, deren Zellplasma in diesem Fall ein dichtes Netz osmiophiler Filamente aufweist, zwischen denen keine Überreste zytoplasmatischer Organellen oder Kerne vorkommen. In der Zellmembran treten weniger Desmosomen auf, von denen zahlreiche Anzeichen von Desorganisation und Zerstörung zeigen. Unter den Keratinozyten finden sich manchmal Überreste zerstörter Melanozyten und Langerhans-Zellen. Die *obere* Zone des Stratum corneum besteht aus den der mittleren Zone ähnelnden Keratinozyten. Gleichzeitig sind angeschwollene und in ihrer inneren Struktur vollständig desorganisierte Zellen zu beobachten, die optisch ein "leeres" Bild vermitteln, aber ihre Zellmembran bewahrt haben. Die Hornzellen dieser Zone sind untereinander kaum durch interzelluläre Kontaktstellen verbunden, und auch Desmosomdisken werden nur höchst selten angetroffen (Orfanos 1972).

Ein eindeutiges Bild doppelter Zellmembranen wird in einfachen Schnitten nur schwer zu beobachten sein. Oft verdeckt der dichte Protoplasmagürtel das innere Membranblatt, und die lipoiden Lamellen des interzellulären Raums verbergen ihr äußeres Blatt. Trotzdem ist es nach spezieller Vorbereitung und Bearbeitung des Materials möglich, beide Blätter der Zellmembran zu unterscheiden (Elias et al. 1977).

Die Keratinozyten des Stratum corneum unterscheiden sich erheblich von denen der unteren Schichten der Epidermis, aus denen sie stammen. Der hervorstechendste Unterschied ist die plattenähnliche Gestalt, die der Keratinozyt des oberen Stratum corneum annimmt und die ihm eine große horizontale Zelloberfläche verleiht. Der durchschnittliche Flächeninhalt einer oberen Hornzelle aus Körper-oder Extremitätenhaut erreicht bis zu 1000 μm^2; ihre durchschnittliche Dicke wird in Relation zum Bereich des Körpers mit ungefähr 0,28-0,42 μm veranschlagt (Plewig et al. 1983; Marks u. Barton 1983). So scheint die Hornzelle des Stratum corneum eine äußerst dünne plattenförmige Zelle zu sein. Die Bezeichnung "plattenförmig" ("diskoid") entspricht ihrer Gestalt, die gewöhnlich fünf- oder sechseckig und selbstverständlich nicht bei allen Keratinozytlen gleich ist, nicht ganz. Untersuchungen mit dem Rasterelektronenmikroskop haben gezeigt, daß die Oberfläche eines Keratinozyten des Stratum corneum nicht ebenmäßig ist, sondern je nach Entnahmestelle unterschiedliche Besonderheiten aufweist (Heilmann et al. 1983). Viele dieser Abweichungen an der Oberfläche der Keratinozyten des Stratum corneum gelten einfach als Abdrücke der sich darüber oder darunter befindlichen Zellen (Hashimoto u. Kanzaki 1975; Heilmann et al. 1983). Mikrovilli-Ausstülpungen aus dem Protoplasma der oberen Hornzellen wurden bis vor kurzem nur an pathologisch deformierter Epidermis beobachtet. Griffiths u. Marks (1973) sowie Marks u. Barton (1983) führten sie auf einen vergleichsweise raschen Aufstieg der Keratinozyten einer solchen deformierten Epidermis aus der basalen in die Hornschicht zurück, so daß die in den unteren Schichten als physiologisch geltenden Ausstülpungen auch in der darüberliegenden erhalten bleiben, wie übrigens auch im Fall der Parakeratose der Kern "unreifer" Keratinozyten des Stratum corneum. Alles in allem beobachteten sowohl Menton u. Eisen (1971) als auch Heilmann et al. (1983) auch in physiologischer Epidermis Mikrovilli-Ausstülpungen.

1.6 Interzellulärer Raum

Den Hauptanteil der Kontaktstellen der epidermalen Keratinozyten untereinander stellen die Desmosomen. Im Gegensatz zu den "gap junctions", die hauptsächlich in der basalen Schicht beobachtet werden und sich bis zu ihrem Verschwinden in der obersten Granulat- und Hornschicht in den höheren Schichten schrittweise verringern (Shimono u. Clementi 1976; Caputo u. Pelucetti 1977), werden die Desmosomen hauptsächlich in den oberen Schichten beobachtet mit der Besonderheit, daß sich ihre Struktur im Stratum corneum von der in den unteren Schichten unterscheidet (Elias et al. 1977). Sowohl im Stratum corneum als auch im Stratum granulosum wurden ebenfalls "tight junctions" beschrieben (Caputo u. Pelucetti 1977), die in keinem anderen keratinisierten Epithel festgestellt worden sind (McNutt 1977), wenn auch Zweifel geäußert werden, ob es sich dabei um authentische "tight junctions" handelt (Elias et al. 1977).

In der mittleren, hauptsächlich jedoch in der oberen Region des Stratum corneum werden die Desmosomen funktionslos oder verschwinden, während sich der interzelluläre Raum mit den doppelten, parallelen Lipidlamellen anfüllt, die aus dem Inhalt der Lamellenkörperchen stammen (Elias et al. 1977; Grayson et al. 1981). Diese Lamellen können heutzutage mit Hilfe von Elektronenmikroskop und Spaltung im gefrorenen Zustand ("freezy fracture") sichtbar gemacht werden, sind aber bei elektronenmikroskopischen Routineuntersuchungen wegen ihrer großen Empfindlichkeit im Verlauf der Extraktionsphase nicht auszumachen.

In der untersten Schicht und im Stratum spinosum der Epidermis sind die ersten Anzeichen für die tiefgreifenden Umwandlungen im Inhalt und in der Zusammensetzung der Lipide der Keratinozyten und des interzellulären Raums zu erkennen, die sich in den höherliegenden Schichten der Epidermis vollziehen werden. Diese unteren Zellreihen enthalten eine Kombination von Phospholipiden (ca. 45%) und neutralen Lipiden (ca. 50%), in Entsprechung zu dem für den Erhalt der Doppelmembranen (gebildet aus bipolaren Lipiden, d.h. Phospholipiden) der zytoplasmatischen Organellen notwendig reichen Auftreten von Phospholipiden (Elias et al. 1983). Im Verlauf des Aufstiegs dieser Keratinozyten durch das granulöse ins keratine Stratum vollziehen sich dramatische Veränderungen in der Zusammensetzung der zellulären Lipide und der Lipide des interzellulären Raums, der nach dem Eintritt des Inhalts der Lamellenkörperchen – im oberen Stratum granulosum und im unteren Stratum corneum – und der Herausbildung der parallelen Lamellen entlang der Zellmembranen der Hauptbereich ist, in dem Lipide existieren, während die Keratinozyten gleichzeitig mit der vollständigen Umwandlung ihres Zytoplasmas in Keratin und dem Verschwinden von Kern, Organellen und Lamellenkörperchen keine Lipide mehr aufweisen (Elias et al. 1977, 1979).

Genauer gesagt geben die Lamellenkörperchen, die keine Phospholipide aufweisen, aber reich an nicht veresterten Sterolen und Substanzen mit Zuckerverbindungen (Glykolipide oder Glykoproteine) sind, ihren Inhalt in den interzellulären Raum des oberen granulösen und unteren keratinen Stratums ab. Nach dem Modell von Elias et al. (1983) verändern sich diese Substanzen – wahrscheinlich unter Mitwirkung von aus der Membran anderer Organellen stammenden Phospholipiden – im interzellulären Raum und bilden dort die ausgedehnten parallelen Lamellen aus neutralen Lipiden, die das Stratum corneum kennzeichnen (Elias et al. 1977). Diese parallelen Lamellen (4-6 an der Zahl) von 40-60 Å Dicke treten zwischen den Keratinozyten des erwähnten interzellulären Raums auf, der manchmal ovale Erweiterungen aufweist, manchmal relativ eng ist, wobei dazwischen dichte und nicht lamellare, homogene oder granulöse Substanz aufweisende Erweiterungen vorkommen (Elias et al. 1977).

Mit der Umwandlung des Zytoplasmas der Keratinozyten, der Exozytose der Lamellenkörperchen und der Bildung der interzellulären Lamellen verändert sich der Lipidanteil des oberen Stratum corneum, verschwinden die Phospholipide – während die neutralen Lipide nahezu 70% aller Lipide ausmachen – fast vollständig (2,3%), und an ihre Stelle treten die Sphingolipide (in erster Linie Keramide und weniger Glykolipide), die einen Anteil von ungefähr 25-35% an den Lipiden des Stratum corneum haben (Gray u. Yardley 1975; Gray u. White 1978; Elias et al. 1977, 1979).

1.7 Natürliche Antigene und Antikörper im Stratum corneum

Beim Stratum corneum handelt es sich um eine sehr komplexe Zusammensetzung makromolekularer Verbindungen, von denen viele antigene Eigenschaften entwickeln können, wenn sie versuchsweise in fremdes lebendes Gewebe injiziert werden. Theoretisch kann jeder Bestandteil des Stratum corneum ein Antigen sein (Bystryn 1983). Zahlreiche Forschungsergebnisse der letzten 15 Jahre haben gezeigt, daß das Stratum corneum der menschlichen Epidermis ein Gewebe mit besonders intensiven antigenen Eigenschaften ist. Die natürlichen Antigene des Stratum corneum (SCAg) sind natürliche Bestandteile der Haut und bei nahezu allen Menschen zu finden. Das gilt speziell für das Gewebe (d.h. die Haut) und nicht für die Art (d.h. den Menschen) (Maeland et al. 1974). Sie unterscheiden sich von anderen Substanzen des Stratum corneum wie dem A-Keratin (Viac et al. 1980) bzw. dem Grund-Protein dieser Zellschicht (Dale u. Ling 1979), und es wird angenommen, daß sie sich hauptsächlich an der Oberfläche bzw. zwischen den Keratinozyten und weniger in ihrem Zytoplasma befinden (Beutner et al. 1975; Jablonska et al. 1975). Die SCAg unterscheiden sich auch von anderen Antigenen des Stratum corneum, wie den Proteinen der Bakterien, Pilze oder anderen Serumproteinen, und Antigenen aus unteren Hautschichten wie dem Chorium, wo SCAg niemals auftreten (Bystryn 1983). Schließlich unterscheiden sich SCAg in Übereinstimmung mit Bystryn (1983) auch von den sog. "höheren zytoplasmatischen Antigenen" der Epidermis (UCYT), mit denen sie selbstverständlich viele Ähnlichkeiten aufweisen. Aber auch untereinander unterscheiden sich die SCAg; es gibt einige oft und in nahezu allen Individuen auftretende, wohingegen andere nur bei wenigen vorkommen. Es existieren also verschiedenste Antigene des Stratum corneum im selben Individuum, und sogar ihre antigene Form kann von einem zum anderen Individuum differieren (Bystryn 1983).

Die natürlichen Antikörper des Stratum corneum (SCAb), die mit dem größten Teil der verschiedenen immunisierenden Antigene dieser Schicht reagieren, können nach ihren immunisierenden und biochemischen Eigenschaften sowie ihrer Verbreitung in verschiedenen Individuen differenziert werden. Unter physiologischen Bedingungen existieren Antigene und Antikörper ohne gegenseitige Reaktion im Stratum corneum, wogegen sie sich bei Hauterkrankungen verbinden, was zur Akkumulation von SCAb und Komplement (C) im Stratum corneum führt. Man kann die Antikörper des Stratum corneum in experimentelle, die bei der Injektion von extrahiertem Stratum corneum in Versuchstieren entstehen, und natürliche (SCAb) unterscheiden, die in der menschlichen Haut unter physiologischen Bedingungen auftreten. Die SCAb sind ebenfalls gewebe-, jedoch nicht artspezifisch (Krogh et al. 1975) zu über 90% in natürlichen ausgewachsenen Individuen anzutreffen (Beutner et al. 1975; Krogh 1969, 1970, 1973); sie sind tatsächliche Autoantikörper und zu Reaktionen mit Antigenen des Stratum corneum im selben Individuum fähig (Krogh, 1969, 1973). Hauptsächlich handelt es sich um IgG- und IgM-Antikörper, wenn auch IgA-Antikörper auftreten (Krogh 1969, 1970). Die intensivste Aktivität zeigen die IgM-Antikörper (Krogh 1973), ohne daß die Ursache für diese Eigenschaft bekannt ist (Bystryn 1983).

IgG-Antikörper sind in der Haut des Neugeborenen im Verlauf der ersten 2

Lebensmonate aufgrund passiver Übertragung durch die Mutter vorhanden (Bystryn 1983). Sie verschwinden nach einigen Monaten und werden durch vom Säugligsorganismus neu produzierte IgM-Antikörper ersetzt. Die Anzahl dieser Antikörper erhöht sich schrittweise und erreicht nach ungefähr 2 Jahren das Niveau eines Erwachsenen (Krogh 1970).

1.8 Saure Hydrolasen in der Epidermis

Histochemische Untersuchungen der Epidermis wiesen verschiedene saure Hydrolasen in den Lysosomen, Melanosomen und den Lamellenkörperchen der Zellen nach (Überblick: Rowden 1967; Wolff-Schreiner 1977). Diese hydrolytischen Enzyme der Epidermis enthalten Glykuronidasen, Sulfatasen, Sphingomyelinasen, Phospholipasen, Glykosidasen, unspezifische Esterasen, Proteasen und Phosphatasen (Mier u. van den Hurk 1975; Bowser u. Gray 1978; Freinkel u. Traczyk 1980).

Es hat sich gezeigt, daß die saure Phosphatase besonders intensiv im Stratum granulosum der Epidermis auftritt, wo sie in den Lamellenkörperchen, dem Golgi-Apparat und den umliegenden Vakuolen wie auch über das gesamte Zytoplasma der Keratinozyten verteilt zu finden ist (Eisen et al. 1964). Es wird angenommen, daß dieses Enzym Anteil an der Spaltung der Nukleotide, Phospholipide und phosphorylierten Kohlenhydrate wie auch an der Regulierung der Aktivität der Pyrophosphorsäuren hat (Miyagawa et al. 1975; Mäkinen u. Mäkinen 1981). Es ist auch möglich, daß die saure Phosphatase mit der Dephosphorylation der Vorläufersubstanzen des Basisproteins im Stratum corneum vor seiner Einbindung ins Keratin in Beziehung steht (Dale et al. 1980). Saure Phosphatase ist ebenfalls im interzellulären Raum sowohl des Stratum granulosum als auch des Stratum corneum nach dem Auswurf der Lamellenkörperchen aus dem Zytoplasma anzutreffen. Detaillierte Analysen der verschiedenen Zellschichten zeigen, daß die Dichte der sauren Phosphatase und der Pyrophosphatase in den Keratinozyten wahrscheinlich zunimmt, während die Dichte anderer lysosomaler saurer Hydrolasen während des "Reifungsprozesses" der Epidermalzellen abnimmt (Mier et al. 1976). Im allgemeinen ist aber unklar, welche hydrolytischen Enzyme für das Absterben der Epidermiszellen, ihre Trennung und ihren endgültigen Abfall verantwortlich sind.

Zahlreiche Veröffentlichungen (Mc Nutt 1977; Bowser u. Gray 1978; Elias et al. 1979; Freinkel 1982; Freinkel u. Traczyk 1983) beschäftigen sich mit Untersuchungen der fetalen Epidermis von Versuchstieren wie der Maus und dem Schwein und nehmen an, daß ihre Schlußfolgerungen mit großer Wahrscheinlichkeit auch für den Menschen zutreffen. Sie stützen sich dabei auf Arbeiten von Gray u. Mitarb. (Gray u. Yardley 1975; Gray u. White 1978) sowie von Weinstock u. Wilgram (1970), die große Ähnlichkeiten in der Zusammensetzung der epidermalen Lipide bei Mensch, Maus und Schwein nachgewiesen haben, was insbesondere die neutralen Lipide, die Glykosphingolipide und Vorkommen und Inhalt der Lamellenkörperchen betrifft. So hat Freinkel in einer Reihe von Arbeiten den Inhalt der Lamellenkörperchen in homogenisiertem Epidermalgewebe von Mäuseembryonen in unterschiedlichen Stadien der Gravidität analysiert und herausgefunden, daß sowohl die saure Phosphatase als auch die saure Phospholipase A Basisenzyme dieser Korpuskeln sind, die darüber hinaus Sphingomyelinase, Glyko- und Galaktosidase, aber nur ungenügend Aryl-Sulfatase und Glykosaminidase enthalten. Die Phospholipasen A sind nachweislich eine Mischung der Ca^{++}-ungebundenen Phospholipasen (A_1) mit Ca^{++}-gebundenen Phospholipasen (A_2 und Lysophospholipasen) (Freinkel u. Traczyk 1980). Aktivität von Phospholipasen wurde auch in Schweine-(Ziboh et al. 1978), Mäuse- und menschlicher Haut festgestellt (Ziboh u. Lord 1979). Die Phospholipase der menschlichen Haut ist ebenfalls Ca^{++}- gebunden und wurde bei Zelleinschlüssen beobachtet (Ziboh et al. 1979). Hashimoto (1971), der die Aktivität auch von Phospholipase C in der Epidermis Erwachsener beschreibt, merkt an, daß ihre wesentliche Funktion in der Spaltung der Phospholipide der Membran der Lamellenkörperchen liegt, die er "cementosomes" nennt. Die Annahme, daß die Lipide im interzellulären Raum insbesondere des Stratum corneum von den Lipiden der Lamellenkörperchen nach deren Ausstoßung aus dem Protoplasma in den interzellulären Raum stammen, wurde bereits erwähnt. Man kann vermuten, daß der Inhalt der Lamellenkörperchen neben der Verbindung der Keratinozyten untereinander durch die Lipide auch mit ihrer Trennung und ihrem Abfall durch enzymatische Hydrolyse in Zusammenhang steht (Freinkel 1980). Je weiter die Keratinisation voranschreitet, desto aktiver wird die saure Phosphatase im Epidermalgewede des Mäuseembryos, wohingegen die Phospholipase A konstant bleibt (Freinkel 1980). Es ist nicht abschließend nachgewiesen, ob die saure Phosphatase nur aus dem Inneren der Lamellenkörperchen, die in den interzellulären Raum gelangen oder auch aus dem Membrangeflecht der Keratinozyten austritt. In jedem Fall bedeutet aber die hohe Quantität saurer Phosphatase außerhalb des Stratum granulosum, in den höheren Reihen des Stratum corneum und besonders im interzellulären Bereich, daß dieses Enzym wahrscheinlich über die vorhergehende Umwandlung des Zytoplasmas und der Zellmembranen in den unteren Epidermalschichten hinaus eine entscheidende Rolle in der letzten Lebensphase der Hornzellen spielt. So wird angenommen, daß die Tätigkeit der sauren Phosphatase im interzellulären Raum der oberen Zellreihen des Stratum corneum in Beziehung mit der Umwandlung der Lipidstruktur dieses Bereichs steht, die später zur Desquamation der Keratinozyten führt (Hashimoto 1971; Freinkel 1982; Freinkel u. Traczyk 1981, 1983). Trotzdem ist diese Hypothese nur eine von vielen über die Abschuppung der oberen Hornzellen, ohne daß sie allgemein akzeptiert wird (s. 1.9).

Während es über die Wirkung der sauren Phosphatase in der Epidermis bisher nur Hypothesen gibt, wird von den Phospholipasen A behauptet, daß sie eine zentrale Rolle beim Prozeß der Exozytose der Lamellenkörperchen spielen, bei dem sich die Membranen der Korpuskel mit der Zellmembran vereinigen, die Phospholipide dieser Membranen abspalten und ihr Inhalt in den interzellulären Raum austritt. Es wird ebenfalls behauptet, daß diese Enzyme dort bei der Entstehung der längsparallelen Lamellen mitwirken, wobei die Lipide auch die funktionale Barriere dieses Bereichs bilden (Freinkel u. Traczyk 1983).

Schließlich erlaubt die Einwirkung von Hydrocortison auf kultivierte Keratinozyten interessante Schlußfolgerungen. Die saure Phosphatase steigt in kultivierten Keratinozyten, die die endgültige Verhornung durchmachen, an, d.h. die Veränderungen sind mit solchen in vivo vergleichbar. Wenn auch die Anwesenheit von Hydrocortison nicht einschneidend zum Anstieg der gesamten sauren Phosphatase beiträgt, verringert sie aber die Quantität des löslichen Enzyms bei gleichzeitiger Erhöhung seiner Dichte im unlöslichen Abschnitt. So scheint das Hydrocortison die unstabilen Lamellenkörperchen (wie auch andere membranartige Gebilde) im Verlauf der Durchformung des gesamten Gewebes zu stabilisieren (Freinkel u. Traczyk 1983), ohne daß deutlich ist, ob diese Wirkung die Abstoßung der Lamellenkörperchen aus den Zellen in den interzellulären Raum und die hydrolytische Tätigkeit der sauren Phosphatase behindert, ein Umstand, der im Zusammenhang mit der Einwirkung von Hydrocortison im Verlauf der Keratinisation untersucht werden müßte.

1.9 Desquamation

Da das Stratum corneum ein System aus 2 Teilen ist, den Keratinozyten und der lipidartigen interzellulären Substanz, kann unterstellt werden, daß die letztere eine Rolle bei der Entwicklung der die Zellen bindenden und trennenden Kräfte spielt. Es ist interessant, daß das unberührte Stratum corneum nicht auf proteolytische Behandlung regiert, wogegen die anderen Schichten wie auch anderes Gewebe nach enzymatischer Behandlung in isolierte Zellen zerfallen. Dagegen ruft die dosierte Konfrontation des Stratum corneum mit Lipidauflösern seine Homogenisierung und Aufspaltung in isolierte Hornzellen oder Zellabschnitte hervor (Smith et al. 1980; Elias 1981). Smith et al. zeigten ferner, daß sich die Hornzellen nach ihrer Trennung infolge der Einwirkung der Lipodialyse wieder verbinden und Schichten bilden, wenn sie in Kontakt mit ihrem Extrakt kommen. Wenn auch die Faktoren, die diese Trennungen und Wiederverbindungen der Keratinozyten auslösen, nicht bekannt sind, bilden diese Experimente doch ein nützliches Modell für das Studium der funktionalen Eigenschaften der unterschiedlichen interzellulären Lipide des epidermalen Stratum corneum. Generell bestätigt der Ersatz von Phospholipiden durch neutrale Lipide und Sphingolipide in den Keratinozyten während der Verhornung eine seit vielen Jahren bekannte Feststellung (Gray 1981; Elias 1981).
Bis vor kurzem wurde den esteresierten und nichtesteresierten Sterolen, von denen angenommen wurde, daß sie bei diesem Prozeß bedeutend mitwirken, besondere Aufmerksamkeit geschenkt. Heutzutage gewinnen im Zusammenhang mit der Keratinisation andere Lipide immer größere Bedeutung: die Glykolipide, die Keramide, die langen hochgesättigten Fettsäuren und das Cholesterolsulfat, das ungefähr 6% der Lipide des natürlichen Stratum corneum ausmacht und als Regulator für Kohäsion und Trennung zwischen den oberen Hornzellen gilt (Epstein et al. 1981). Genauer gesagt ist das schweflige Cholesterol, obwohl es den geringsten Anteil an den Lipiden der Hornschicht hat, das polarisierteste Lipid dieses Bereichs und spielt deshalb wahrscheinlich eine besondere Rolle bei der Entstehung der interzellulären Lipidlamellen. Die permanente enzymatische

Spaltung der Schwefelbindungen des Cholesterolsulfats durch die steroiden Sulfatasen während des Durchgangs der Zelle durch die Zonen des Stratum corneum ist vielleicht der wesentliche Auslöser für die kohäsiven Kräfte zwischen den Zellen, was letztlich zu ihrer endgültigen Abspaltung und Abschilferung führt (Yardley 1983; Epstein et al. 1981). Die Wirkung der steroiden Sulfatase im Stratum granulosum und ihre Verbreitung wie auch die des Cholesterolsulfats in den Zellmembranen und im interzellulären Raum des Stratum corneum bestätigen die obengenannte Hypothese. Darüber hinaus wird diese Hypothese von der Rolle der steroiden Sulfatase und des Cholesterolsulfats im Desquamationsprozeß der Keratinozyten durch ein "Experiment der Natur" gestützt, das uns einen wichtigen Fingerzeig für die Erforschung dieses physiologischen Phänomens gibt. Dabei handelt es sich um das Auftreten der "recessive X-linked Ichthyosis" (RXLI), bei der die steroide Sulfatase fehlt und eine Ansammlung des Cholesterolsulfats im Stratum corneum beobachtet wird, infolgedessen sich die oberflächlichen Keratinozyten dieses Stratums akkumulieren und danach unphysiologisch abschuppen (Shapiro et al. 1978; Koppe et al. 1978; Baden et al. 1980; Williams u. Elias 1981; Yardley 1983).

Auch bei vielen Erbkrankheiten sind Differenzierungen der epidermalen Lipide zu beobachten, die zu Varianten im physiologischen Desquamationsprozeß führen (verschiedene Arten von Ichthyosen, Refsum-Syndrom, Harlekinfetus, multipler Sulfatasemangel, Dyslipoidose etc.). Von Interesse ist das Fehlen ichthyotischer Veränderungen im Stratum corneum bei anderen Erkrankungen, die auf Störung der Sphingolipide (Sphingolipidosen) zurückzuführen sind. Wenn auch der Sphingolipidgehalt des Stratum corneum in diesen Fällen nicht genau bekannt ist, weist das Fehlen ichthyotischer Veränderungen darauf hin, daß die Sphingolipide eine unbedeutendere Rolle als die neutralen Lipide und das Cholesterolsulfat beim Desquamationsprozeß spielen (Elias et al. 1983).

Schließlich liefern auch thermometrische Untersuchungen des gesamten Stratum corneum und des in ihm enthaltenen Lipidextrakts indirekte Hinweise auf die Beziehung zwischen der Desquamation der Keratinozyten und den interzellulären Lipiden dieser epidermalen Zellschicht. In Übereinstimmung mit diesen Forschungen könnte jede substantielle Änderung des Lipidgehalts der interzellulären Lamellen (Zunahme an Cholesterolsulfat, Abnahme an freien Sterolen oder beides) unter dem Einfluß von Temperaturveränderungen zu einem kritischen Wechsel von der flüssigen zur krystallinen Phase der Lipide führen. Dieser Phasenwechsel der interzellulären Lipide ist ein möglicher Mechanismus, der, evtl. unter Mitwirkung auch anderer Faktoren, die Desquamation der Keratinozyten im Stratum corneum hervorrufen kann (Williams et al. 1983; Rehfeld u. Elias 1984).

1.10 Keratinozyten im Fruchtwasser

Das besondere Charakteristikum der fetalen Epidermis ist, daß die oberflächlichen Keratinozyten nach ihrem Vorstoß in die nunmehr oberste Zellreihe in ihrer Mehrzahl nicht wie beim Erwachsenen abgeschilfert und abgestoßen werden.

Sie verbleiben vielmehr an der Epidermisoberfläche, wo sie gemeinsam mit den geringfügigen Überresten des Periderms, dem Sekret der Talg- sowie der schweißabsondernden Drüsen und der Lanugohaare bis zum letzten Schwangerschaftsstadium ständig zusammengeballt eine Schicht bilden, die die Haut des Feten nahezu vollständig bedeckt und *Käseschmiere (Smegma embryonum, Vernix caseosa)* genannt wird. Im Verlauf der letzten Schwangerschaftswochen und in Abhängigkeit vom Reifezustand des Feten löst sich diese Schicht der Vernix caseosa (VC) schrittweise von der fetalen Epidermis und fällt ins Fruchtwasser; da die Keratinozyten den Hauptanteil der festen Bestandteilen der Vernix caseosa bilden, vermehrt sich gleichzeitig entsprechend auch die Zahl dieser Zellen in der gesamten Zellpopulation des Fruchtwassers.

Im Rahmen einer Reihe elektronenmikroskopischer Forschungsarbeiten mit Fruchtwassersedimenten in unterschiedlichen Schwangerschaftsstadien haben wir nachgewiesen (Agorastos et al. 1981b), daß das mikroskopische Bild in der 40. Woche von verhornten Zellen bestimmt wird, die offensichtlich aus der Vernix caseosa stammen (d.h. aus der fetalen Epidermis) (Abb. 6). Der Verhornungsgrad dieser Zellen ist nicht überall gleich. So unterscheidet sich die Osmiophilie von Zelle zu Zelle, was auf das Vorhandensein von Keratin im Protoplasma bzw. – bei weniger differenzierten Keratinozyten – die Dichte der Keratohyalingranula und Tonofibrillen bzw. ihrer Geflechte (Abb. 7) hindeutet. Das Zellplasma zeigt weder ein endoplasmatisches Retikulum, den Golgi-Apparat, Mitochondrien, Ribosomen noch Glykogengranula. In den wenigsten Fällen sind Überreste von Kernsubstanz festzustellen. An den Zellen ohne vollständige Verhornung sind in einigen Fällen kleine osmiophile Korpuskeln von 0,15-0,30 µm auszumachen, die sich in der Regel am Zellrand befinden (Abb. 7). Beschaffenheit und Bedeutung dieser Korpuskeln sind nicht bekannt; vielleicht stehen sie in Beziehung mit den beschriebenen Lamellenkörperchen der epidermalen Keratinozyten. Auch die Membran der Hornzellen hat nicht immer die gleiche Morphologie, d.h. manchmal tritt sie "doppelt" mit einer osmiophoben Zwischenschicht auf, manchmal stellt sie sich als erheblich dickere, elektronendichte Grenzfläche dar (Abb. 8). Wo die Keratinozyten in engem Kontakt untereinander auftreten, kann man im "interzellulären Bereich" Überreste bzw. abgespaltene desmosomale Disken, insbesondere zwischen nicht vollständig verhornten Keratinozyten beobachten (Abb. 9).

Im allgemeinen bilden diese Keratinozyten, obwohl sie das Fruchtwasserbildum die 40. Schwangerschaftswoche vollständig beherrschen (d.h. 2-3 Wochen vor oder nach dem möglichen Entbindungstermin), vor der 36.-37. SSW (d.h. vor der Abstoßung des größten Anteils der Vernix caseosa) die Minderheit der Fruchtwasserzellen, die in dieser Phase von großen Plattenepithelzellen nichtepidermaler Herkunft gestellt werden.

1.11 Die (abgeschilferte) neonatale Epidermis

Die Epidermis des Neugeborenen unterscheidet sich nach dem bibliographisch nachprüfbaren Forschungsstand weder von der fetalen Epidermis im letzten

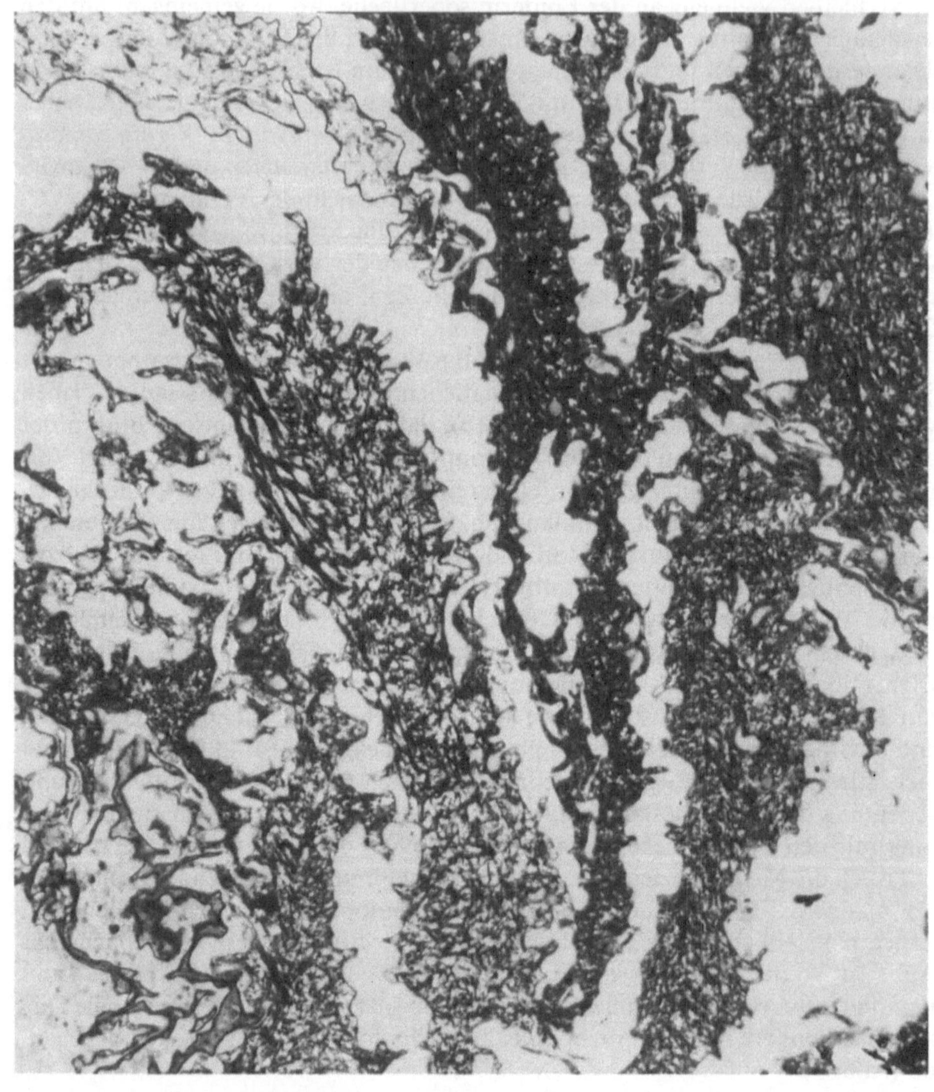

Abb. 6. Fruchtwasserzellbild in der 40. SSW (TEM – Vergr. 5000 : 1). Beherrschend verhornte Keratinozyten mit mehr oder weniger elektronendichter Zytoplasmastruktur. (Aus Agorastos et al. 1981b)

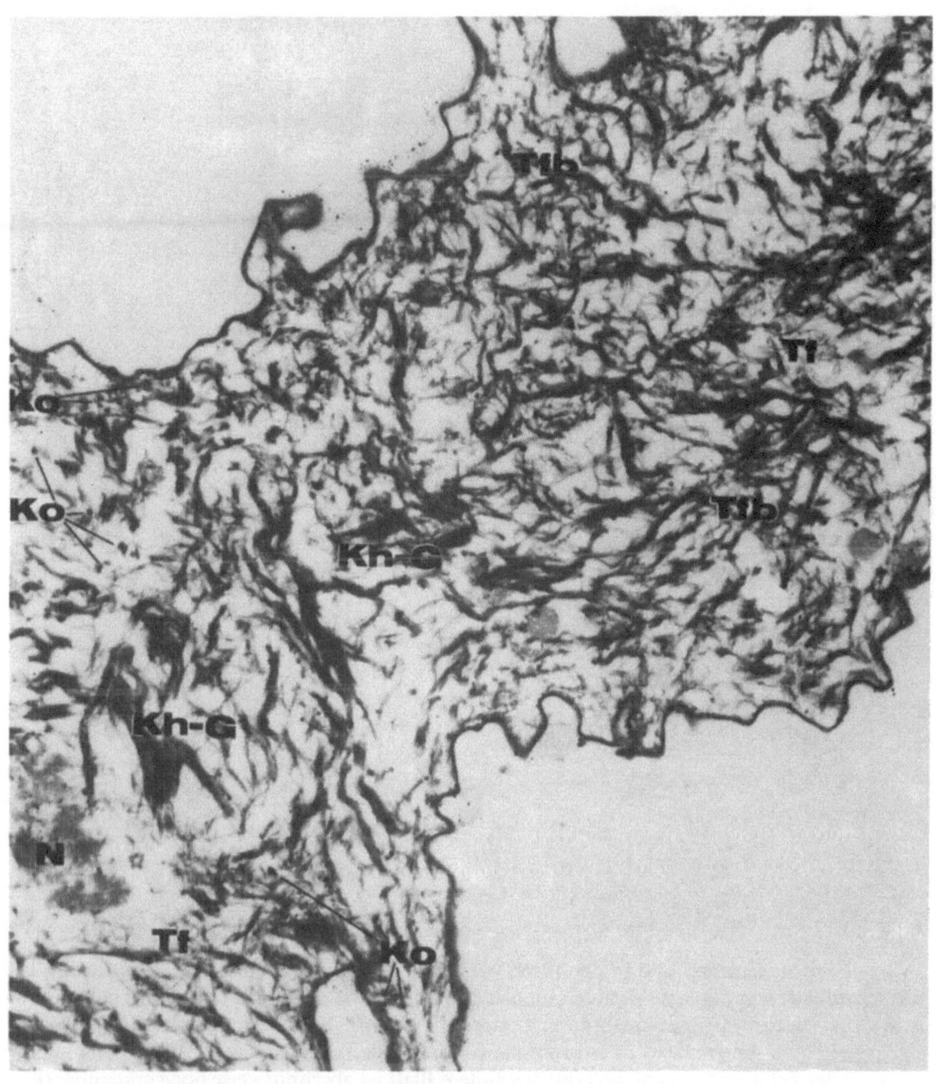

Abb. 7. Fruchtwasserzellbild in der 40. SSW (TEM – Vergr. 10000 : 1– Zellausschnitt). Das Zytoplasma des Keratinozyten enthält mehrere Keratohyalingranula *(Kh-G)* und Tonofilamente *(Tf)*, die z.T. in Tonofibrillen *(Tfb)* gebündelt sind. *N* Nukleus; *Ko* zytoplasmatische Korpuskel. (Aus Agorastos et al. 1981b)

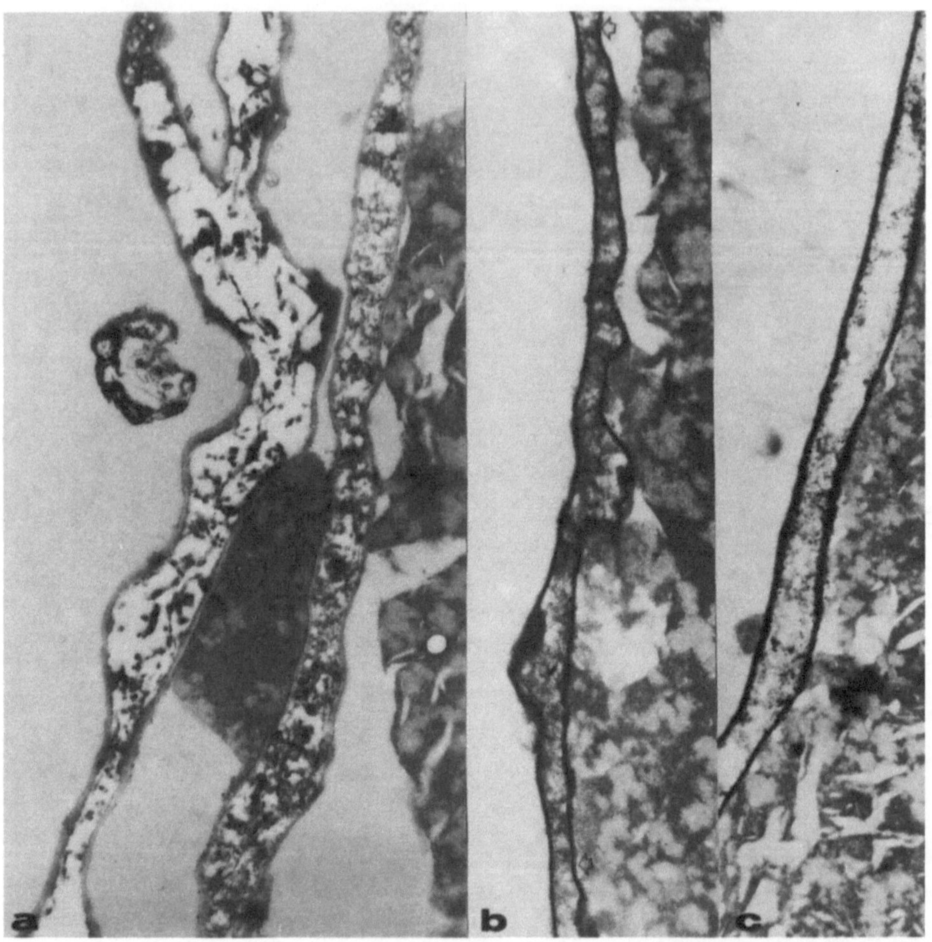

Abb. 8a-c. Fruchtwasserzellbild in der 40. SSW (TEM – **a,b** Vergr. 10000 : 1, **c** Vergr. 6300 : 1). Unterschiedliche Morphologie der Keratinozytenzellmembran. **a.** Keratinozyten mit charakteristischer dreischichtiger Plasmamembran (Doppelmembran); **b, c.** Keratinozyten mit dicken, elektronendichten Zellgrenzen. Es entsteht der Eindruck, daß sich osmiophiles Material auf der Innenseite der Zellmembran anlagert (**a**); das äußere Blatt ist abschnittweise noch erkennbar (**b** – Pfeile) und letztlich nicht mehr nachweisbar (**c**). (Aus Agorastos et al. 1981b)

Schwangerschaftsdrittel noch von der eines Erwachsenen. So entsprechen die wesentlichen Charakteristika ihrer Keratinozyten zum größten Teil denen des Fruchtwassers und der Vernix caseosa.

In einigen Fällen und dem fetalen Reifegrad sowie der Dauer der Schwangerschaft entsprechend zeigen einige Neugeborene sofort nach der Geburt auf ihrer Haut und besonders an den Extremitäten kleinflächige Abschilferungen der oberflächlichen Zellschichten oder auch der gesamten Epidermis. Diese abgeschilferten Segmente waren leicht zugängliches Material für das Studium der Morpholo-

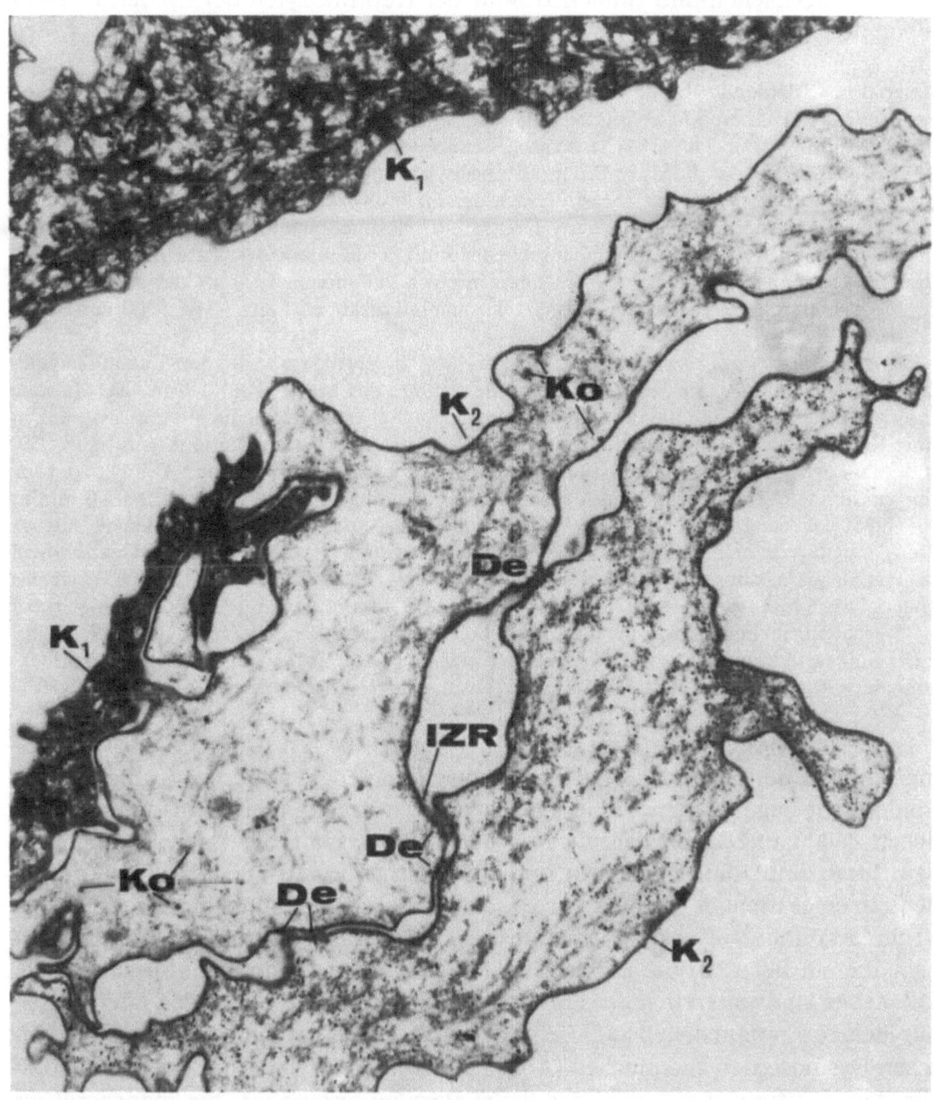

Abb. 9. Fruchtwasserzellbild in der 40. SSW (TEM – Vergr. 10000 : 1) K_1 vollständig verhornte Keratinozyten; K_2 unvollständig verhornte Keratinozyten; *De* desmosomale Disken, teilweise rupturiert; *IZR* Interzellularraum; *Ko* zytoplasmatische Korpuskel. (Aus Agorastos et al. 1981b)

gie von Oberflächen-und Binnenstruktur der Keratinozyten der Epidermis Neugeborener.

Material und Methodik: Kleine Gewebsstücke abgeschilferter Neugeborenenepidermis wurden meistens aus den unteren Extremitäten vollreifer Neugeborenen entnommen und mit 2,5% Glutaraldehydlösung für 1-3 h vorfixiert. Anschließend wurden sie bis zu der jeweils entsprechenden Bearbeitung (SEM oder TEM) in 0,1 mol/l Cacodylatpufferlösung (pH 7,4) gehalten.

Rasterelektronenmikroskopie (SEM)[1]: Nach der Fixierung des Materials mit der Glutaraldehydlösung und seiner Spülung mit der Cacodylatpufferlösung folgte die Entwässerung zuerst in einer aufsteigenden Alkoholreihe und anschließend mit der Methode des "critical point drying". Die sehr kleinen Gewebsstücke wurden dann in einer Vakuumglocke mit Goldionen bedeckt. Die Beobachtung erfolgte mit den Rasterelektronenmikroskopen Leitz AMR 1000 und JEOL JSM 35.

Transmissionselektronenmikroskopie (TEM)[2]: Nach der Vorfixierung mit der Glutaraldehydlösung und der Spülung mit dem Cacodylatpuffer, wurde das Material für 1 h in OsO_4-Lösung fixiert. Nach erneuter Spülung mit Cacodylatpuffer (3 mal 10 min) folgten die Entwässerung in einer Reihe Alkohollösungen mit ansteigender Konzentration (2 mal 10 min jeweils in 30-, 50- und 70%-Lösung) und die Kontrastfärbung des ganzen Materials en bloc mit Uranylacetat für einigen Stunden. Anschließend, nach erneuter Entwässerung in Alkoholreihe (2 mal 10 min in 80- und 90%-Lösung, 3 mal 10 min in 100%-Lösung), wurde das Material hintereinander mit 1:1 Propylenoxid-Aethanol-Lösung (10 min), Propylenoxidlösung (10 min) und einem Gemisch von 1:1 Propylenoxidlösung und Araldit (+3% Beschleuniger) für 10 h behandelt. Danach wurde das Material für 6 h in Araldit (+2% Beschleuniger) und für 48 h in Araldit (+3% Beschleuniger) bei 60° C gehalten. Schließlich wurden ultradünne Schnitte angefertigt, und es erfolgte die Nachkontrastierung mit Uranylacetat(10-15 min) und Bleizitrat (8-10 min). Nach Spülung und Abtrocknung der Grits folgte die Beobachtung im Transmissionselektronenmikroskop Zeiss EM-10.

Das Rasterelektronenmikroskop (SEM) liefert uns ein Bild der Oberflächenmorphologie der obersten Zellelemente aus diesen abgeschilferten Segmenten der Epidermis Neugeborener. Es sind große Mengen desquamierter, manchmal länglicher Zellen mit Oberflächenkrümmungen und -spaltungen sowie anomalem bzw. total zerfetztem Rand beobachtet worden (Abb. 10 und 11). Das Vorhandensein eines dichten Filamentnetzes sowie von Fibrillenbündeln im Zytoplasma ist für gewöhnlich offensichtlich (Abb. 12). Halbrunde Anordnungen des Zellkörpers, die ein Beleg für die Existenz eines Kerns wären, sind nicht auszumachen. Die Zellen sind untereinander entweder überhaupt nicht verbunden oder weisen nur lockere Kontaktstellen auf, die weder "tight" oder "gap-junctions", noch typischen Desmosomen entsprechen (Abb. 13). In einigen Fällen sind an der Oberfläche der Keratinozyten kleine rundliche Partikel erkennbar, die manchmal als amorphes, einfach auf der Zelloberfläche liegendes Material vorkommen, für gewöhnlich aber den Eindruck vermitteln, als würden sie aus dem Zellinnern "herausragen" (Abb. 14 und 15). Die Frage, ob diese rundlichen Partikel ("Wachspar-

[1] Hier sei Fr. Prof. A. Economou-Amilli aus dem Institut für Systematische Botanik der Universität Athen für die bereitwillige Zusammenarbeit besonders gedankt.

[2] Hier sei Herrn Prof. Dr. H. M. Beier und Fr. Dr. Hegele aus der Abt. Anatomie und Reproduktionsbiologie der RWTH Aachen und Fr. Prof. M. Kanellaki-Kyparissi aus dem Institut für Histologie und Embryologie der Univ. Thessaloniki für die bereitwillige Zusammenarbeit besonders gedankt.

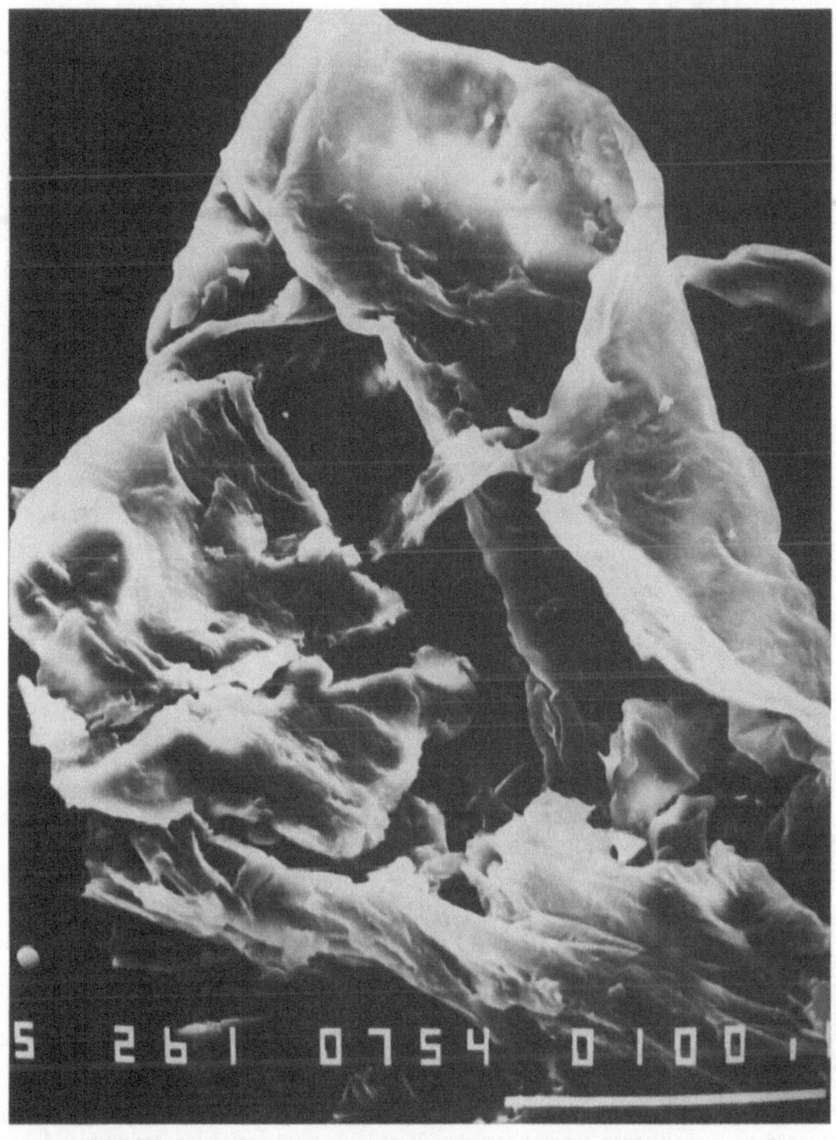

Abb. 10. Neonatale abgeschilferte Epidermis. Mehrere Keratinozyten, ohne festen Kontakt miteinander, mit unregelmäßigem Rand und Oberfläche. (SEM – Balken = 100µm)

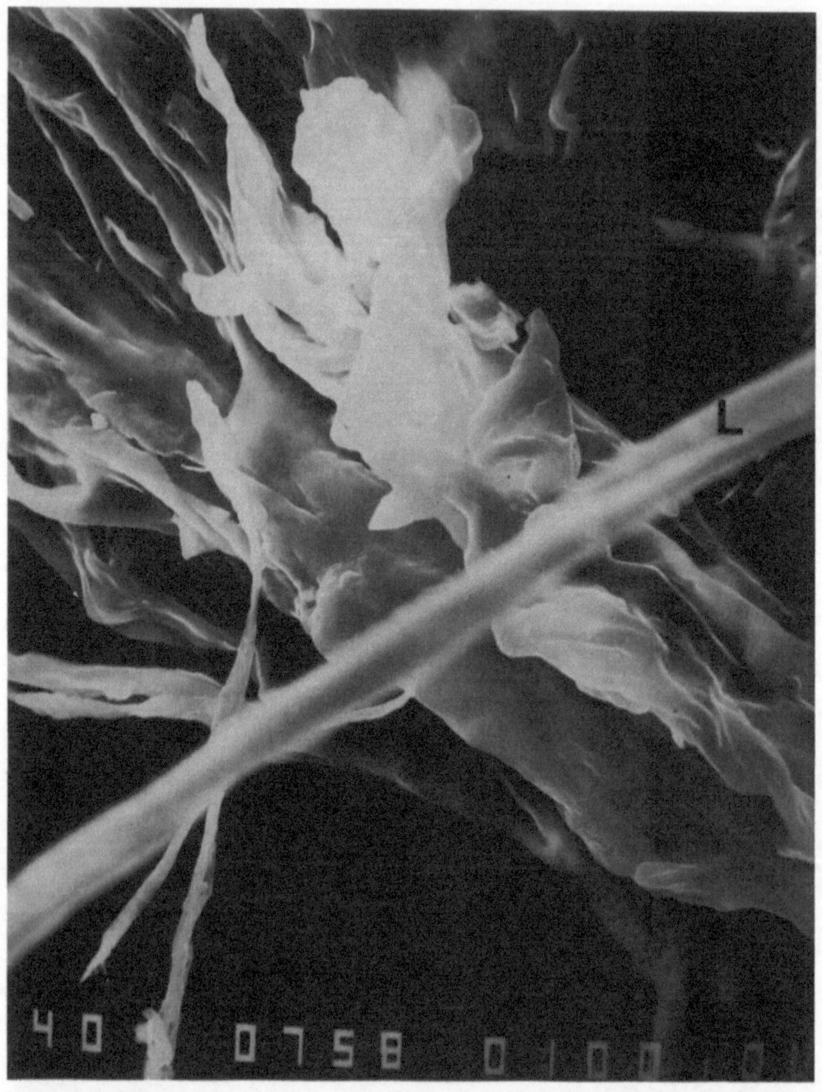

Abb. 11. Neonatale abgeschilferte Epidermis. Massen von Keratinozyten mit Oberflächenkrümmungen und -spaltungen sowie unregelmäßiger bzw. total zerfetzter Peripherie; *L* Lanugohaar. (SEM – Balken = 100 μm)

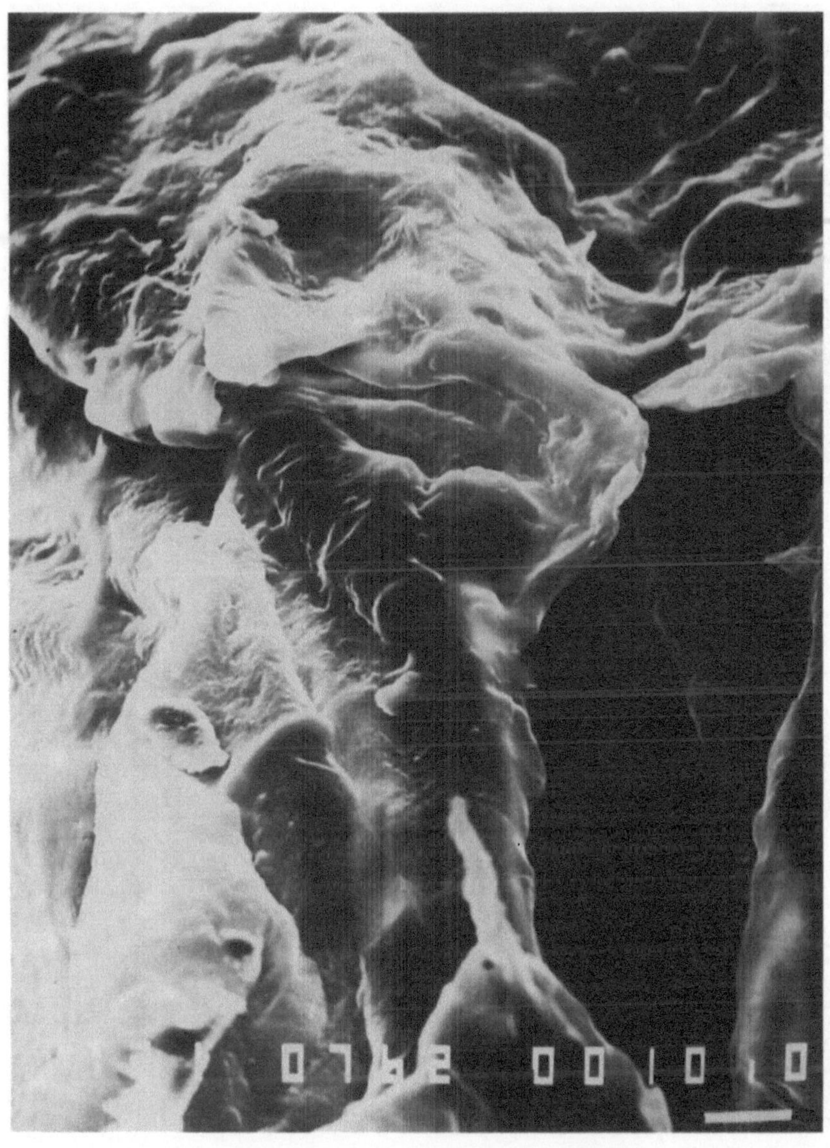

Abb. 12. Neonatale abgeschilferte Epidermis. Keratinozyten, deren Zytoplasma deutliche Zeichen eines dichten Filamentnetzes sowie von Fibrillenbündeln aufweist. (SEM – Balken = 10 μm)

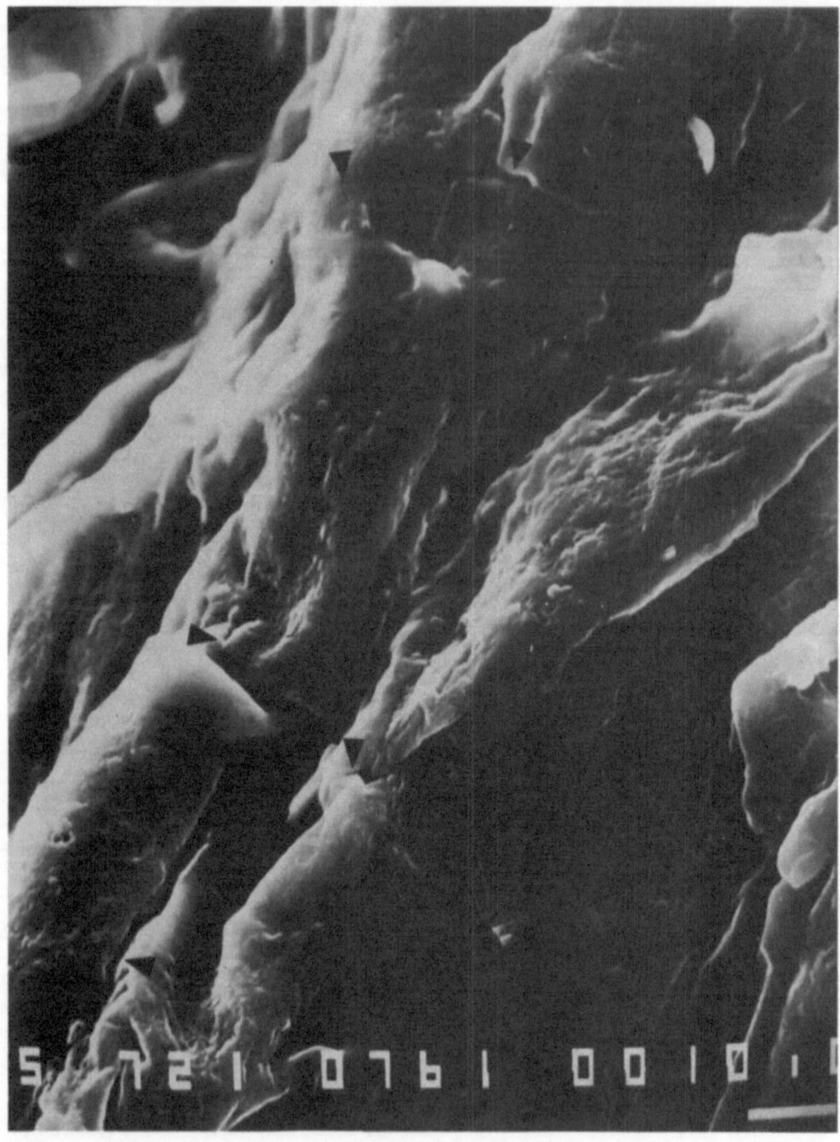

Abb. 13. Neonatale abgeschilferte Epidermis. Keratinozyten nur locker untereinander verbunden durch Kontaktstellen, die keinen typischen Desmosomen oder "tight" bzw. "gap-junctions" entsprechen *(Pfeile).* (SEM – Balken = 10 µm)

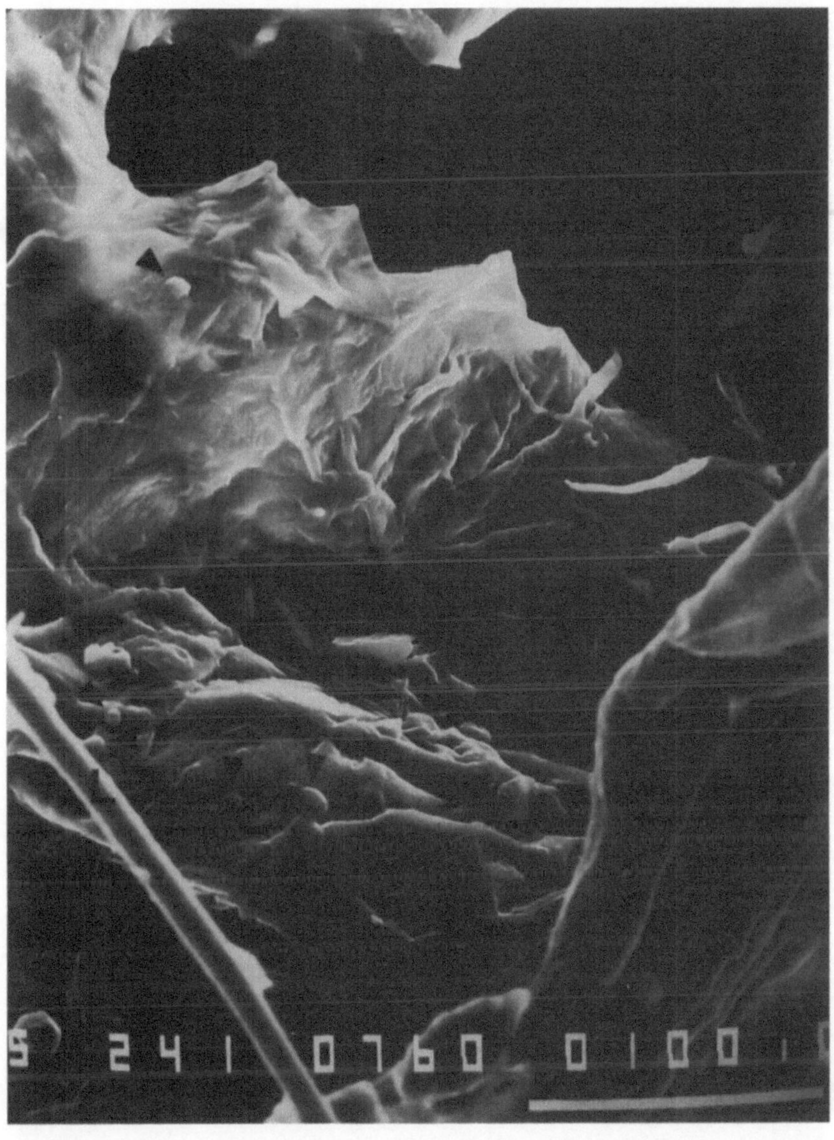

Abb. 14. Neonatale abgeschilferte Epidermis. Keratinozyten mit unregelmäßigem Rand und Oberflächenfalten. *Pfeile* kleine, rundliche Partikel, "wax-like bodies" nach Holbrook u. Odland (1975); *L* Lanugohaar. (SEM – Balken = 100 µm)

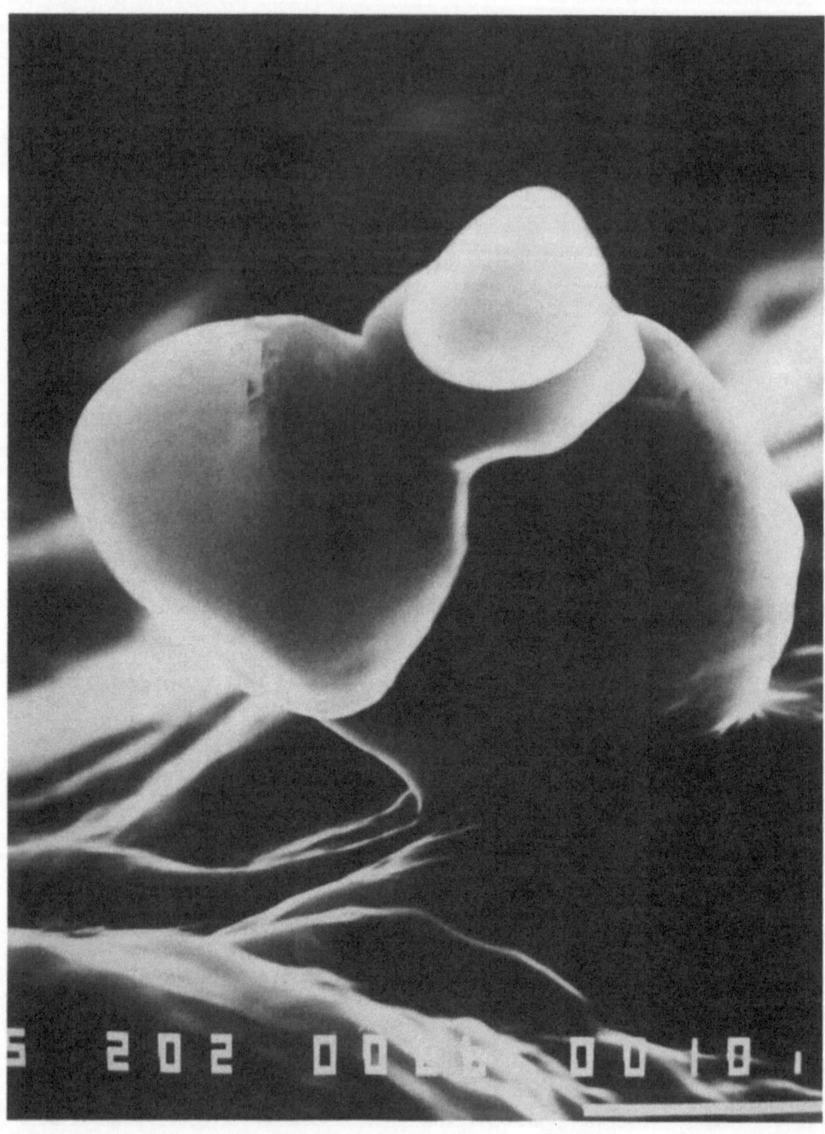

Abb. 15. Neonatale abgeschilferte Epidermis. Rundliches Partikel ("wax-like body" nach Holbrook u. Odland), aus mehreren Teilchen entstehend, das den Eindruck vermittelt, als würde es aus dem Zellinnern "herausragen". (SEM – Balken = 10 μm)

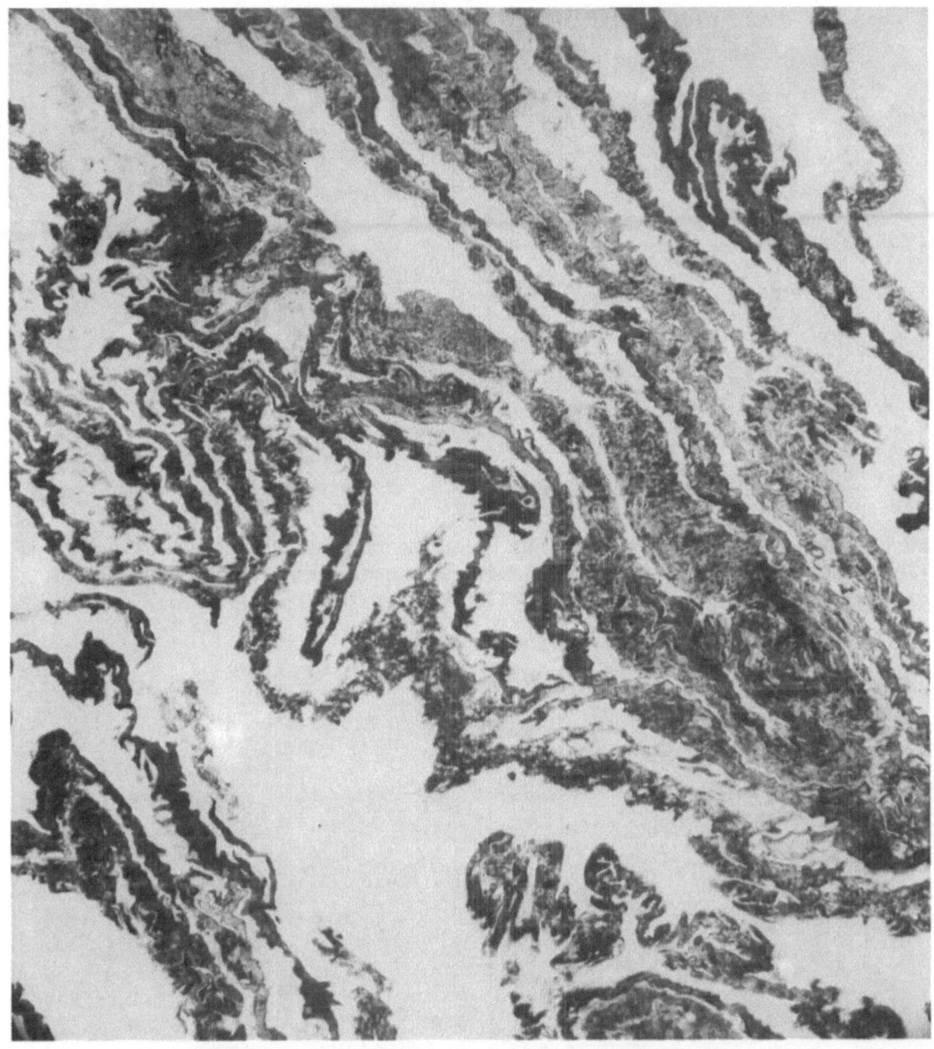

Abb. 16. Neonatale abgeschilferte Epidermis. Massen abgeplatteter, länglicher Keratinozyten mit fehlender bzw. unvollkommener Bindung untereinander. (TEM – Vergr. 5000 : 1)

tikel", "wax-like bodies", nach Holbrook u. Odland 1975) letztendlich in Beziehung zu Sekretions-Eigenschaften der Keratinozyten (?) oder zu Ausscheidungen der Hautdrüsen (Talg- oder apokriner Schweißdrüsen) stehen, kann auf Basis dieser Beobachtungen nicht beantwortet werden, es scheint aber unwahrscheinlich.

Die Untersuchung abgeschilferter Segmente der Epidermis Neugeborener mit Hilfe des Transmissionselektronenmikroskops (TEM) vervollständigt das Bild von der Morphologie dieses Materials (Abb. 16). So ist das Fehlen einer Verbindung bzw. die unvollkommene Bindung zwischen den abgeschilferten länglichen Kerati-

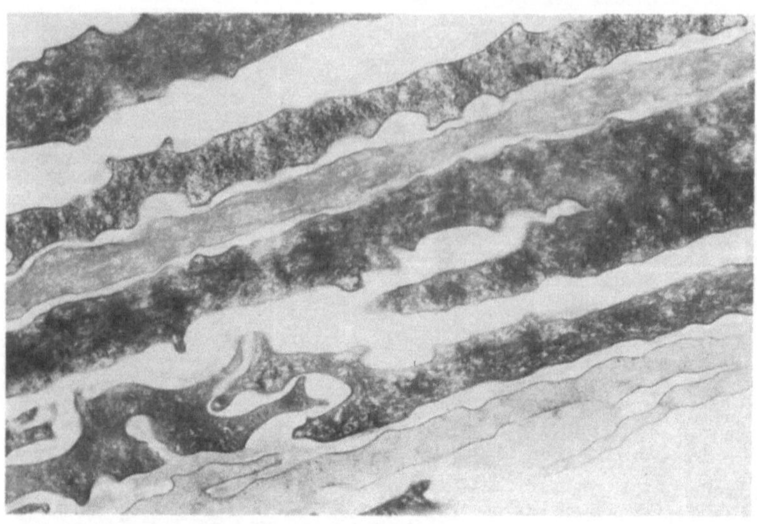

Abb. 17. Neonatale abgeschilferte Epidermis. Keratinozyten mit unterschiedlicher Protoplasmastruktur hinsichtlich ihres Keratinisationsgrades (und in der Folge auch ihrer Osmiophilie); totale Abwesenheit von Organellen und Kern. (TEM – Vergr. 14500 : 1)

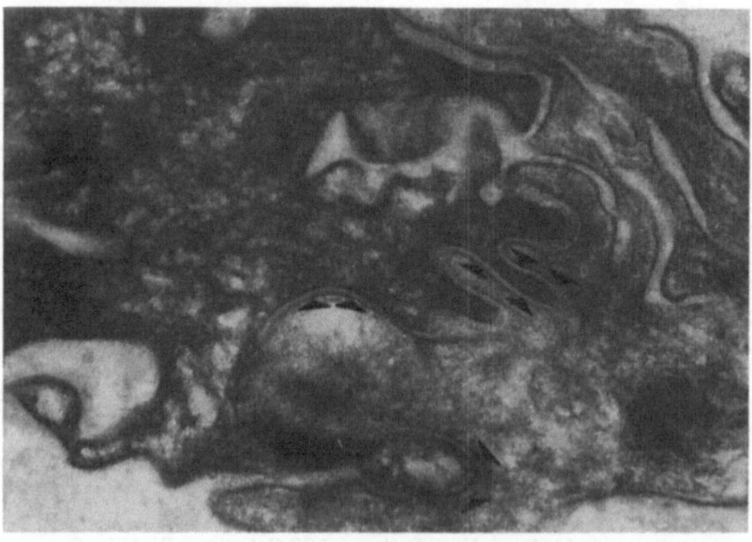

Abb. 18. Neonatale abgeschilferte Epidermis. Keratinozyten der unteren Epidermiszellreihen mit engerer Bindung zwischen den Zellen; *Pfeile* Kontaktstellen, die "gap-junctions" ähneln. (TEM – Vergr. 49000 : 1)

nozyten bei genereller Betrachtung der oberen Zellreihen der Epidermis Neugeborener deutlich zu erkennen. Die Protoplasmastruktur dieser Hornzellen differiert hinsichtlich ihres Keratinisationsgrades (und in der Folge auch ihrer Osmiophi-

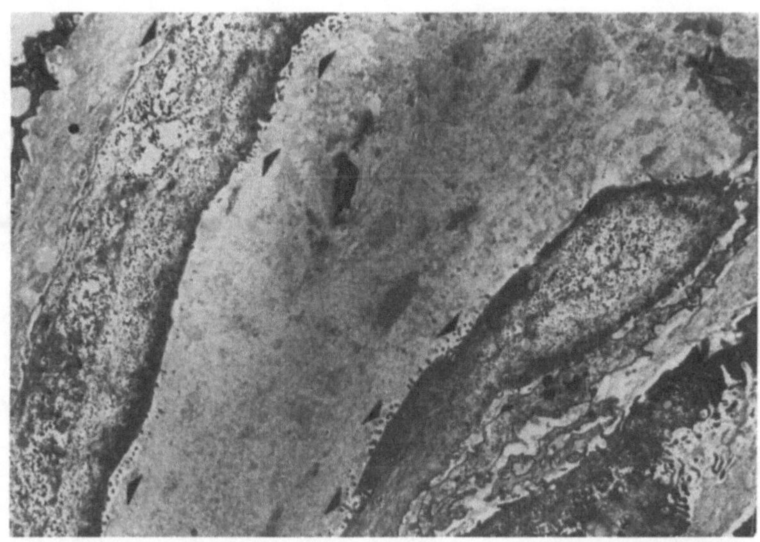

Abb. 19. Neonatale abgeschilferte Epidermis. Keratinozyten der unteren Epidermiszellreihen mit engerer Bindung zwischen den Zellen; gelegentlich weisen manche Zellen mikrovilli-ähnliche Ausstülpungen ihrer Zellmembran *(Pfeile)* auf. (TEM – Vergr. 11200 : 1)

lie) von Zelle zu Zelle, hat aber als gemeinsames Merkmal die totale Abwesenheit von Organellen und Kern (Abb. 16 und 17). In tieferen Zellreihen der Epidermis ist die Bindung der Zellen etwas enger, und es werden sogar manchmal Kontakt-stellen beobachtet, die "gap-junctions" ähneln (Abb. 18). In diesen unteren Zell-reihen präsentieren einige Keratinozyten auch Mikrovilli-Ausstülpungen ihrer Zellmembran (Abb. 19). Im interzellulären Raum vollständig verhornter Zellen akkumuliert sich eine homogene bzw. granulöse osmiophile Substanz, die den interzellulären Lipiden des Stratum corneum entsprechend könnte (Abb. 20). Die Zellmembran tritt für gewöhnlich als dickes osmiophiles Blatt auf; hin und wie-der vermittelt sie aber auch den Eindruck eines parallelen, äußeren, dünnen La-mellars. Bei starker Vergrößerung können zwischen den Keratinozyten hin und wieder kleine homozentrische oder längliche Lamellargebilde beobachtet werden (Abb. 21), deren Natur unbekannt ist. Ihre gewöhnlich homozentrische Anord-nung spricht nicht für eine Beziehung mit den Oberflächenlipiden der Haut, da die Lipide der überdies endozellulären Lamellarkörperchen der Keratinozyten in den Korpuskeln parallel und gerade angeordnet sind. Und wenn die letzteren in den interzellulären Raum eintreten, verbinden sich die Lipide vieler Korpuskel, wie bereits erwähnt, zu weitläufigen, parallelen, länglichen Lamellen zwischen den Zellen (Elias et al. 1983).

Vieles spricht für die Erklärung, daß die homozentrischen Lamellargebilde in Beziehung mit den polyzystischen Partikeln stehen, die zwischen den Zellen der Vernix caseosa und im Sekret der Schweißdrüsen der Haut beobachtet wurden (Hashimoto et al. 1965, 1966a, b) (vgl. 2.1).

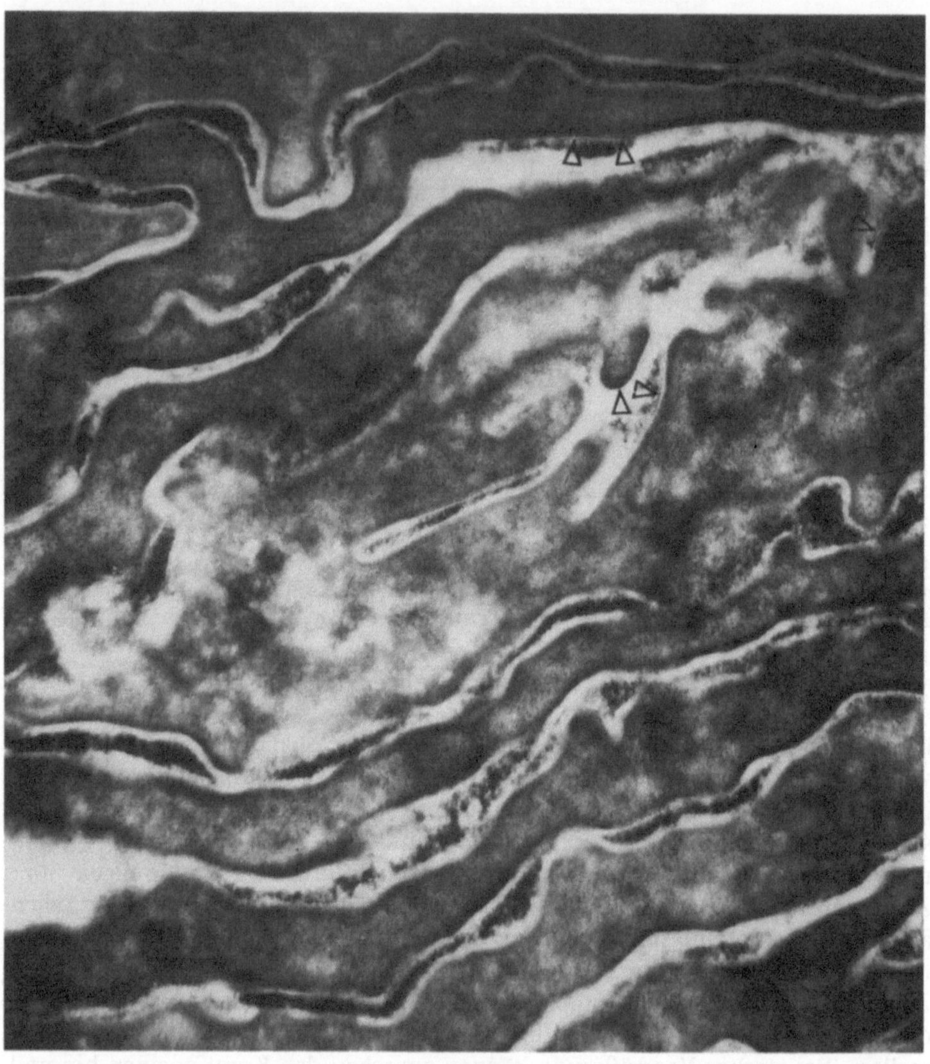

Abb. 20. Neonatale abgeschilferte Epidermis. Vollkommen verhornte Keratinozyten. Im Raum zwischen den Zellen Akkumulation einer feingranulösen osmiophilen Substanz. Die Zellmembran der Keratinozyten stellt sich meistens als dickes osmiophiles Blatt dar; *Pfeile* Sporadisches Erscheinen eines zu der Zellmembran parallelen, äußeren, dünnen Lamellars. (TEM – Vergr. 5000 : 1)

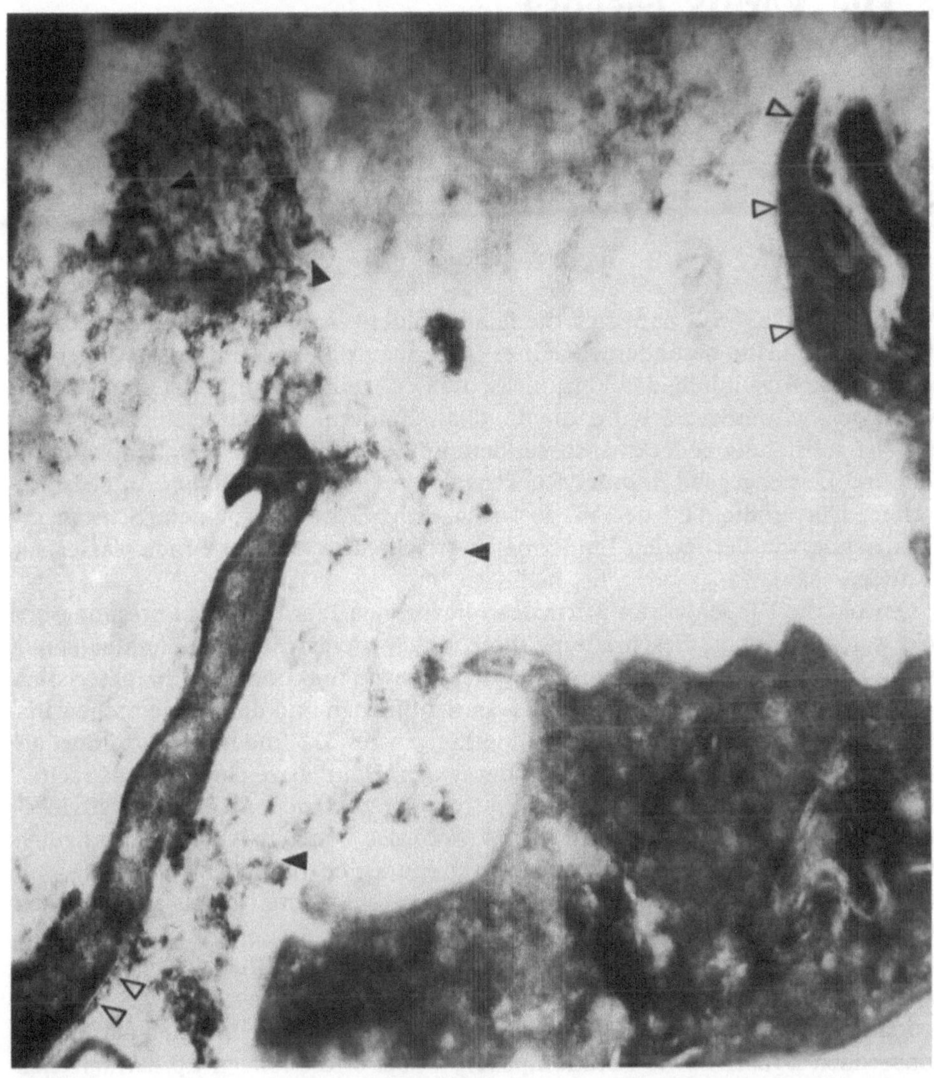

Abb. 21. Neonatale abgeschilferte Epidermis. Keratinozytenausschnitte und zwischenliegende amorphe Substanz. *Schwarze Pfeile* Kleine, homozentrische Lamellargebilde, *weiße Pfeile* Äußeres, dünnes Lamellar der Plasmamembran der Keratinozyten. (TEM – Vergr. 50000 : 1)

2 Die Vernix caseosa

Nach der 25.-26. SSW paßt sich die fetale Epidermis morphologisch der des Erwachsenen an. Ihr besonderes Kennzeichen nach diesem Zeitraum ist aber die schrittweise Ausbildung der Vernix caseosa (VC), einer unstrukturierten käsigen Masse gelblichweißer Färbung, die die fetale Epidermis in unterschiedlicher Dicke fast vollständig bedeckt. Insbesondere im Bereich der Körperfalten wie Achseln und Leistengegend und des Rückens ist diese Masse in hohem Anteil anzutreffen. Der größte Teil der VC löst sich einige Wochen vor dem Schwangerschaftsende von der fetalen Epidermaloberfläche und wird ins Fruchtwasser abgestoßen.

Obwohl die VC schon seit Mitte des vergangenen Jahrhunderts Forschungsobjekt war, ist über die Beschreibung ihrer verschiedenen Bestandteile hinaus nur wenig zu ihren besonderen morphologischen sowie funktionalen Charakteristika festgehalten worden. In den meisten geburtshilflichen und dermatologischen Büchern kann man nur geringfügige Anmerkungen zur VC finden; sie wird dort als "eine schützende Oberflächenschicht der fetalen Haut" bezeichnet. Ebenso selten wurden die Zellen der VC untersucht – trotz der zahlreichen und oft übertriebenen Forschungen an Epidermalzellen sowohl des Fetus als auch hauptsächlich des Erwachsenen. Wir sind jedoch der im folgenden begründeten Auffassung, daß die VC besonders für die perinatale Medizin sowohl theoretisch als auch klinisch von nicht zu übersehender Bedeutung ist.

Kölliker beschäftigt sich in seinem 1879 erschienenen Buch *"Geschichte der menschlichen Entwicklung"* ausführlich mit der Vernix Caseosa (VC) und beschreibt ihre verschiedenen Bestandteile, wie Epidermalzellen, Zellen der talgabsondernden Drüsen sowie Fettklümpchen, wobei er die fetalen Epidermalzellen als ihren wichtigsten Bestandteil betrachtet. Diese Auffassung deckte sich auch mit den damals vorliegenden chemischen Analysen durch Day (1844), nach denen die VC zu 5,75% aus Olein, zu 3,13% aus Margarin und zu 8,88% aus Fett besteht, die übrigen 91,12% dagegen aus den abgeschilferten Zellen der fetalen Epidermis herrühren, die sich zu 13,25% aus fester Zellsubstanz und zu 77,87% aus Wasser zusammensetzen.

Auf vergleichbarem Niveau bewegen sich die Ergebnisse von Buek (1844) und Mark (1845). Auch Unna u. Golodetz (1911) beschreiben ihre Funde aus quantitativen chemischen Analysen der VC ebenso ausführlich wie mikroskopische Funde am gleichen Material, das sie verschiedenen Körperbereichen von Neugeborenen entnahmen. Ihre Schlußfolgerungen lassen sich resümierend zusammenfassen, daß die VC kein Smegma aus den talgabsondernden Drüsen der fetalen

Haut enthält, ihre Lipide aus den Hautzellschichten herrühren und die sie bildenden Hornzellen kein Keratohyalin, sondern Elaidin und Glukagon enthalten.

Blystad et al. (1951) untersuchten Abstriche von Vernix auf der Suche nach Gründen für die Entstehung des Symptoms hyaliner Membranen bei Neugeborenen und beschrieben die VC als hauptsächlich aus verhornten Epidermalzellen bestehend (nach der Entfernung der Lipide infolge der Präparierung der Probe mit Fettauflöser). Ihr mikroskopisches Bild bei Frühgeborenen unterscheidet sich nicht von dem des ausgereiften Neugeborenen.

Die letzten Forschungen zur VC differieren nicht sehr von den vorausgegangenen. So führen Holbrook u. Odland (1975) an, daß sie aus keratinisierten Zellen, Zellresten des Periderms sowie Smegma und Haaren (Lanugo) der fetalen Haut besteht. Die gleichen Befunde legen auch Brusis et al. (1975) vor. Sie notieren, daß die VC erstmals in der 20. SSW auf Stirn und Kinn des Fetus auftritt, um die 32. Woche am dicksten ist und sich stufenweise bis zum Schwangerschaftsende abbaut. Unsere eigenen Untersuchungen (Lamberti et al. 1981) haben ebenfalls gezeigt, daß die VC hauptsächlich aus epidermalen Keratinozyten besteht.

2.1 Zellen

Morphologie: Die morphologischen Untersuchungen der VC, d.h. ihrer kompakten Zellelemente, beschränkten sich bis jetzt auf Beobachtungen mit dem optischen Mikroskop. An unterschiedlichen Körperbereichen entnommene und mit Fettlösern präparierte Abstriche der VC zeichnen sich hauptsächlich durch Kumuli epithelialer Zellen ab, die die Charakteristika keratinisierter Zellen der oberen Epidermalschichten aufweisen: plattenförmige Gestalt, Fehlen von Kern und Organellen, keine Akzeptanz der üblichen Einfärbungen (Papanicolaou, Hämatoxylin, Harris-Shorr etc.). Zwischen diesen Zellen finden sich manchmal einige wenige andere baso- oder eosinophile Epithelzellen mit Kern, die wahrscheinlich aus Gemischen von Zellteilen anderer Körperzonen stammen. Schließlich zeigen sich im optischen Feld recht häufig degenerierte Zellen oder Zellteile ebenso wie Haare (Lanugo), die den sog. Neugeborenenflaum bilden. Vergleichbare eigene Untersuchungen der VC am optischen Mikroskop lieferten das gleiche, von verteilten Charakteristika bestimmte Bild (Abb. 22 und 23).

Untersuchungen der Zellelemente der VC mit dem Elektronenmikroskop geben uns ein detaillierteres Bild wie auch die Möglichkeit zu speziellen Befunden, auf deren Grundlage man bei der Untersuchung dieses noch relativ unerforschten Materials besser vorankommen kann. Sowohl das Transmissionselektronenmikroskop (TEM) als auch das Rasterelektronenmikroskop (SEM) waren uns bei der Überprüfung der hypermikroskopischen Struktur der VC-Zellen nützlich. Das Material stammte für gewöhnlich aus der Leistengegend normaler, reifer Neugeborenen und wurde jeweils entsprechend präpariert (zu den Methoden vgl. 1.11)[1].

---

[1] Hier sei Herrn Dr. G. Hollweg und Fr. C. Schwartz aus der Abteilung Pathologie der Med. Fakultät der RWTH Aachen für die bereitwillige Zusammenarbeit besonders gedankt.

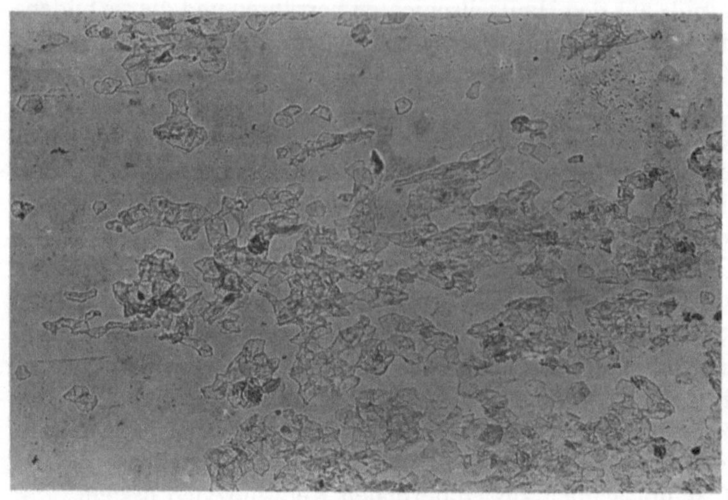

Abb. 22. Vernixabstrich eines reifen Neugeborenen. Das zytologische Bild wird von Haufen durchsichtiger, kernloser, polygonaler Zellen beherrscht. (Harris-Shorr-Färbung – Vergr. 10 : 1)

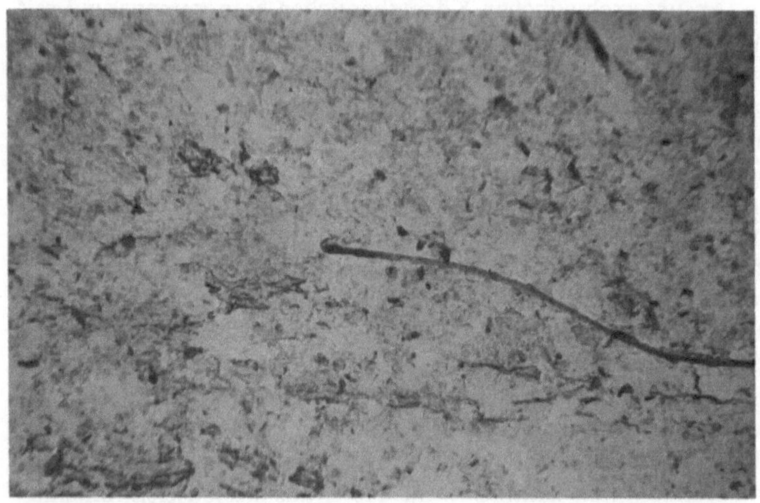

Abb. 23. Vernixabstrich eines reifen Neugeborenen. Massen von durchsichtigen, kernlosen, polygonalen Zellen, vereinzelte gefärbte, kernhaltige Zellen und zwei Lanugohaare. (Harris-Shorr-Färbung – Vergr. 10 : 1)

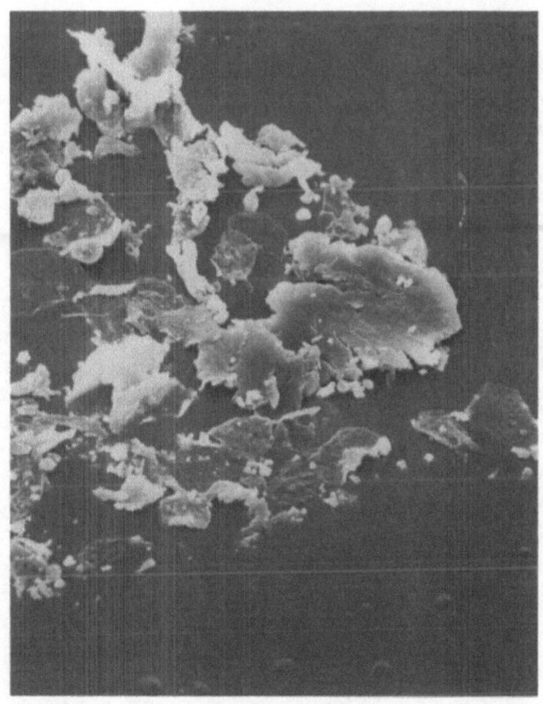

Abb. 24. Rasterelektronenmikroskopisches Bild einer kleinen Vernix-caseosa-Probe. Zellansammlungen, freie plattenförmige Zellen und dazwischenliegendes amorphes Material. (SEM – Vergr. 300 : 1)

Die Beobachtung einer VC-Probe mit dem Rasterelektronenmikroskop zeigte, daß die VC aus Zellansammlungen, freien Zellen und dazwischenliegenden amorphen Substanzen besteht (Abb. 24). Da die Probengröße für diese Beobachtung minimal ist, sind für gewöhnlich keine Lanugohaare festzustellen. Detaillierte Untersuchungen von Keratinozyten der VC unter hochgradiger Vergrößerung haben zu den folgenden Funden geführt: Die isolierte Zelle ist plattenförmig und hat einen polygonalen Rand; wenn auch letztlich nicht mit hundertprozentiger Sicherheit anzugeben, entsteht doch alles in allem der Eindruck von einer sehr dünnen Zelle, einer Zelle mit größtmöglicher Oberfläche und sehr geringer Dicke (Abb. 25). Diese Angaben entsprechen den Forschungen über Keratinozyten der erwachsenen Epidermis, denen zufolge die mittlere Oberfläche ca. 1000 μm^2 und die mittlere Dicke (nach Abzug der zwischen diesen Zellen liegenden Fettschicht) bei weniger als 1 μm liegen muß (Marks u. Barton 1983). Die Relation Oberfläche/Dicke der Keratinozyten steht wahrscheinlich in Bezug zu ihrer Funktion und allgemeiner zur Funktion des Stratum corneum oder ist Ergebnis ihrer Anpassung an ihre Umgebung, d.h. sie ist auf die Reihenfolge der vielfältigen Zellschichten zurückzuführen, die in der menschlichen Epidermis vorkommen (Mackenzie 1975; Mackenzie et al. 1981). Anderen zufolge (Marks u. Barton 1983) ist

43

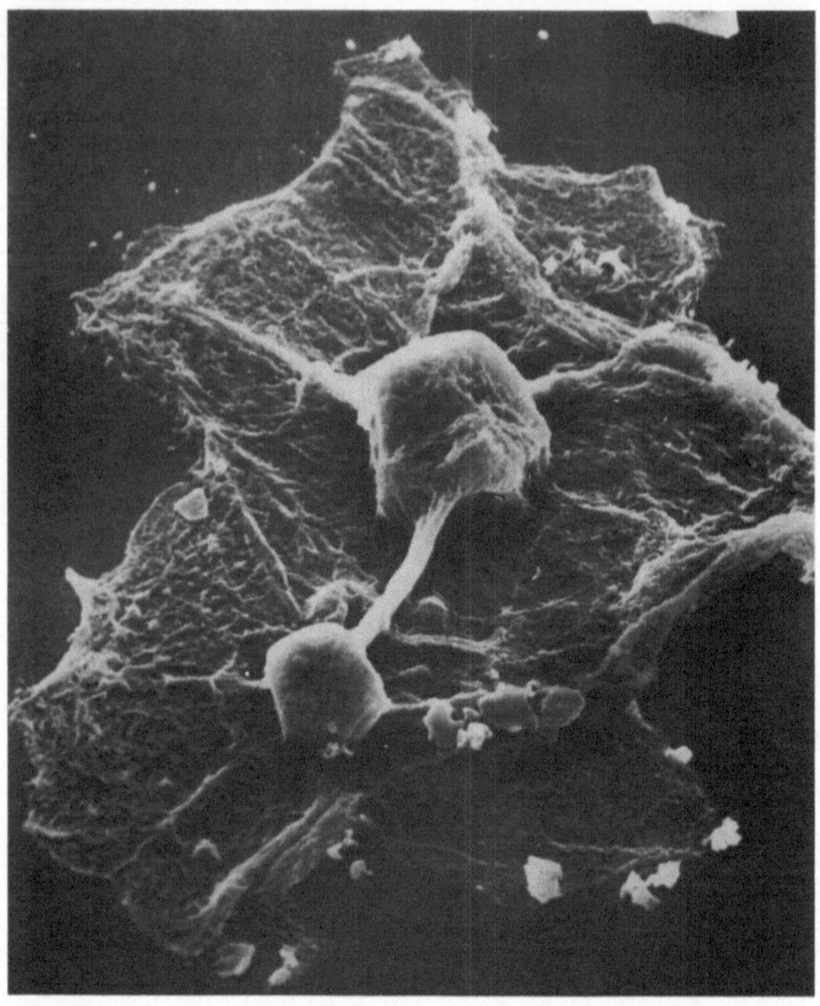

Abb. 25. Vernix-caseosa-Zelle. Plattenförmig, mit polygonaler Peripherie, Falten und Rugae der Zellmembran und feinfilamentärem Netz im Zytoplasma. Bei den zwei zentralen Erhebungen des Zellkörpers handelt es sich wohl um zwei kleine Fremdkörper (Blutkörperchen?), die von der VC-Zelle bedeckt sind. (SEM – Vergr. 1500 : 1)

der eckige Rand der Hornzellen für die Entstehung und Funktion der von der Epidermis gebildeten Permeabilitätsbarriere nützlicher als ein kreisförmiger.

Die Oberflächenmorphologie der verschiedenen isolierten Keratinozyten ein- und derselben Probe ist unterschiedlich. Viele Variationen stehen offensichtlich in Beziehung zum Grad der Keratinisation und zur Struktur des Protoplasmas einer jeden Zelle. So sind bei einigen Keratinozyten der VC kleine, flache, den Mikrovilli vergleichbare, über die gesamte Zelloberfläche verteilte Ausstülpun-

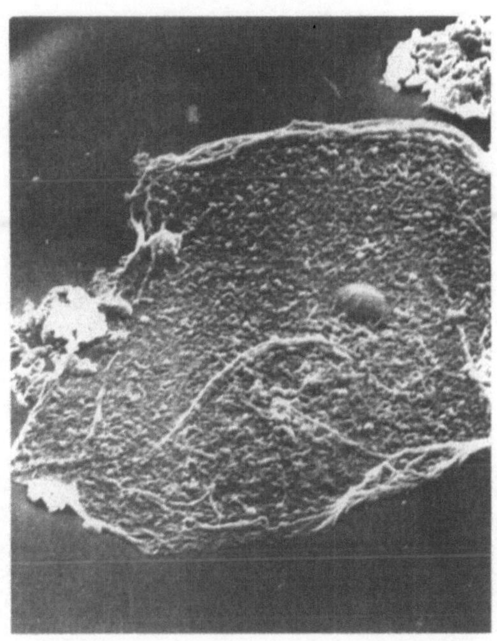

Abb. 26. Vernix-caseosa-Zelle mit kleinen, flachen, mikrovilli-ähnlichen und über die gesamte Zelloberfläche verteilten Ausstülpungen der Zellmembran; etwa im zentralen Bereich der Zelle stellt sich eine flache, halbrunde Erhebung des Zellkörpers dar. (SEM – Vergr. 1500 : 1)

gen der Zellmembran festzustellen (Abb. 26). Andere Zellen haben eine völlig unebene Oberfläche mit recht wenig Ausstülpungen des Protoplasmas, aber vielen kleineren und größeren Falten und Rugae, die ein Netz von manchmal regel- und manchmal unregelmäßiger Struktur bilden (Abb. 27). Andere Zellen derselben VC-Probe zeigen eine relativ ebene Oberfläche ohne Rugae und Ausstülpungen (Abb. 28). Schließlich sind auch noch Zellen auszumachen, deren Oberfläche sowohl relativ ebene als auch netzartige Abschnitte unregelmäßiger Struktur mit Rugae oder Mikrovilli aufweist und so den Eindruck vermittelt, als seien sie Zwischenformen der oben beschriebenen Zellen (Abb. 29).

Die intensive Polymorphie der Zelloberflächen ist bei starker Vergrößerung besonders eindrucksvoll. Sie reicht von einer nahezu anomalen Oberfläche mit einem dicken Netz von Krümmungen unterschiedlichen Durchmessers, die sich parallel erstrecken oder untereinander verflechten, wobei sie kleine Lücken oder Löcher hinterlassen oder sich verwirren und eine Art Synzytium bilden (Abb. 30 und 31) – oft präsentieren die Zellen an ihrer Oberfläche auch amorphe oder granulöse Substanzen, von denen unbekannt ist, ob sie aus derselben Zelle stammen oder Ablagerungen ihrer Umgebung sind, was wahrscheinlicher ist –, bis zu einer nahezu glatten Oberfläche, die bis auf das vereinzelte Auftreten kleiner Einstülpungen wie Poren der Zellmembran und Ablagerungen (vermutlich) amorpher, granulöser Substanzen (Abb. 32) ohne besondere Kennzeichen ist. (Hin und wieder neben oder auf den Zellen der VC auftauchende Bakterien sind unbekannter Herkunft, wahrscheinlich aber auf Verschmutzungen der Probe während

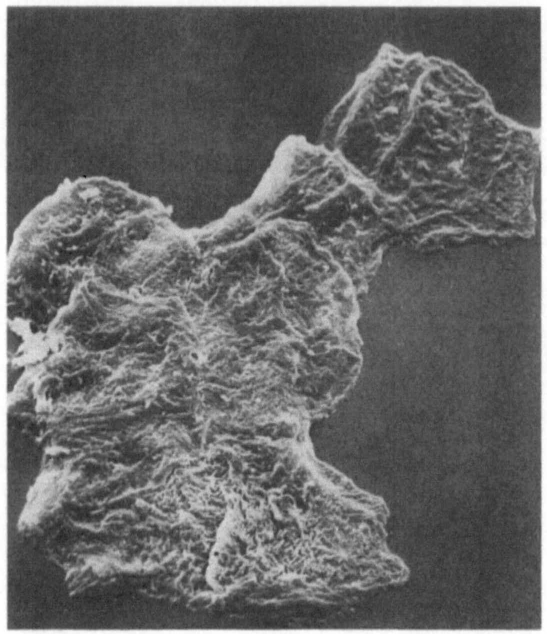

Abb. 27. Vernix-caseosa-Zelle mit völlig unebener Oberfläche, die von kleineren und größeren, ein unregelmäßiges Netz bildenden Falten und Rugae charakterisiert wird. (SEM – Vergr. 1000 : 1)

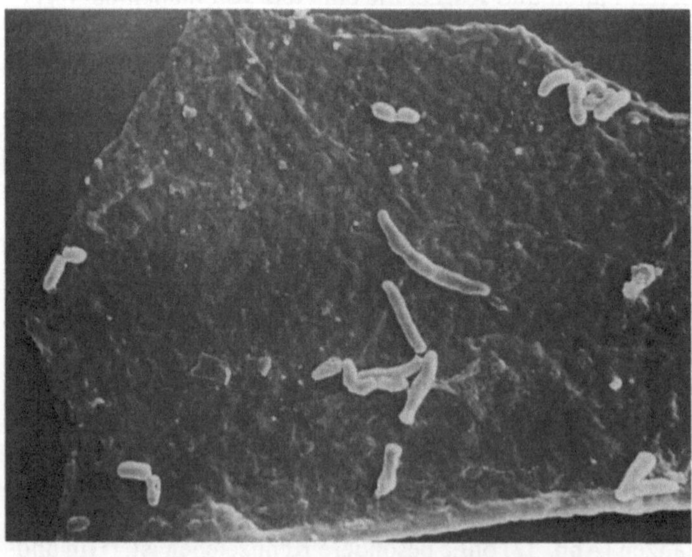

Abb. 28. Vernix-caseosa-Zelle mit relativ ebener Oberfläche, ohne Rugae und Ausstülpungen der Zellmembren. Bakterien auf der Zelloberfläche als Zufallsbefund. (SEM – Vergr. 3000 : 1)

46

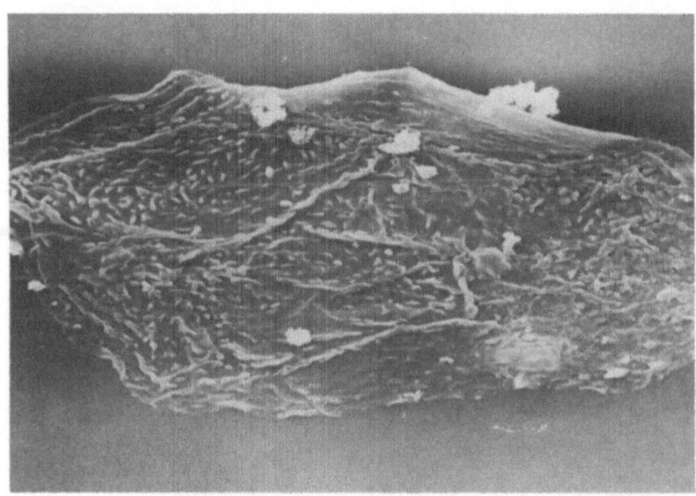

Abb. 29. Vernix-caseosa-Zelle, deren Oberfläche sowohl relativ ebene als auch netzartige Abschnitte unregelmäßiger Struktur mit Falten oder mikrovilli-ähnlichen Ausstülpungen der Zellmembran aufweist. (SEM − Vergr. 2000 : 1)

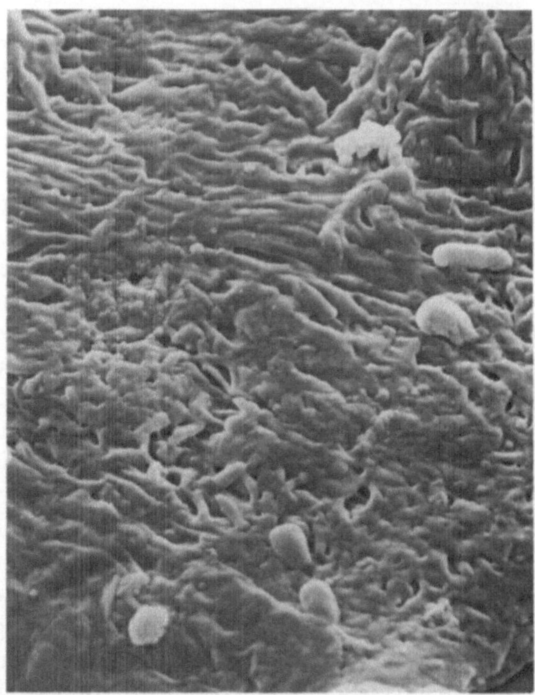

Abb. 30. Abschnitt einer Vernix-caseosa-Zelle, deren Oberfläche ein dichtes Netz von balkenähnlichen Membrankrümmungen unterschiedlichen Durchmessers aufweist, die sich parallel erstrecken oder untereinander verflechten. (SEM − Vergr. 6000 : 1)

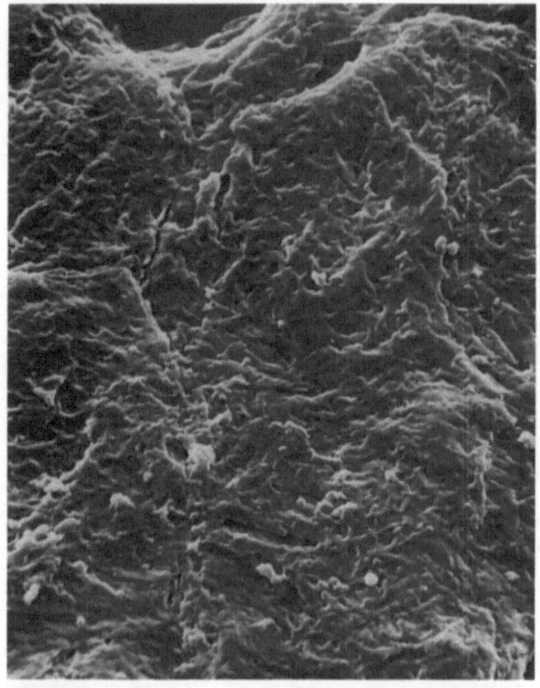

Abb. 31. Abschnitt einer Vernix-caseosa-Zelle mit unebener Oberfläche, deren Kennzeichen ebenfalls ein dichtes Netz von flachen Membranausstülpungen und Rugae ist, die sich untereinander verflechten oder verwirren und eine Art Synzytium bilden. (SEM – Vergr. 3000 : 1)

des Versuchs zurückzuführen, ohne daß ausgeschlossen werden kann, daß sie aus schon intrauterin infizierter VC herrühren).

Nahezu keine Hornzelle der VC weist bei der Beobachtung mit dem Rasterelektronenmikroskop Anzeichen auf, die auf die Existenz eines Kerns schließen lassen. Nur die wenigsten, gewöhnlich die mit Mikrovilli-Ausstülpungen der Zellmembran, haben eine recht flache, halbrunde zentrale Erhebung des Zellkörpers, die einem Zellkern entsprechen könnte (Abb. 33). Da sich zwischen den Zellen viele rote und weiße Blutkörperchen wie auch andere recht kleine, amorphe Substanzen befinden, ist natürlich nicht nachzuweisen, ob es sich bei solch einer Erhebung einfach um einen Zellbestandteil handelt oder ob sie mit dem Zellinhalt in keinerlei substantieller Beziehung steht. Die Morphologie dieser Erhebung spricht unserer Auffassung nach eher für die erste Annahme, obwohl sie einen für einen Kern recht geringen Umfang hat. Abbildung 34 zeigt einen relativ ebenen Bezirk um das Zellzentrum, der sich vom übrigen Protoplasma eindeutig durch eine Krümmung abgrenzt, einen runderen Rand hat und dessen Größe der eines Kerns entsprechen könnte. Wenn wir voraussetzen, daß dieser Bezirk in Relation zum übrigen Zytoplasma auch andere Eigenschaften hinsichtlich der Akzeptanz von Einfärbungen hat, könnte er den "Gespensterkernen" entsprechen, die mit dem optischen Mikroskop beobachtet werden.

48

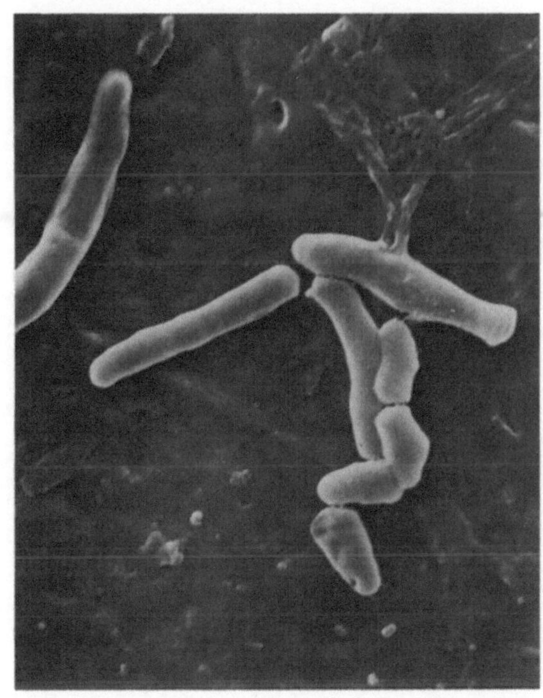

Abb. 32. Abschnitt einer Vernix-caseosa-Zelle mit nahezu glatter Oberfläche ohne Falten und Ausstülpungen und mit vereinzeltem Auftreten kleiner Einstülpungen wie Poren der Zellmembran. Bakterien auf der Zelloberfläche als Zufallsbefund. (SEM – Vergr. 10000 : 1)

Nach Marks u. Barton (1983) stellen die Oberflächenanomalien der epidermalen Hornzellen Abdrücke der darüber oder darunter befindlichen Zellen dar und sind ein weiterer Beweis, daß das Stratum corneum, was seine mechanischen und diapedetischen Eigenschaften betrifft, eine Einheit bildet; eine ähnliche Auffassung vertreten auch Hashimoto u. Kanzaki (1975). Heilmann et al. (1983) führen die Oberflächenmorphologie der epidermalen Hornzellen Erwachsener betreffende lokale Varianten an. So beschreiben sie, daß die Zellen des Stratum corneum an Handflächen und Fußsohlen eine intensive Oberflächenfaltung und manchmal Mikrovilli-Ausstülpungen aufweisen, während die Hornzellen aus dem Bereich von Achseln, Rücken und Nabel zahlreiche kleinste Rugae und Risse unter Bildung eines dichten regulären Netzes zeigen. Schließlich präsentieren die Hornzellen der Epidermis von Schädel und Gliedmaßen eine Oberfläche, die manchmal glatt und manchmal faltig mit Rugae und Rissen ist und selten Zeichen von Mikrovilli-Ausstülpungen trägt. Vergleichbare Differenzen in der Oberflächenmorphologie epidermaler Keratinozyten aus unterschiedlichen Körperbereichen haben auch andere Wissenschaftler registriert (Plewig 1970; Goldschmidt u. Thew 1972; Marks u. Nicholls 1981). Mikrovilli-Ausstülpungen der Zelloberfläche wurden von den meisten Wissenschaftlern bei von Psoriasis befallener Epidermis und besonders in den unteren Lagen des Stratum corneum beobachtet

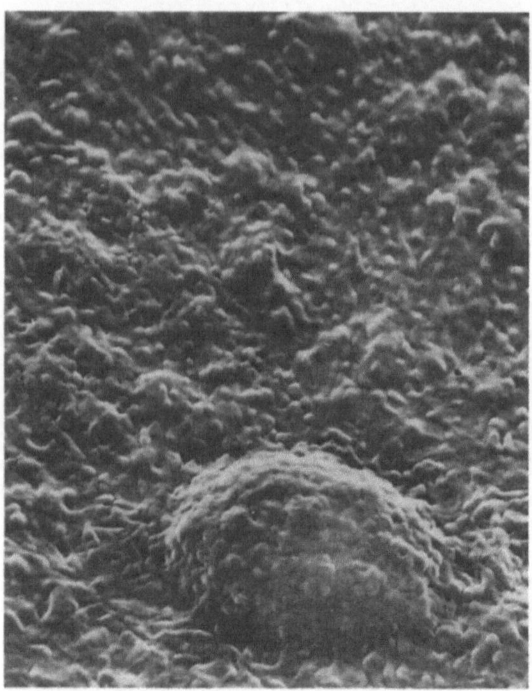

Abb. 33. Abschnitt einer Vernix-caseosa-Zelle mit mikrovilli-ähnlichen Ausstülpungen der Zellmembran und halbrunder Erhebung des Zellkörpers, die einem Zellkern entsprechen könnte. (SEM – Vergr. 6000 : 1)

(King et al. 1979; Orfanos 1981). Vielen Autoren zufolge ist die Mikrovilli-Oberfläche einer Hornzelle freilich eines der wesentlichsten Merkmale für Psoriasis (Orfanos et al. 1969; Mishima 1971; King et al. 1979). Dowber et al. (1972) zeigten daß die Keratinozyten auch bei anderen Störungen der Abschuppung, die durch eine hohe Produktion epidermaler Zellen gekennzeichnet sind, wie z.B. bei der smegmatorrhoischen Dermatitis, eine entsprechende Oberflächenmorphologie aufweisen. Etwas später zeigten Griffiths u. Marks (1973) unter Versuchsbedingungen, daß sich diese ungewöhnliche Oberflächengestalt der Keratinozyten, die die einzelnen Schichten der Epidermis bei ihrem Aufstieg an die Oberfläche in hohem Tempo durchqueren, auf ihre Unreife zurückführen läßt. Ausstülpungen der Zellmembran wurden häufiger an den Keratinozyten unterer Schichten beobachtet. Wenn der Zeitraum für die Umwandlung dieser Zellen in vollständig keratinisierte – ein Prozeß, der während ihres Aufstiegs zur Oberfläche des Stratum corneum abläuft – begrenzt ist, bleiben diese Ausstülpungen wie übrigens auch manchmal der Kern bei unreifen Keratinozyten erhalten (Marks u. Barton 1983). Das gilt aber auch für die Aktivität verschiedener Enzyme (Marks 1972). Heilmann et al. (1983) beobachteten wie bereits gesagt eine Mikrovilli-Oberfläche auch an Keratinozyten gesunder Epidermis von Handflächen und Fußsohlen. Sie führen an, daß die Ursache für diese lokalen Differenzen in der

50

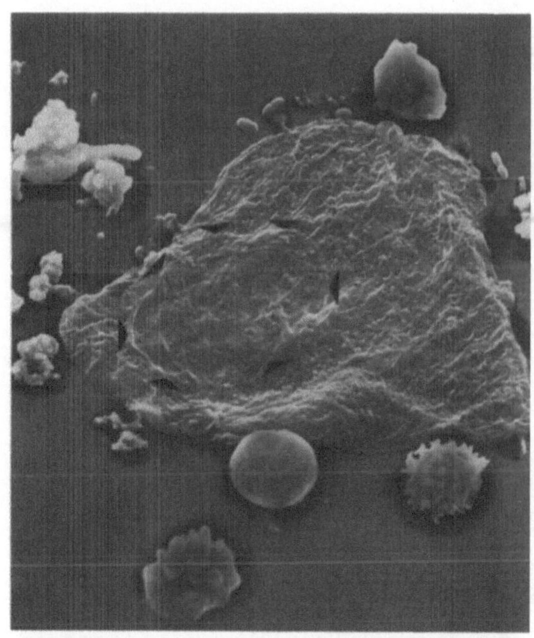

Abb. 34. Vernix-caseosa-Zelle, die in ihrem Zentrum einen relativ ebenen Bezirk aufweist, der sich vom übrigen Protoplasma eindeutig durch eine Membrankrümmung *(Pfeile)* abgrenzt und dessen Größe der eines Kerns entspricht; dieser Bezirk könnte einem degenerierten Zellkern entsprechen. Um die Zelle Blutkörperchen, Bakterien und amorphe Substanz. (SEM – Vergr. 2000 : 1)

epidermalen Morphologie der Keratinozyten unbekannt ist, vermuten aber eine Antwort im unterschiedlichen Zeitraum ihrer Umwandlung (eine Auffassung, die auch Hölzle u. Plewig 1977 vertraten), in regulärer oder irregulärer Akkumulation der Zellen des Stratum corneum in Säulen oder in lokalen Unterschieden ihrer Kohäsion. Schließlich konnten auch Menton u. Eisen (1971) Mikrovilli-Ausstülpungen bei Zellen des oberen Stratum corneum physiologischer Epidermis mit dem Rasterelektronenmikroskop feststellen.

Das besondere Merkmal unserer Beobachtungen mit dem Elektronenmikroskop ist die Vielfalt im Oberflächenbild der Keratinozyten der VC, die aus Materialproben stammen, die dem gleichen Hautbezirk, d.h. den Leistenfalten, entnommen wurden. Übrigens treten Oberflächenvariationen auch bei Zellen ein- und derselben Probe auf, vielfach sogar bei neben- oder zum Teil übereinanderliegenden Zellen (Abb. 35). Wir erklären dies damit, daß die Zellen der VC, die aus der fetalen Epidermis stammen, nicht alle aus einer bestimmten fetalen Zellschicht herrühren bzw. nicht alle die gleichen Veränderungen von Protoplasma oder Kern durchgemacht haben, bevor sie zu einem Bestandteil der VC werden. Diese Auffassung wird durch Folgerungen aus Untersuchungen der gleichen Zellen der VC mit dem Transmissionselektronenmikroskop gestützt, die die Unterschiede in der Zytoplasmastruktur der Zellen deutlicher machen.

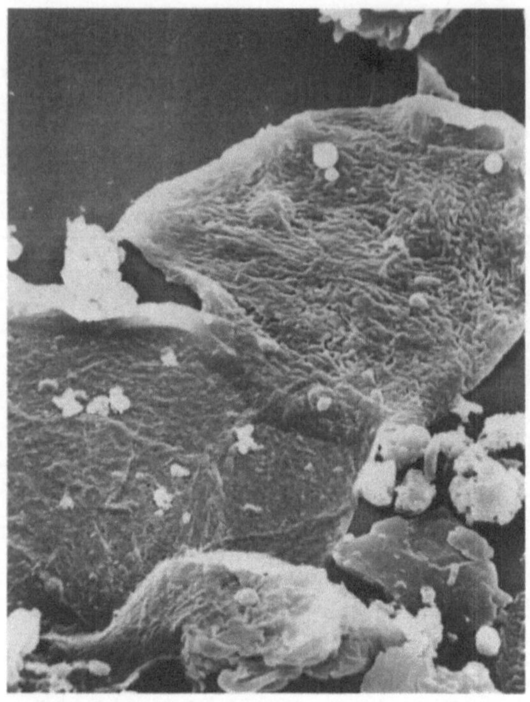

Abb. 35. Vernix-caseosa-Zellen ähnlicher Größe und Form, jedoch mit deutlichen Unterschieden im Oberflächenrelief. (SEM – Vergr. 2000 : 1)

Das Gesamtbild einer VC-Probe unter dem Transmissionselektronenmikroskop wird durch vielfältige längliche, plattenförmige Zellen geprägt, die sich in der Regel – von einigen Ausnahmen abgesehen – weit voneinander entfernt befinden (Abb. 36 und 37). Das übrige optische Feld kennzeichnen Kumuli amorpher granulöser oder bläschenförmiger Gebilde (Abb. 38). Bei Beobachtungen der VC-Hornzellen unter stärkerer Vergrößerung zeigen sich erhebliche Differenzen von Zelle zu Zelle, was sowohl die Struktur des Zellkörpers (Protoplasma) als auch die der Zellmembran angeht. So sind Zellen mit sehr lockerer Protoplasmastruktur, nur wenigen Tonofibrillen und Keratohyalingranula bzw. ausgebildetem Keratin zu beobachten. Oft befinden sich in der Nähe solcher Zellen andere mit jeweils unterschiedlicher Anzahl an Tonofibrillen, Keratohyalingranula oder Tonofibrillen-Keratohyalin-Komplexen und einem dementsprechend jeweils anderen Osmiophiliegrad ihres Protoplasmas, so daß häufig genug Zellen zu beobachten sind, bei denen sich ihrer Osmiophilie zufolge kein inneres Strukturdetail feststellen läßt (Abb. 39 und 40).

Charakteristisch für das Protoplasma der VC-Keratinozyten und unabhängig vom Grad ihrer Differenzierung (Keratinisation) ist das Fehlen von Organellen jeder Form – bis auf sehr wenige Ausnahmen, d.h. der Präsenz von zystischen oder granulösen, gewöhnlich osmiophilen Einschlüssen; die letzteren stellen je-

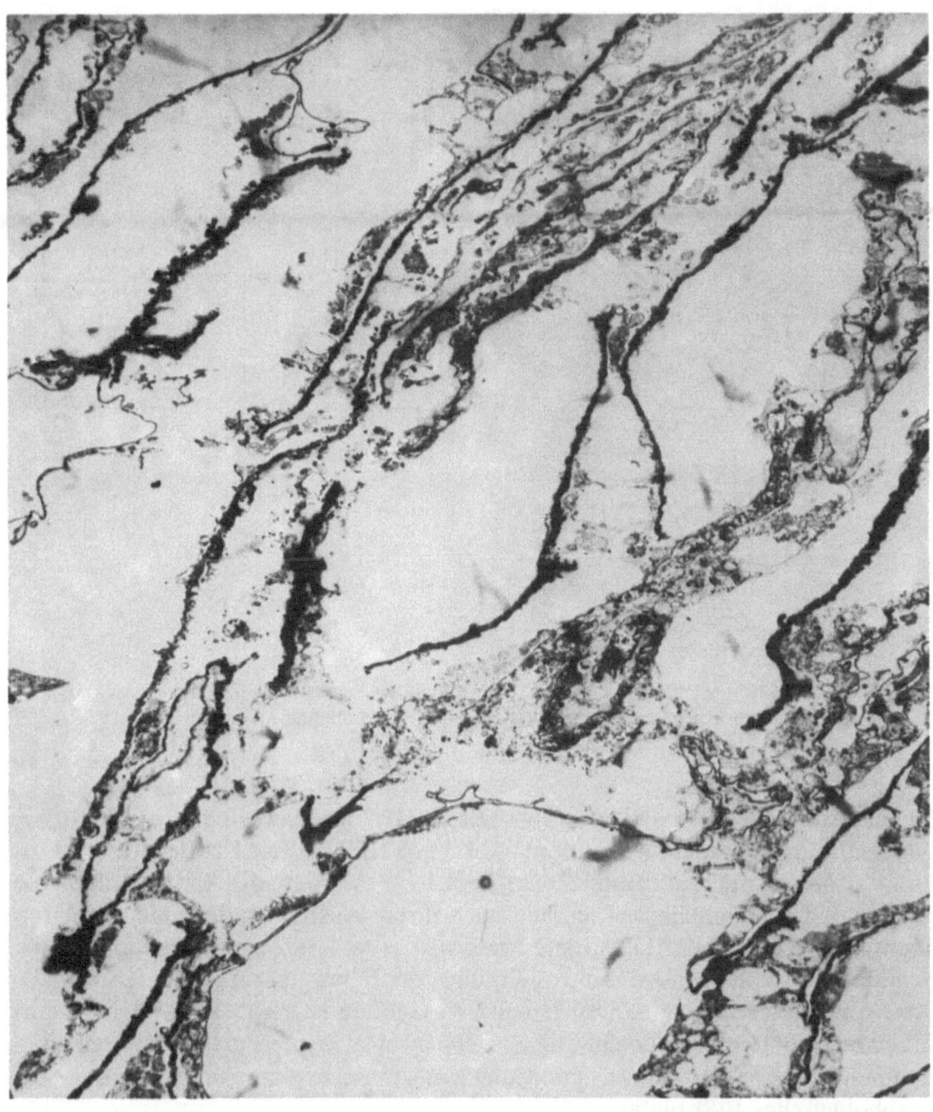

Abb. 36. Gesamtblid einer Vernix-caseosa-Probe unter dem Transmissionselektronenmikroskop. Mehrere längliche, plattenförmige Zellen mit unterschiedlicher Osmiophilie ihres Zytoplasmas; sie befinden sich in der Regel weit voneinander entfernt. (TEM – Vergr. 2500 : 1)

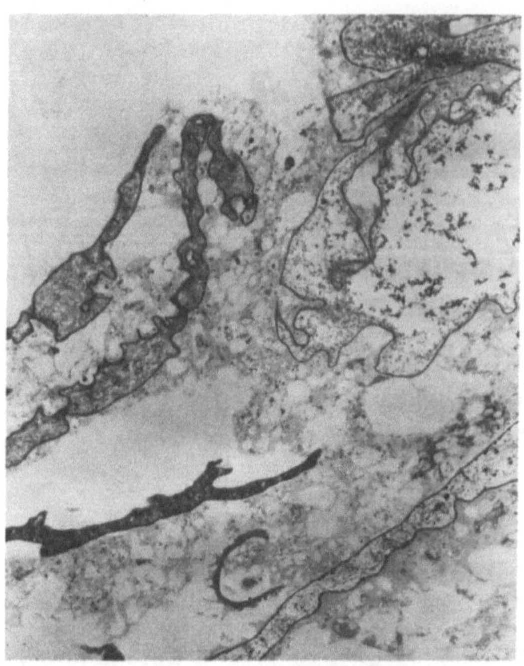

Abb. 37. TEM-Bild einer Vernix-caseosa-Probe. Längliche Keratinozyten ohne Kontaktstellen; im Zwischenraum amorphe, mäßig osmiophile vakuoläre Substanz. (Vergr. 3000 : 1)

doch höchstwahrscheinlich keine besondere Art der Lamellenkörperchen dar. Dagegen können manchmal unter starker Vergrößerung feine lamellare Strukturen im Protoplasma bestimmter Zellen beobachtet werden, die Ähnlichkeiten mit den Lipiden der Lamellenkörperchen nach ihrem Austritt in den interzellulären Raum aufweisen (Abb. 41). Andere Male wiederum sind relativ große lamellare Gebilde elliptischer Anordnung innerhalb der Zellen auszumachen (Abb. 42). Die Natur dieser interzellulären lamellaren Gebilde ist unbekannt, wahrscheinlich haben sie aber eine Beziehung zu dem intra- wie auch extrazellulären Vorkommen von Lipiden, deren Anordung ein ähnliches "lamellares" (paralleles) morphologisches Bild bietet.

In äußerst seltenen Fällen können in den VC-Keratinozyten Überreste degenerierter Kerne beobachtet werden, die aufgrund der für gewöhlich geringen Dicke dieser Zellen eine Erhebung in der Zellmembran provozieren, ein Bild, das mit dem ähnlicher Zellen unter dem Rasterelektronenmikroskop verglichen werden kann (Abb. 43).

Die Tonofibrillen des Zytoplasmas bilden normalerweise ein dichtes Netz, versammeln sich aber oft an bestimmten Punkten und neigen sich in Richtung auf die Zellmembran, wo in der Regel eine konzentrierte osmiophile Substanz auftritt. Diese Kombination deutet offenbar auf ein Halbdesmosom hin (Abb. 44). (Typische Desmosomen, wie sie sonst bei epidermalen Keratinozyten auftreten, wurden in keiner VC-Probe beobachtet).

54

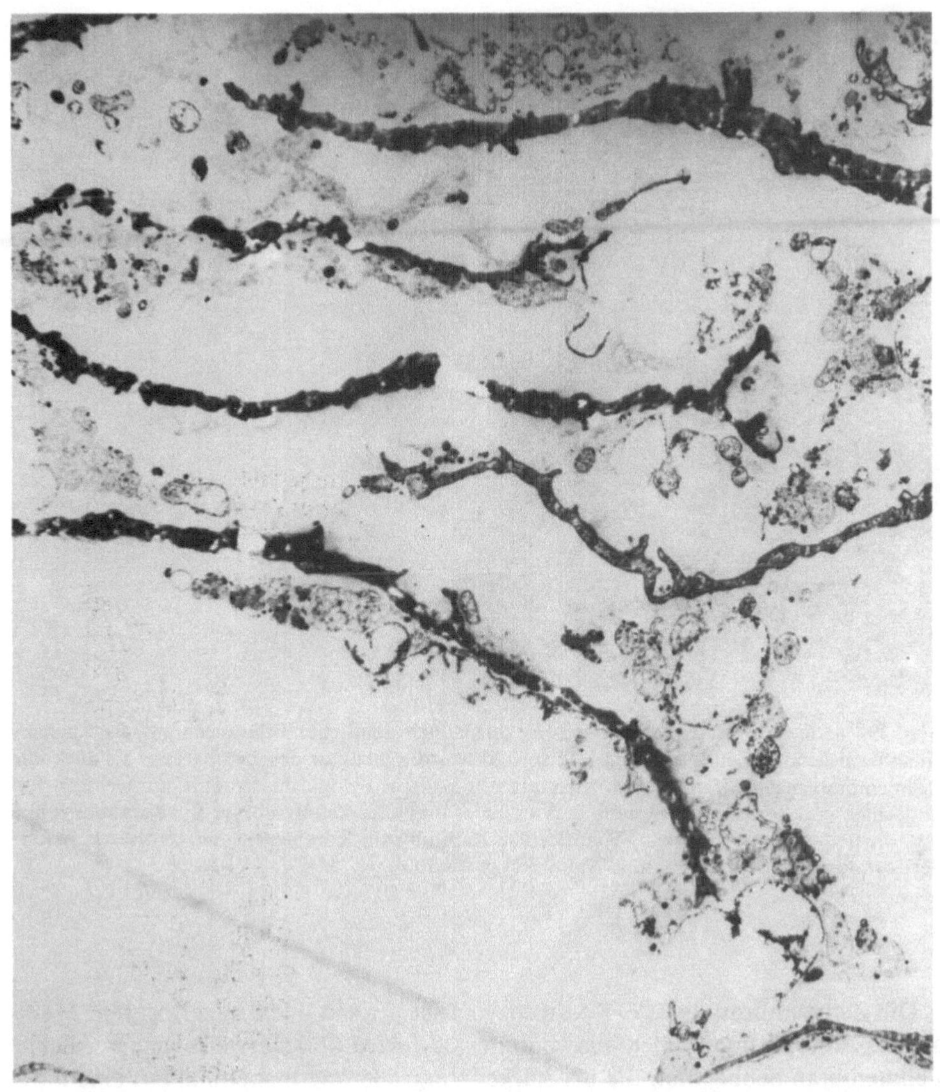

Abb. 38. TEM-Bild einer Vernix-caseosa-Probe. Längliche, völlig abgeplattete und verhornte Keratinozyten: das übrige optische Feld kennzeichen Kumuli amorpher, granulöser oder vakuolärer Gebilde.. (Vergr. 6000 : 1)

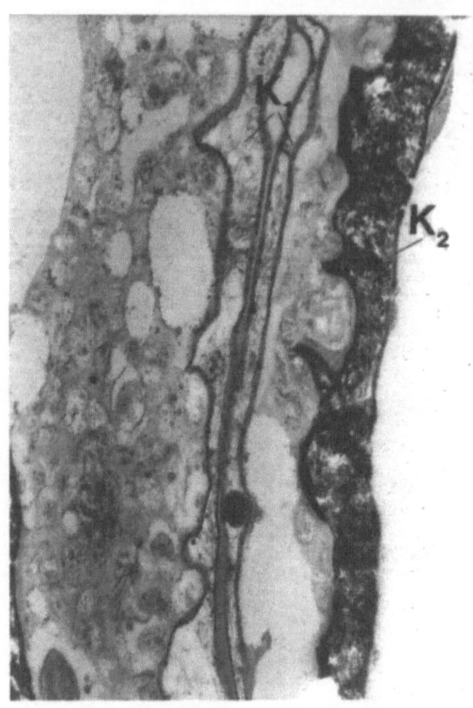

Abb. 39. Vernix-caseosa-Keratinozyten. Es zeigen sich deutliche Differenzen zwischen nebeneinander liegenden Zellen (K_1 und K_2), sowohl was die Struktur des Zytoplasmas als auch der Zellmembran angeht. K_1: Keratinozyten mit sehr lockerer Zytoplasmastruktur, nur wenigen Tonofibrillen und Keratohyalingranula und mäßig osmiophiler Zellmembran; K_2: Keratinozyt mit sehr dichtem Tonofibrillennetz, Tonofibrillen-Keratohyalin-Komplexen und verdickter, besonders osmiophiler Zellmembran. (TEM – Vergr. 18.300 : 1)

Die Zellmembran der VC-Keratinozyten ist – wenn auch in geringerem Maße als das Protoplasma – ebenfalls verändert. So wird üblicherweise eine verdickte Zellmembran beobachtet, die bei starker Vergrößerung manchmal aus einem dicken Blatt unbestimmter Abgrenzung zum Zellinnern (Abb. 45), manchmal aus 2 Schichten, d.h. einer zusätzlichen äußeren, dünnen Schicht, zu bestehen scheint (Abb. 46). Bei sorgfältigem Studium wird aber deutlich, daß diese zusätzliche dünne äußere Schicht wahrscheinlich eher Ergebnis osmiophiler Ablagerungen an der Membranoberfläche ist und nicht zur eigentlichen Zelle gehört. Manchmal aber tritt zwischen dem verdickten Blatt und der aus den genannten Ablagerungen gebildeten äußeren eine andere, außergewöhnlich dünne, ebenfalls osmiophile Schicht auf, die wahrscheinlich in Beziehung zur Zellmembran steht (Abb. 47). Nun haben Untersuchungen am verdickten Blatt der eigentlichen Zellmembran, wobei die freeze-fracture-Methode und enzymatische Analysen (Breathnach et al. 1973) benutzt wurden, klar gezeigt, daß es sich um keine wirkliche Verdickung der Membran, sondern auch hierbei um osmiophile Ablagerungen an ihrer In-

56

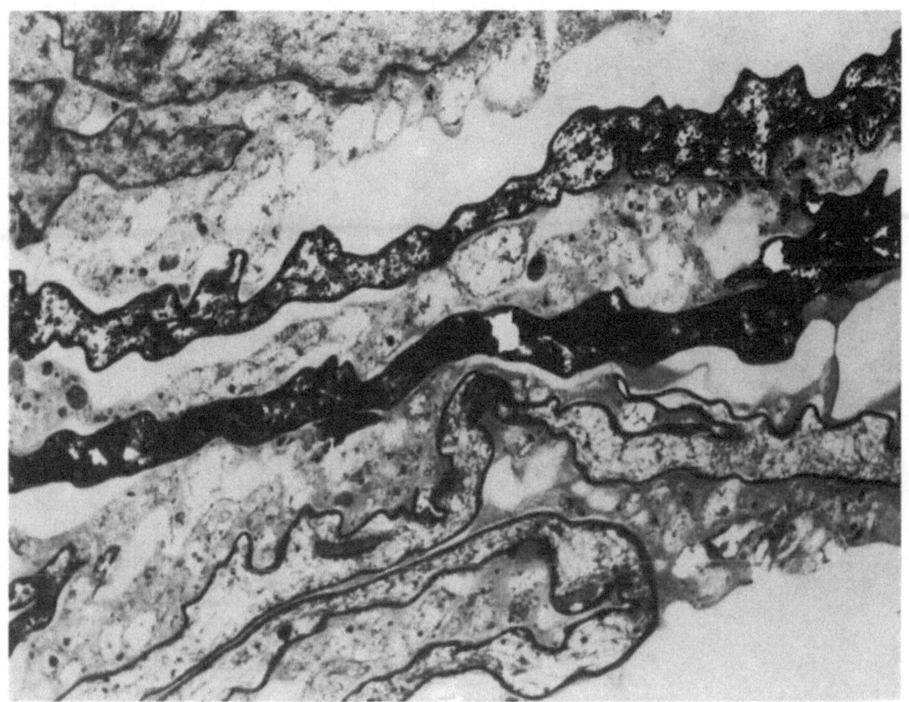

Abb. 40. Vernix-caseosa-Keratinozyten. Von der äußeren Morphologie her ziemlich ähnliche Zellen (längliche, abgeplattete Zellen, mit unregelmäßigen Rändern), jedoch mit erheblichen Differenzen was ihre Innenstruktur angeht. Der unterschiedliche Osmiophiliegrad des Zytoplasmas ist Ausdruck des unterschiedlichen Keratinisationgrads der nebeneinanderliegenden Zellen (es können 4 verschiedene Formen von Zytoplasmastruktur bei den 5-6 abgebildeten Keratinozyten ausdifferenziert werden). (TEM – Vergr. 12000 : 1)

nenseite handelt. In der Tat wird diese Auffassung in einigen Fällen auch ganz einfach morphologisch deutlich (Abb. 48). Der Osmiophiliegrad unterscheidet sich ebenfalls von Zelle zu Zelle, was ein weiterer Hinweis auf den unterschiedlichen Differenzierungsgrad der VC-Keratinozyten ist. Der Verlauf der meisten Keratinozytenmembranen zeigt keine erheblichen Schwankungen, d.h. es treten relativ geordnete Abschnitte und andere mit wellenförmigem Verlauf auf, manchmal mit ziemlichen Anomalien, aber ohne Mikrovilli-Ausstülpungen. So entspricht das vom Transmissionselektronenmikroskop gelieferte Zellbild weitgehend der gekrümmt-netzartigen bzw. glatten Oberflächenstruktur unter dem Rasterekektronenmikroskop.

Besonders eindrucksvoll ist auch das von der zwischen den VC-Zellen auftretenden Substanz gebotene Bild, die gewöhnlich den größten Bereich des optischen Feldes einnimmt. Man kann zwei Formen unterscheiden:

a) Große oder kleine, bläschenförmige, durch eine dünne Membran abgegrenzte Gebilde, in deren Innern ebenfalls durch Membranen abgegrenzte Bläschen und durch strahlenförmig gespannte, ein recht lockeres Netz bildende Fila-

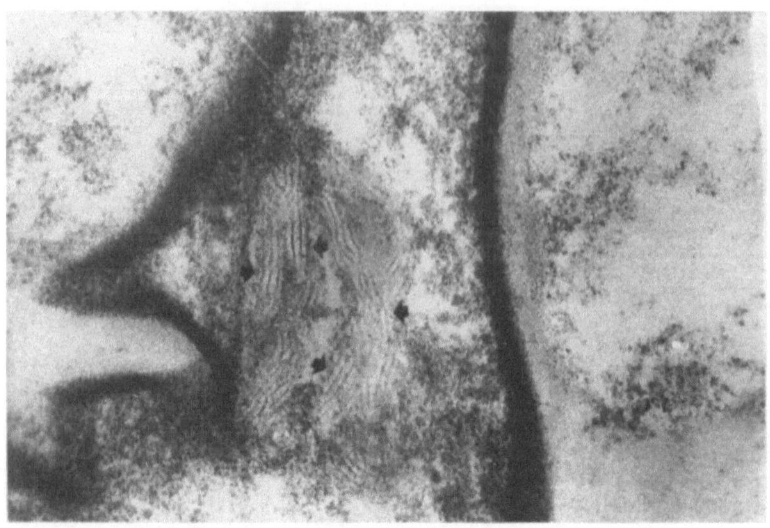

Abb. 41. Abschnitt eines Vernix-caseosa-Keratinozyten. Feine lamellare Strukturen im Zytoplasma *(Pfeile)*. (TEM – Vergr. 68500 : 1). (Aus Agorastos et al. 1988)

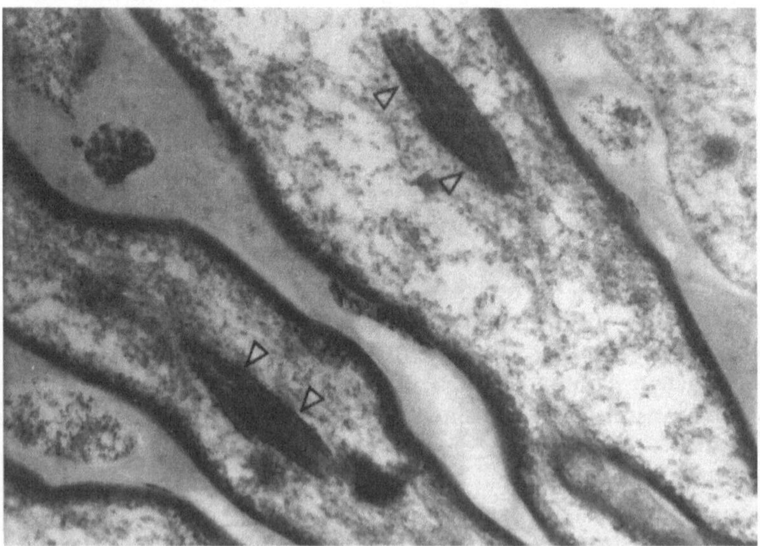

Abb. 42. Abschnitte von Vernix-caseosa-Keratinozyten. Relativ große lamellare Gebilde elliptischer Anordnung innerhalb der Zellen *(Pfeile)*. (TEM – Vergr. 63400 : 1)

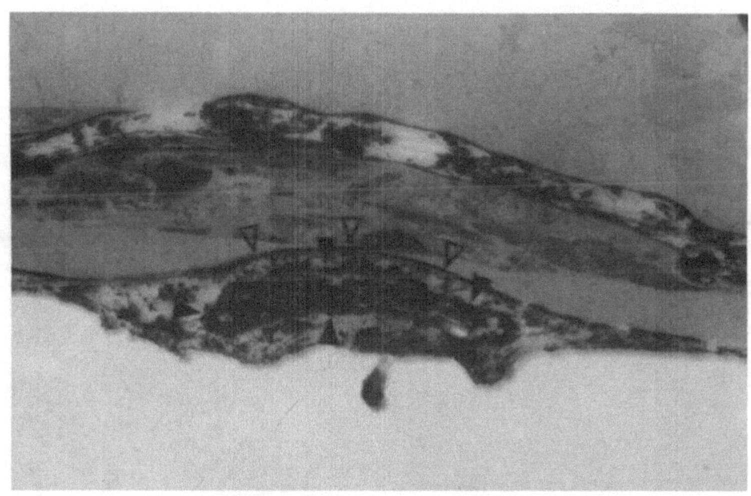

Abb. 43. Abschnitte von Vernix-caseosa-Keratinozyten. Bei der untersten Zelle läßt sich ein degenerierter Kern erkennen *(schwarze Pfeile),* der aufgrund der geringen Dicke der Zelle eine Erhebung des Zelleibs und der Zellmembran provoziert *(weiße Pfeile).* (TEM – Vergr. 14500 : 1)

mente beobachtet werden (Abb. 49). Im Innern dieser bläschenförmigen Gebilde kann man manchmal lamellare (parallele) Membranen (in der Regel 3-4) homozentrischer bzw. regelmäßiger Anordnung antreffen (Abb. 50), die den Eindruck vermitteln, als seien sie anfänglich Hüllen für Bläschen osmiophilen Inhalts gewesen – wahrscheinlich sind sie mit den bereits erwähnten homozentrischen lamellaren Strukturen identisch, die auch im interzellulären Raum der oberen Zellreihen der Neugeborenenepidermis beobachtet wurden.

b) Intensiv osmiophile Granulate, die sich entweder isoliert oder zusammengeballt in unmittelbarer Randnähe der bläschenartigen Gebilde befinden, hin und wieder aber auch in ihnen auftreten (Abb. 49). Zahlreiche dieser bläschenartigen Gebilde vermitteln einen "leeren" Eindruck, d.h. ihr Inneres scheint leer zu sein, und die sie umgrenzende Membran ist durch osmiophile Anlagerungen gekennzeichnet. Das kommt hauptsächlich bei den großen bläschenförmigen Gebilden vor, deren sie umgrenzende Membran übrigens oft "offen", d.h. unterbrochen, scheint (Abb. 49).

Oft vermitteln die Kumuli vieler solcher Bläschen und osmiophiler Granulate mit interpolierter amorpher Substanz den Eindruck polyzystischer Gebilde (Abb. 49 und 51), die zwischen den Zellen der VC auftreten und aus morphologischer Sicht Ähnlichkeiten mit den genannten "Schwammzellen" aufweisen, die wir im Fruchtwassersediment beobachtet und beschrieben haben (Abb. 52 und 53) (Agorastos et al. 1984a; Kanellaki-Kyparissi et al. 1984). Die polyzystischen Gebilde der "Schwammzellen" haben vermutlich eine Beziehung zu den bläschenartigen Gebilden der VC bzw. sind mit ihnen identisch. Sie stammen am wahrscheinlichsten aus den schweißabsondernden Drüsen der fetalen Epidermis, deren Sekret, wie von Hashimoto et al. (1965, 1966a,b) in ihrer grundlegenden Untersuchung

59

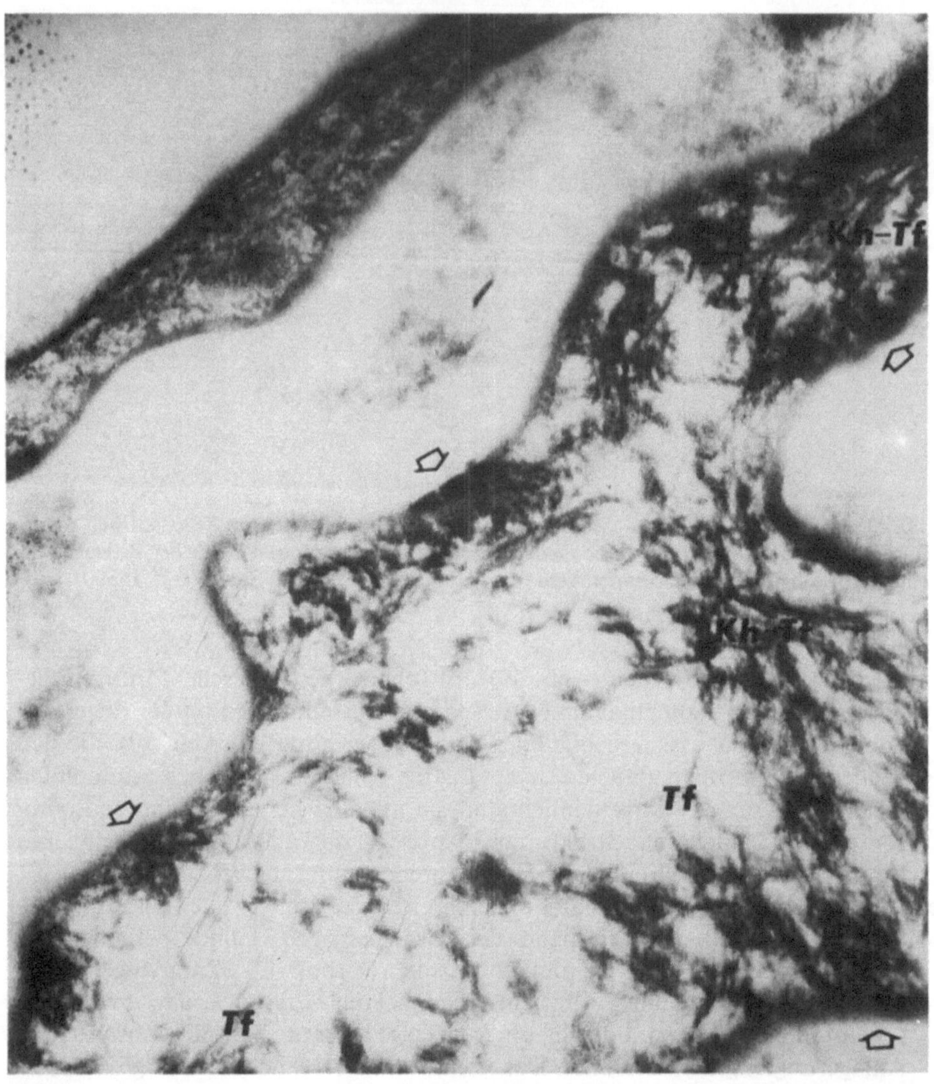

Abb. 44. Abschnitte von Vernix-caseosa-Keratinozyten. Unterschiedliche Zytoplasmastruktur zwischen den zwei Keratinozyten. *Tf* Tonofibrillen; *Kh-Tf* Tonofibrillen-Keratohyalin-Komplexe; *Pfeile* Stellen, wo sich die Tonofibrillen des Zytoplasmas versammeln und in Richtung auf die Zellmembran neigen und wo meistens auch eine stark osmiophile Substanz auftritt (Halbdesmosomen ?). (TEM – Vergr. 63000 : 1)

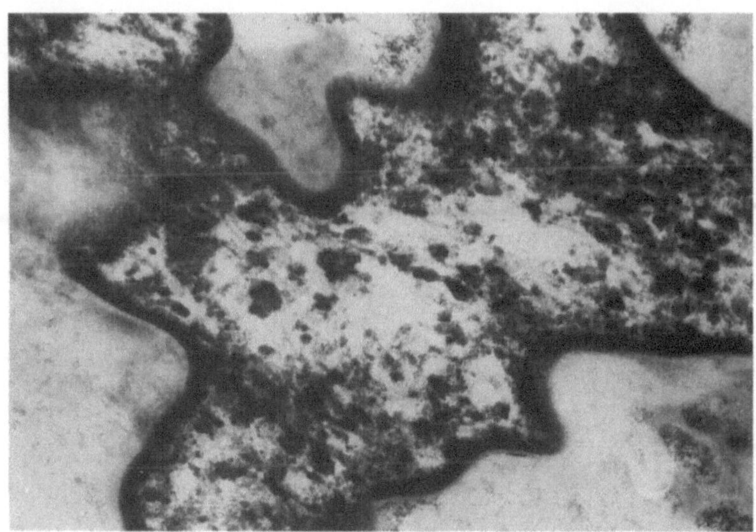

Abb. 45. Abschnitt eines Vernix-caseosa-Keratinozyten. Die Zellmembran zeigt sich verdickt, stark osmiophil und macht den Eindruck eines dicken Blattes, das den Zelleib umhüllt. (TEM – Vergr. 63400 : 1)

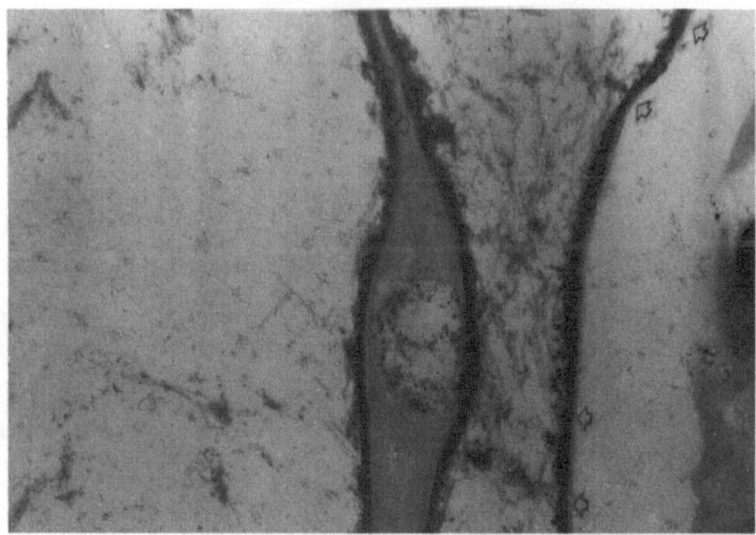

Abb. 46. Abschnitte von Vernix-caseosa-Keratinozyten. Zellmembranen als verdickte, osmiophile Blätter und gelegentlich Erscheinen einer zusätzlichen äußeren dünnen Schicht *(Pfeile)*. Sehr lockeres Tonofilamentennetz im Zytoplasma beider Zellen und Ablagerung von feingranulärem Material an der Innenseite des verdickten Membranblatts. (TEM – Vergr. 63400 : 1)

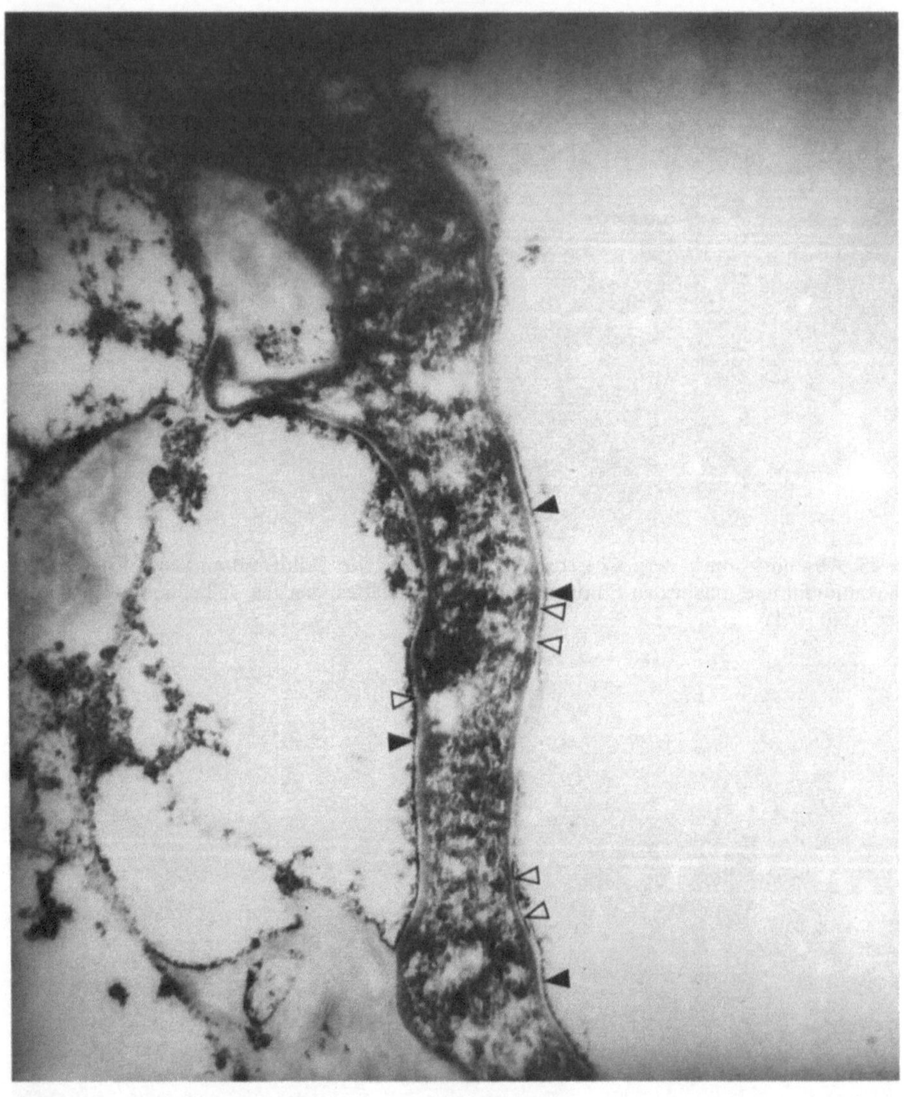

Abb. 47. Abschnitt eines Vernix-caseosa-Keratinozyten. Verdicktes, osmiophiles Innenblatt der Zellmembran und dünnes Außenblatt, das am wahrscheinlichsten Ergebnis osmiophiler Ablagerungen an der Membranoberfläche ist und nicht zur eigentlichen Zelle gehört *(schwarze Pfeile)*. Abschnittsweise erscheint zwischen den beiden Blättern eine andere, außergewöhnlich dünne, osmiophile Schicht, die wahrscheinlich in Beziehung zur Zellmembran steht *(weiße Pfeile)*. (TEM – Vergr. 31500 : 1)

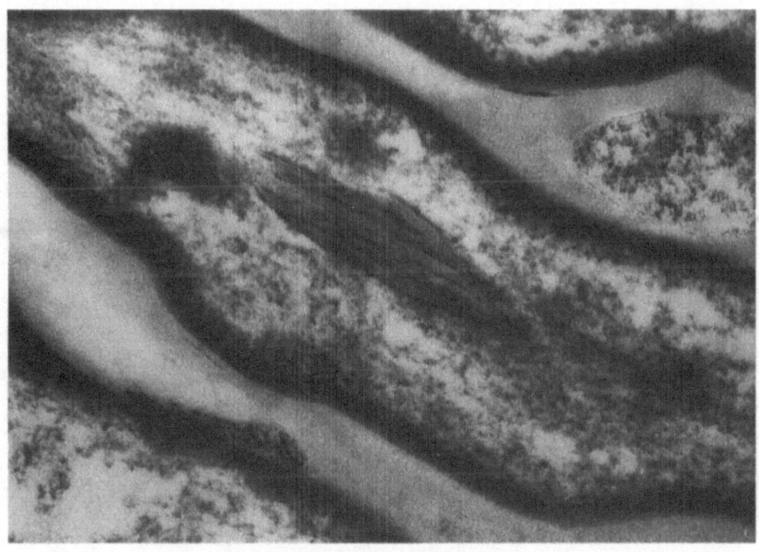

Abb. 48. Abschnitte von Vernix-caseosa-Keratinozyten. Es zeigt sich deutlich, daß es sich bei der verdickten Zellmembran um keine wirkliche Verdickung handelt, sondern tatsächlich um osmiophile Ablagerungen an ihrer Innenseite. (TEM – Vergr. 67000 : 1)

beschrieben, mit den genannten Substanzen ausreichend verwandte morphologische Charakteristika aufweist. Insbesondere führen diese Wissenschaftler an, daß polyzystische, den von uns in der VC und im Fruchtwasser beschriebenen morphologisch ähnliche Partikel ein typisches Merkmal der inneren, auf das Lumen ausgerichteten Zellen der endoepidermalen Ausführungsgänge schweißabsondernder Drüsen des Fetus darstellen und bei ihm zahlreicher, dichter angeordnet und osmiophiler als beim Erwachsenen sind. Hinsichtlich der Natur der polyzystischen Partikel glauben Hashimoto et al., daß sie nichts anderes als perilumenale Lysosomen der inneren, auf das Lumen ausgerichteten Zellen der Ausführungsgänge der Schweißdrüsen sind und eine wesentliche Rolle für die autolytischen Prozesse dieser Drüsen spielen (deren erstes Auftreten für die 14.-15. SSW angesetzt wird).

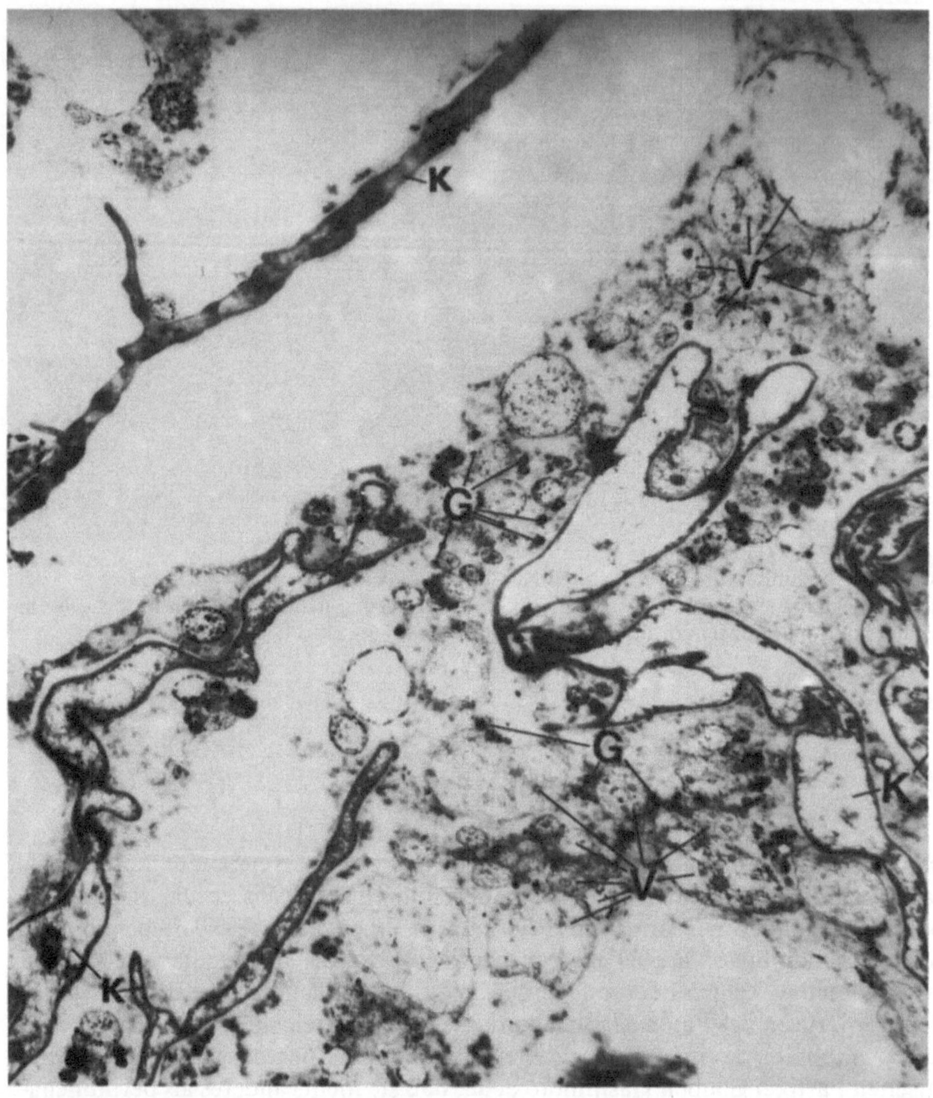

Abb. 49. TEM-Bild einer Vernix-caseosa-Probe. *K* Keratinozyten; *V* bläschenförmige, durch eine dünne Membran abgegrenzte Gebilde unterschiedlicher Größe, in deren Innern sich ebenfalls durch Membranen abgegrenzte Bläschen und strahlenförmige, ein lockeres Netz bildende Filamente erkennen lassen; *G* intensiv osmiophile Granulate, die sich entweder isoliert oder zusammengeballt in unmittelbarer Randnähe der bläschenartigen Gebilde befinden, hin und wieder aber auch in ihnen auftreten. (Vergr. 12500 : 1)

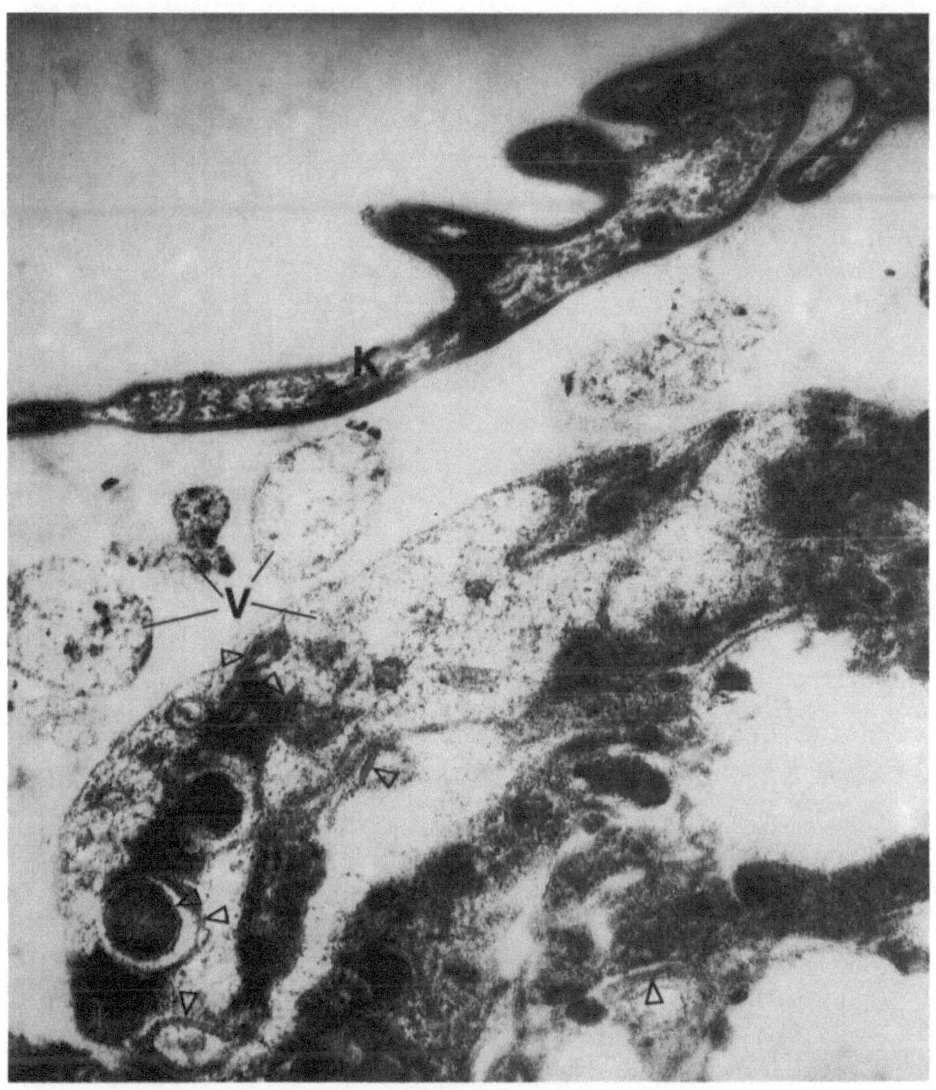

Abb. 50. TEM-Bild einer Vernix-caseosa-Probe. *V* bläschenförmige Gebilde; *Pfeile* lamellare (parallele) Membranen, in der Regel 3-4, in homozentrischer oder gerader Anordnung, wahrscheinlich Überreste von Bläschenhüllen; *K* Keratinozyt. (Vergr. 50000 : 1)

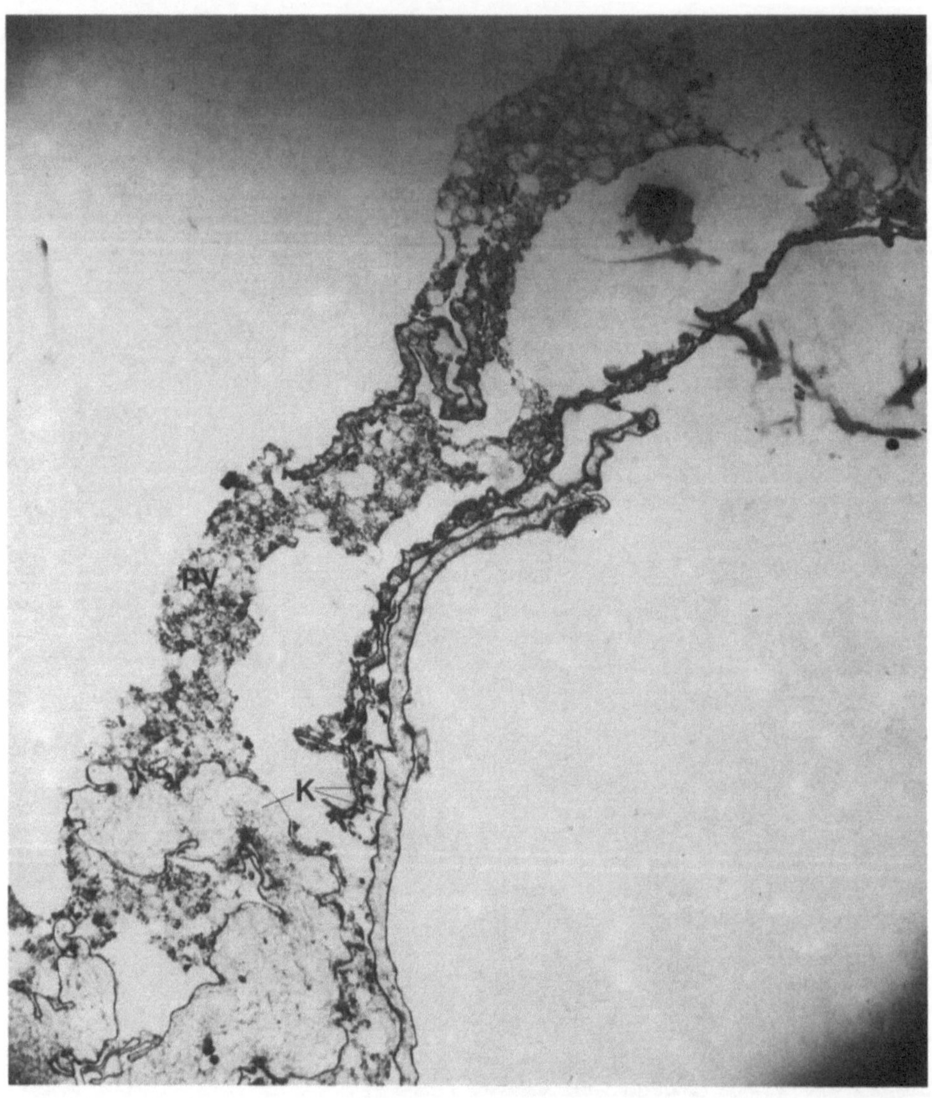

Abb. 51. TEM-Bild einer Vernix-caseosa-Probe. *K* Keratinozyten; *PV* polyzystische Gebilde zwischen den Zellen, bestehend aus Akkumulation mehrerer Bläschen und osmiophiler Granulate. (Vergr. 5000 : 1)

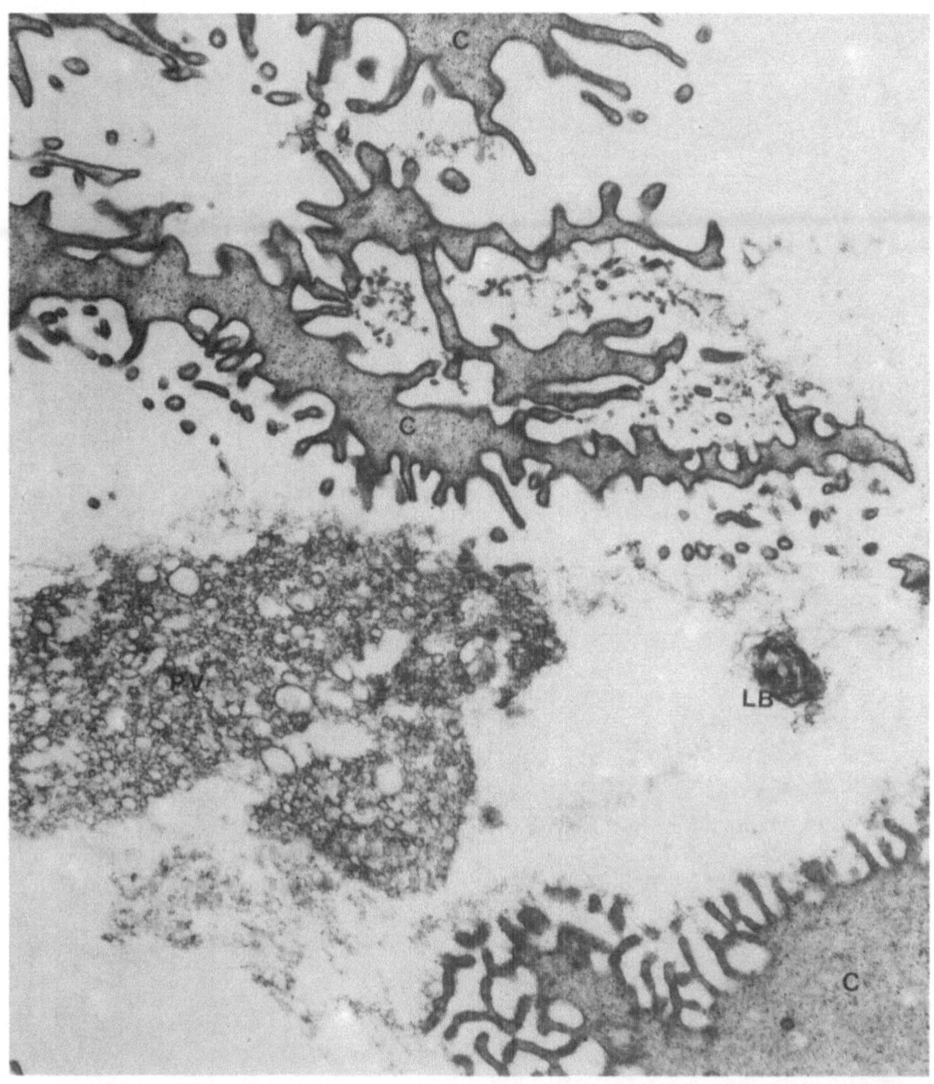

Abb. 52. Fruchtwasserzellbild in der 35. SSW. *C* Zellen mit mikrovilliähnlichen Ausstülpungen der Zellmembran, am wahrscheinlichsten Amnionepithelzellen; *PV* polyzystisches Gebilde ("Schwammzelle") bestehend aus vielen großen oder kleinen, durch Membranen abgegrenzten Bläschen; *LB* "lamellar body" aus den fetalen Alveolen stammend. (TEM – Vergr. 10000 : 1)

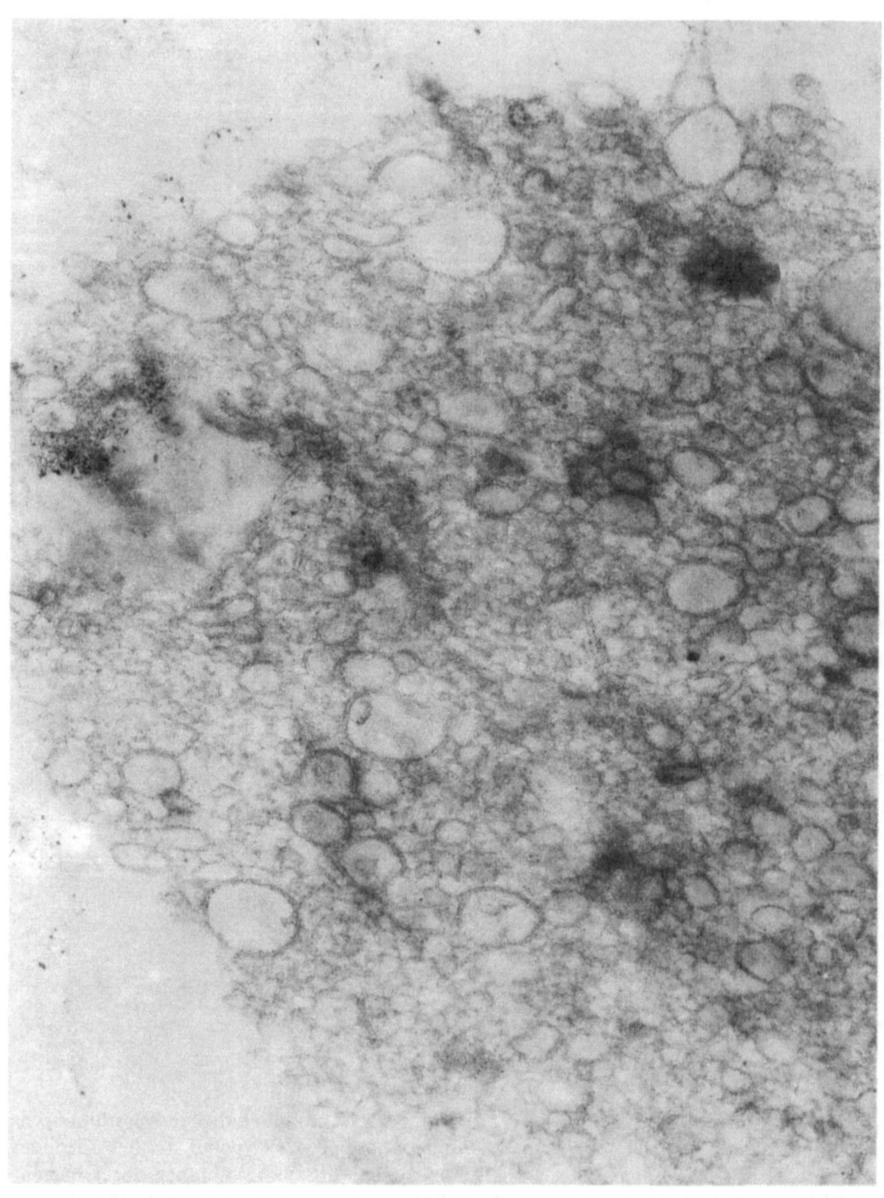

Abb. 53. Polyzystisches Gebilde ("Schwammzelle") im Fruchtwassersediment aus der 35. SSW. Zahlreiche Bläschen unterschiedlicher Größe, abgegrenzt meistens durch eine doppel-, seltener durch eine dreischichtige Membran. (TEM – Vergr. 20000 : 1)

Histochemie: In der internationalen Literatur sind nur schwer Hinweise zur Zytochemie der VC zu finden. Dagegen wurde, wie schon beschrieben, eine bedeutende Anzahl an Enzymen und Hydrolasen in den oberen Epidermalzellen von Erwachsenen wie auch von Feten festgestellt (Gray u. Yardley 1975a,b; Elias et al. 1979; Freinkel 1982; Freinkel u. Traczyk 1983).

Wegen des auffälligen Auftretens und der angenommenen bedeutenden Aktivität saurer Phosphatase im Stratum corneum der Epidermis sowie wegen des Ansteigens der Konzentration dieser Hydrolase bei fast parallelem Anstieg alkalischer Phosphatase im Fruchtwasser gegen Schwangerschaftsende (Sutcliffe et al. 1972; Butterworth et al. 1974), wollten wir das Vorkommen dieser beiden Enzyme in den Zellen der VC überprüfen[2].

Material und Methodik: Vernix-caseosa-Proben wurden aus der Leistengegend normaler, reifer Neugeborener entnommen und zur Anfertigung von zytologischen Abstrichen benutzt. Nach Lufttrocknen und bis zur Untersuchung, die innerhalb von 48 h erfolgte, wurden die Abstriche im Gefrierschrank bei -30° C aufbewahrt.

Die Bestimmung der Aktivität der *sauren Phosphatase* efolgte nach einer Variante der Gomori-Methode: Die gefrorenen Abstriche wurden für 45-60 min und bei 37° C in einer Inkubationslösung gehalten, die wie folgend angefertigt wurde: add Natrium-β-glycerophosphat (Merck 4168) 0,3 g in 10 ml, 0,14% Bleinitrat (Merck 7398) 0,07 g in 50 ml und 50 ml Acetatpufferlösung 0,1 mol/l (8,203 g Natriumacetat ohne H_2O [Merck 6268] in 1000 ml aq. dest.) bei pH 5,0. Nach Spülung der Abstriche mit destilliertem Wasser wurden sie für 2 min in 1% Ammoniumsulfidlösung gehalten. Es folgte die Endspülung, die Bedeckung der Abstriche mit Glyzerin und die Beobachtung mit dem optischen Mikroskop.

Die Bestimmung der Aktivität der *alkalischen Phosphatase* erfolgte nach der üblichen Färbungsmethode, wie sie von Barka u. Anderson (1963) beschrieben wird: Die gefrorenen Abstriche wurden für 1-6 h und bei 37° C in einer Inkubationslösung gehalten, die aus 10 ml 3% Natrium-β-glycerophosphat, 10 ml 2% Natriumveronal (als Pufferlösung), 5 ml destilliertem Wasser, 20 ml 2% Calciumchlorid und 1 ml Magnesiumsulfatlösung (als Aktivator) bei pH 9,4 zubereitet wurde. Nach Spülung der Abstriche mit 1% Calciumchloridlösung für 1-2 min wurden sie für 5 min in 2% Cobaltnitratlösung gehalten. Nach der erneuten Spülung der Präparate mit destilliertem Wasser wurden sie für 5 min in 1% gelber Ammoniumsulfidlösung gehalten. Danach folgte die Endspülung, die Bedeckung mit Glyzerin und die Beobachtung im optischen Mikroskop.

Wir registrierten ein vollständiges Fehlen alkalischer Phosphatase in jenen Zellen (Abb. 54), wogegen die saure Phosphatase offensichtlich und besonders konzentriert einmal inner- und einmal außerhalb der VC-Zellen zu finden war. Im Zellprotoplasma tritt sie in Form von Bläschen (Granula) unterschiedlicher Größe auf (Abb. 55 und 56) und scheint sich manchmal in Nähe der Zellmembran zu konzentrieren (Abb. 57). Außerhalb der Zellen tritt sie gewöhnlich diffus in der amorphen interzellulären Substanz auf; hin und wieder entsteht der Eindruck, daß dieser amorphe Stoff polygonale, leerscheinende Bezirke ungefähr in Größe der VC-Keratinozyten umgibt (Abb. 58). Theoretisch könnte man die Hypothese aufstellen, daß die saure Phosphatase in den Zellen der VC in höchst vielfältiger

---

[2] Hier sei Fr. Prof. Dr. E. I. Grussendorf und Fr. M. Köhnen aus der Abteilung Dermatologie der Med. Fakultät der RWTH Aachen für die bereitwillige Zusammenarbeit besonders gedankt.

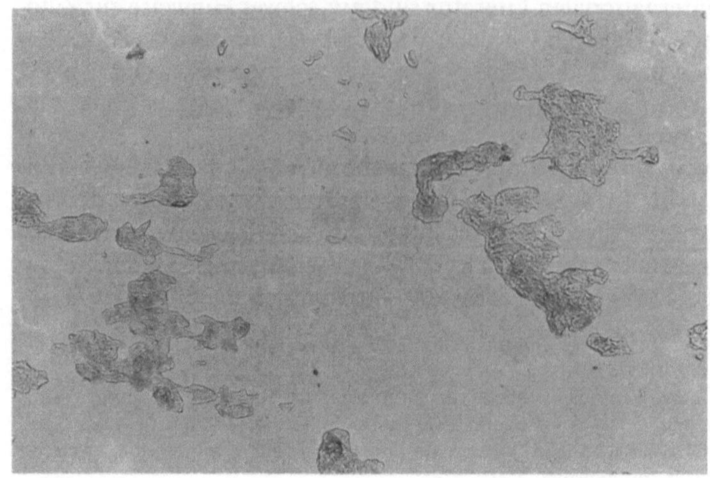

Abb. 54. Vernix-caseosa-Abstrich – Alkalische-Phosphatase-Reaktion. Vollständiges Fehlen von Alkalischer-Phosphatase-Aktivität sowohl in den Vernix-caseosa-Zellen als auch zwischen den Zellen (Färbung nach Barka u. Anderson (1963) – Vergr. 10 : 1)

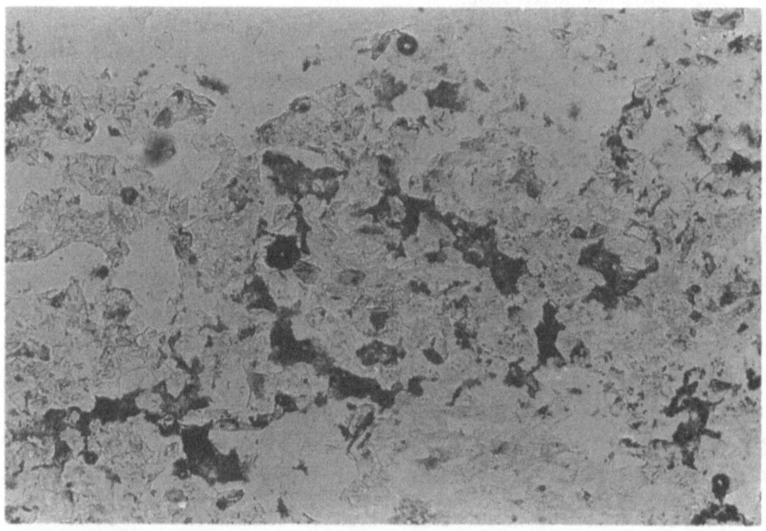

Abb. 55. Vernix-caseosa-Abstrich – Saure-Phosphatase-Reaktion. Darstellung von Saurer-Phosphatase-Aktivität im Zytoplasma der Vernix-caseosa-Zellen (Natrium-β-glyzerophosphat- und Bleinitrat – Färbung-Vergr. 10 : 1). (Aus Agorastos et al. 1988)

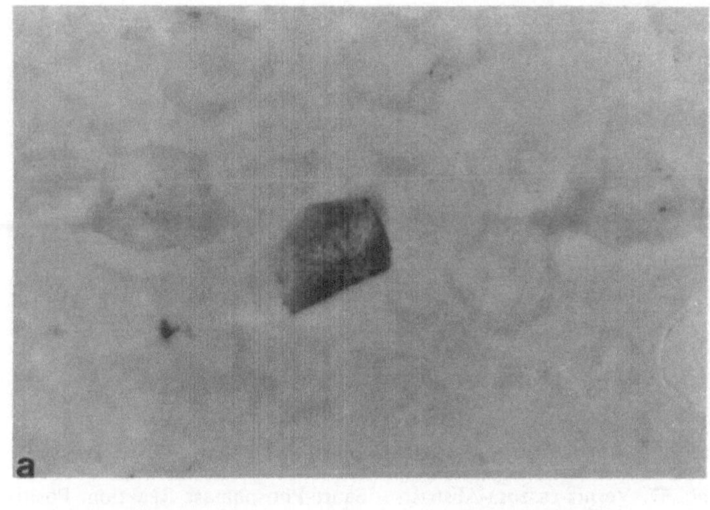

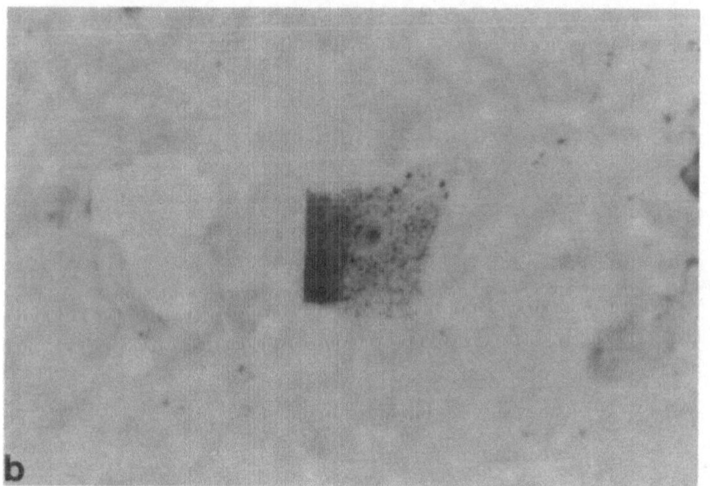

Abb. 56 a, b. Vernix-caseosa-Abstrich – Saure-Phosphatase-Reaktion. Darstellung von Saurer-Phosphatase-Aktivität intrazellulär, in Form von dunkelgefärbten Granula unterschiedlicher Größe (Natrium-β-glyzerophosphat – und Bleinitrat-Färbung **a** Vergr. 40 : 1. **b** Vergr. 100 : 1).

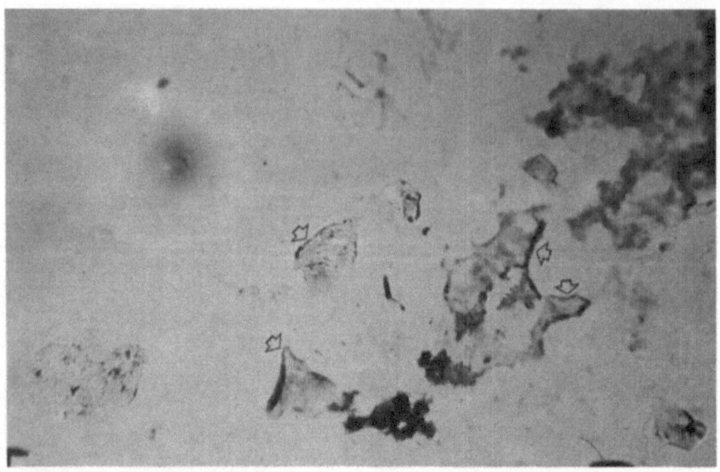

Abb. 57. Vernix-caseosa-Abstrich – Saure-Phosphatase-Reaktion. Positive Saure-Phosphatase-Reaktion sowohl intra- als auch extrazellulär; im Zytoplasma stellt sich die saure Phosphatase nicht in Form von Granula, sondern eher konzentriert in der Nähe der Zellmembran dar *(Pfeile).* (Natrium-β-glyzerophosphat – und Bleinitrat-Färbung – Vergr. 21 : 1)

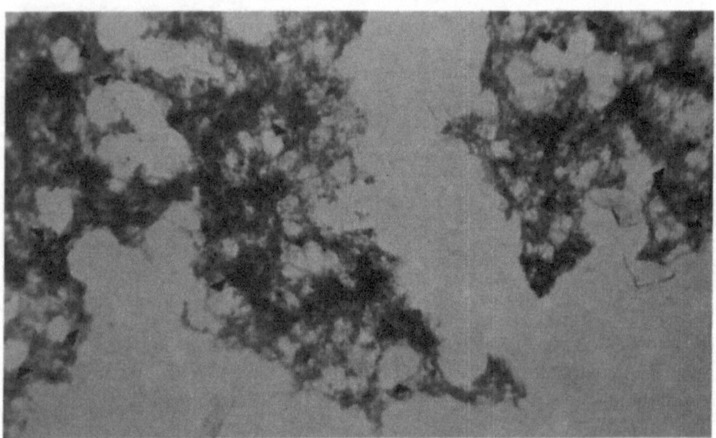

Abb. 58. Vernix-caseosa-Abstrich – Saure-Phosphatase-Reaktion. Positive Reaktion des Enzyms außerhalb der Zellen gewöhnlich diffus in der amorphen interzellulären Substanz; es entsteht der Eindruck, daß diese amorphe Substanz polygonale, leerscheinende Bezirke ungefähr in Größe der Vernixzellen umgibt *(Pfeile).* (Natrium-β-glyzerophosphat – und Bleinitrat-Färbung – Vergr. 10 : 1)

Konzentration und Lokalisation auftritt, d.h. in einigen Zellen als bläschenförmige Organellen (Lysosomen?) in Form großer oder kleiner Einschlüsse zu finden ist, manchmal hauptsächlich in Nähe der Zellmembran auftritt und manchmal im Zellplasma überhaupt keine, dagegen jedoch in der amorphen interzellulären Substanz reichlich saure Phosphatase zu finden ist. Diese These harmoniert zum Teil mit der Dynamik, die dieses Enzym in den oberen keratinisierten Epidermalzellen entwickelt (Hashimoto 1971; Orfanos 1972; Freinkel u. Traczyk 1983). Hier ist anzumerken, daß die hypermikroskopischen Forschungen der letzten Jahre gezeigt haben, daß ein bemerkenswerter Prozentsatz der sauren Phosphatase der Epidermalzellen in den Lamellenkörperchen angetroffen wird und das Enzym mit ihrem Abfall in den interzellulären Raum des Stratum corneum in konzentrierter Menge dorthin gelangt. In homogenisiertem und zentrifugiertem Epidermalgewebe tritt es typischerweise an der Fraktion der Zellmembranen auf (Freinkel u. Traczyk 1981). Die zuvor genannten relativ großen Bläschen mit saurer Phosphatase haben selbstverständlich, zumindest was ihre Morphologie anbelangt, keine Beziehung zu den Lamellenkörperchen. Folglich hat die saure Phosphatase in den Epidermalzellen der VC vielerlei Gestalt. Eine ähnliche Hypothese besagt, daß sich in diesem Material nicht nur die vollständig keratinisierten Zellen der epidermalen Oberflächenschicht befinden, sondern, wie auch wir gezeigt haben, zwischen den letzteren auch unvollständig keratinisierte Zellen auftreten, sei es, daß sie aus den oberen oder unteren Zellreihen stammen oder auch aus dem Bereich der talgabsondernden Drüsen und Haare (von Interesse ist die Beobachtung, daß hauptsächlich die Haarzwiebeln und die Haarschäfte der fetalen Lanugohaare höchst positiv auf saure Phosphatase reagieren, s. Abb. 59 und 60). Da der Grad zytoplasmatischer Umwandlung dieser Zellen nicht gleich ist, erwartet man natürlich kein identisches mikroskopisches oder zytochemisches Bild.

Nun muß hier im Zusammenhang mit dem außerzellulären Auftreten saurer Phosphatase erwähnt werden, daß diese zwischen den Zellen vorzufindende Substanz, wie wir in elektronenmikroskopischen Versuchen gezeigt haben, überwiegend aus bläschenförmigen Gebilden und Granulaten besteht und allem Anschein nach Absonderungen der fetalen Schweißdrüsen darstellt (vgl. S. 63). Bei vergleichbaren morphologischen Erscheinungen und unterstellten funktionalen Aktivitäten polyzystischer Gebilde in den Gallen- (Novikoff et al. 1956) und Nierengängen (Miller 1962) sowie dem Darmepithel von Versuchstieren (Bonneville 1963) bestätigte sich das Vorhandensein saurer Phosphatase. Auf diese Beobachtung stützten auch Hashimoto et al. (1965) ihre Auffassung, daß die polyzystischen Gebilde der fetalen Schweißdrüsen in Beziehung zu den Lysosomen der Zellen stehen, die die Innenseite der Ausführungsgänge auf ihrem endoepidermalen Weg auskleiden. Ein Jahr später zeigten dieselben Wissenschaftler Konzentrationen saurer Phosphatase in den großen sekretierenden Bläschen der Achselschweißdrüsen, die sich, wie hervorgehoben wird, im oberen Bereich dieser Sekretzellen "auflösen" und "schwammigen Bläschen" Platz machen, die ihr Sekret ununterbrochen in das Lumen der Ausführungsgänge der Drüsen abgeben. Bei einem "schnellen" (?) Ausscheidungsprozeß fallen die "halbaufgelösten" Bläschen manchmal sogar massenhaft zusammen mit einem Teil des Protoplasmas in das

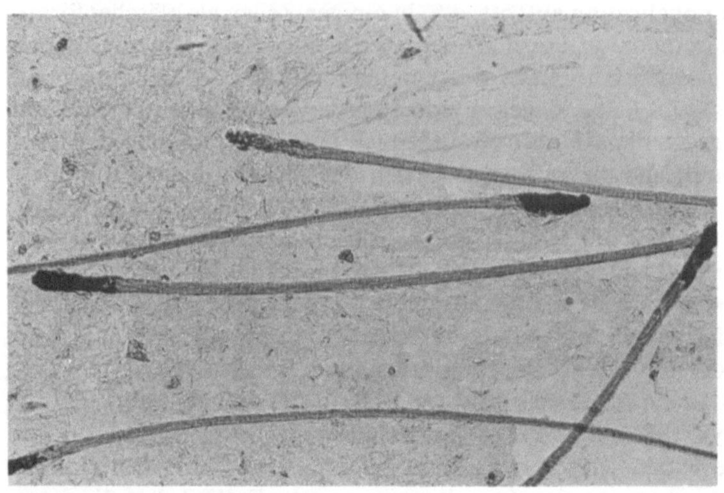

Abb. 59. Vernix-caseosa-Abstrich – Saure-Phosphatase-Reaktion. Höchst positive Reaktion des Enzyms besonders an den Haarzwiebeln, aber auch, weniger intensiv, an den Haarschäften der abgebildeten Lanugohaare. (Natrium-β-glyzerophosphat- und Bleinitrat-Färbung – Vergr. 10 : 1)

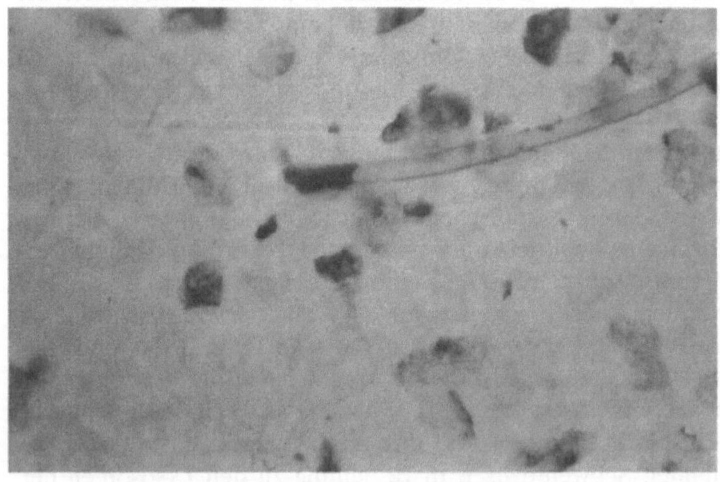

Abb. 60. Vernix-caseosa-Abstrich – Saure-Phosphatase-Reaktion. Charakteristische Darstellung der Saure-Phosphatase-Aktivität im Haarbulbus, weniger in der Haarwurzel sowie in Zytoplasma der benachbarten Keratinozyten. (Natrium-β-glyzerophosphat- und Bleinitrat-Färbung – Vergr. 21 : 1)

74

Lumen der Ausführungsgänge (Hashimoto et al. 1966). Wenn wir nun unterstellen, daß das Sekret der Ausführungsgänge der Schweißdrüsen während des fetalen Lebens sowohl in der VC als auch im Fruchtwasser enden kann – eine übrigens recht wahrscheinliche Annahme –, dann ähneln sowohl die " schwammigen Bläschen" als auch die "halbaufgelösten Sekretbläschen" mit dem Protoplasmaanteil morphologisch stark den bereits erwähnten "Schwammzellen", die wir im Sediment des Fruchtwassers beschrieben haben (Agorastos et al. 1984a), aber auch den bläschenartigen Gebilden, die wir zwischen den Hornzellen der VC beobachteten (vgl. S. 59).

Immunologie: Wie bereits angeführt, sind die natürlichen Antikörper des Stratum corneum wirkliche Autoantikörper, fähig, auf die Antigene des Stratum corneum beim selben Individuum zu reagieren, und treten bei erwachsenen Personen in großen Mengen auf (Beutner et al. 1975). Hauptsächlich handelt es sich um IgG- und IgM-Antikörper, weniger um IgA, wobei die IgM-Antikörper am aktivsten sind (Krogh 1970, 1973). In der Haut des Neugeborenen können IgG-Antikörper aufgrund passiver Übertragung durch die Mutter auftreten (Bystryn 1983), verschwinden jedoch nach einigen Monaten und werden durch vom Säuglingsorganismus neu gebildete IgM-Antikörper ersetzt (Krogh 1970). Die zugängliche Literatur enthält über das Auftreten dieser natürlichen Antikörper in der fetalen Epidermis keine speziellen Hinweise.

Die Antikörper des Stratum corneum werden mittels verschiedener Techniken wie der Immunverbindung (Krogh u. Tonder 1968), der gemischten Agglutination (Krogh 1969) und Methoden direkter und indirekter Immunfluoreszenz (Beutner et al. 1975) sichtbar gemacht. Die beiden ersten Verfahren sind komplementabhängig und daher ergiebiger für die Bestätigung von IgM-Antikörpern, während die auf einer Vereinigung der reagierenden Substanzen basierende Immunfluoreszenz sich sowohl für die Bestimmung der IgG- und IgM-Antikörper als auch für das Auffinden der Antigene des Stratum corneum anbietet (Binder et al. 1980).

Wir führten Untersuchungen mit dem Ziel durch, natürliche Antikörper des Stratum corneum in Proben der VC aufzufinden und benutzten dabei die Methode der direkten Immunfluoreszenz.

Material und Methodik: Es wurden Vernix-caseosa-Proben aus der Leistengegend normaler, reifer Neugeborener entnommen und davon zytologische Abstriche auf Glasobjektträgern angefertigt. Nach der Lufttrocknung wurden die Abstriche für 1-2 Tage im Gefrierschrank bei -30° C aufbewahrt. Danach wurden sie in Kontakt mit Fluorescein-verbundenen Globulinfraktionen von Antiseren zu spezifischen Serumproteinen gebracht, insbesondere mit humanen IgG, IgA, IgM und C_3 (nach der Methode von Beutner et al. 1982). Die Beobachtung erfolgte in einem speziellen optischen Fluoreszenzmikroskop unter Benutzung eines Filters.

Unsere Ergebnisse[3] stimmen mit den oben genannten Beobachtungen hauptsäch-

---

[3] Hier sei Fr. Prof. Dr. E. I. Grussendorf und Fr. M. Köhnen aus der Abteilung Dermatologie der Medizinischen Fakultät der RWTH Aachen für die bereitwillige Zusammenarbeit besonders gedankt.

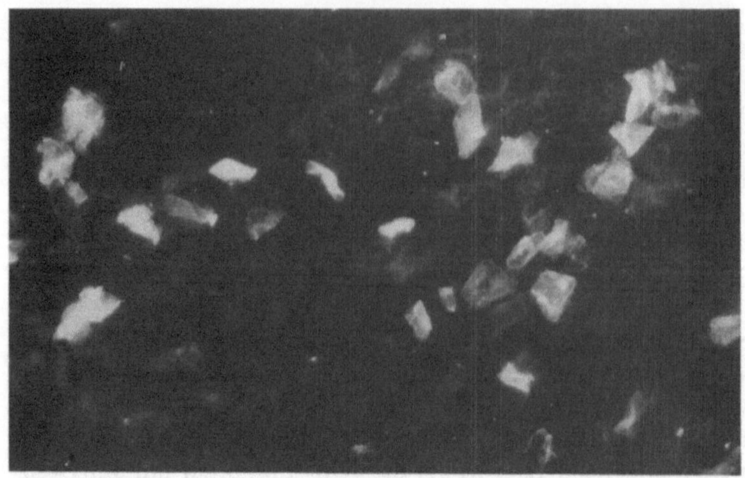

Abb. 61. Vernix-caseosa-Abstrich – Direkte Immunfluoreszenz-"Färbung" mit fluoresceinverbundenen IgG-Fraktionen von Humanantiseren. Positive Reaktion von IgG-Antikörpern in den meisten Vernixkeratinozyten. (Vergr. 21 : 1)

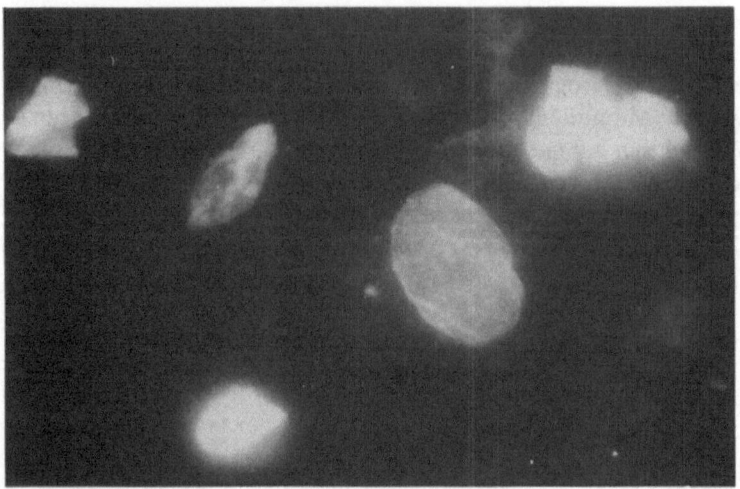

Abb. 62. Vernix-caseosa-Abstrich – Direkte Immunfluoreszenz-"Färbung" mit fluoresceinverbundenen IgG-Fraktionen von Humanantiseren. Deutlich positive Reaktion von IgG-Antikörpern fast über die gesamte Zellfläche verteilt. (Vergr. 40 : 1)

lich von Bystryn (1983) und Krogh (1970) überein und zeigen, daß IgG-Antikörper in den verhornten Epidermalzellen der VC besonders konzentriert und verständlicherweise fast über die gesamte Zellfläche verteilt auftreten (Abb. 61 und 62), während IgM- und IgA-Antikörper wie auch mit C_3 verbundene nur vergleichsweise selten an der Zelloberfläche erscheinen (Abb. 63 und 64).

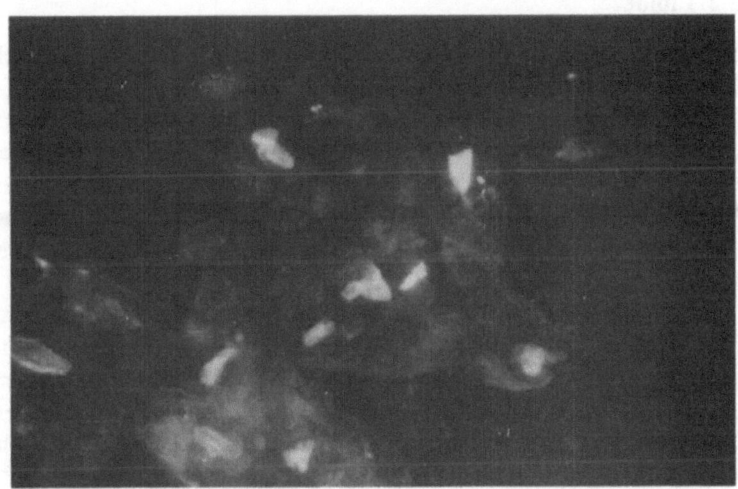

Abb. 63. Vernix-caseosa-Abstrich – Direkte Immunfluoreszenz-"Färbung" mit fluoresceinverbundenen IgM-Fraktionen von Humanantiseren. Mäßig positive Reaktion von IgM-Antikörpern bei wenigen Zellen aus der gesamten Vernixzellpopulation. (Vergr. 40 : 1)

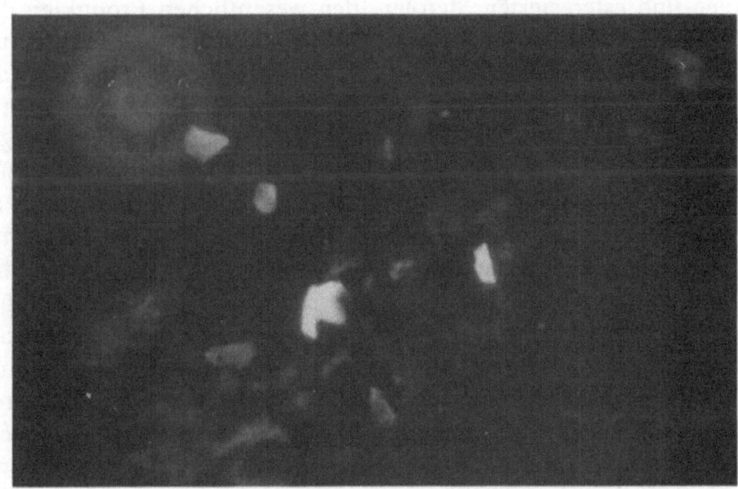

Abb. 64. Vernix-caseosa-Abstrich – Direkte Immunfluoreszenz-"Färbung" mit fluoresceinverbundenen IgA-Fraktionen von Humanantiseren. Mäßig positive Reaktion von IgA-Antikörpern bei sehr wenigen Zellen aus der gesamten Vernixzellpopulation. (Vergr. 10 : 1)

2.2 Lipide

Sowohl die älteren Untersuchungen von Schmidt (1939), Cmelik et al. (1952), Kärkkäinen et al. (1965), Haahti et al. (1960), Nocora et al. (1962), Nicolaides (1965, 1971), Fu u. Nicolaides (1969) und Ansari et al. (1970) als auch die neueren von Nazzaro-Porro et al. (1979) und Stewart et al. (1982) haben gezeigt, daß eine Identität zwischen den Fettsäuren der VC und denen des Sekrets aus talgabsondernden Drüsen sowie anderen epidermalen Lipiden vorliegt, eine Feststellung, die von neuem die Hypothese bestätigt, daß die VC ein Sekretprodukt der fetalen Haut ist.

Eine andere Auffassung vertraten Lajos et al. (1950) und später Prichard et al. (1968), denen zufolge die meisten Lipide in der VC aus Sekreten des Amnionepithels stammen. Diese Meinung, die bisher von anderen Wissenschaftlern nicht akzeptiert wurde, stützt sich auf Funde von Lipoidverbindungen (hauptsächlich Cholesterol-Ester und Triglyzeride), die den Lipoiden der VC ähneln, in Fruchtwasser und Amnionepithel während des letzten Schwangerschaftsmonats. Da die Sekretfunktion des Amnions während der Schwangerschaft bekannt und belegt ist, behaupten diese Wissenschaftler, daß ein Teil der Amnionlipoide – die histochemisch und morphologisch bei hypermikroskopischen Untersuchungen des Amnionepithels bestätigt wurden – ins Fruchtwasser ausgeschieden und im folgenden an der Oberfläche der fetalen Haut deponiert werden, wodurch sie stufenweise und parallel zur Akkumulation der Hornzellen an der Enstehung der VC mitwirken.

Unabhängig von dieser durch Prichard et al. vertretenen Theorie akzeptieren alle übrigen Wissenschaftler, daß die Lipide der VC zu einem Teil aus dem Sekret der talgabsondernden Drüsen der Fetalhaut und zum anderen Teil aus den Lipoiden der fetalen epidermalen Zellschichten stammen. Entsprechend ist auch ihre Zusammensetzung: Zum größten Teil bestehen die Lipide der VC aus Sterolen und esteresierten Sterolen, den wesentlichen Produkten der Hautoberflächenlipide ("skin sufrace lipids"-SSL) und aliphatischen Esteren ("wax esters") sowie Squalenen, den wesentlichen Produkten der talgabsondernden Drüsen. Die Triglyzeride, die ebenfalls in der VC anzutreffen sind, stammen wahrscheinlich zu einem Teil aus der Epidermis und zum anderen aus dem Smegma (Talg). Phospholipide fehlen unter den Lipiden der VC fast vollständig, da sie einerseits von den talgabsondernden Drüsen nicht produziert werden und sich andererseits die Zusammensetzung der Lipide in den Hornschichten der Epidermis während des Aufstiegs der Hornzellen aus dem Stratum germinativum ins Stratum corneum verändert, wobei die Phospholipide fast vollständig aus den oberen Zellreihen (im Gegensatz zu den unteren bzw. darunterliegenden) verschwinden und hauptsächlich durch neutrale Lipide (freie Sterole, esteresierte Sterole, Fettsäuren, Triglyzeride) und Sphingolipide (Glykolipide und Keramide) ersetzt werden.

So setzen sich die Lipide der VC nach Kärkkäinen et al. (1965) wie folgt zusammen: Ester und Sterole 33%, freie Sterole 9%, Triglyzeride 26%, aliphatische Ester 12%, Squalene 9%. Zweipolige, hauptsächlich aus Mono-, Diglyzeriden und Phospholipiden bestehende Lipide wurden in nur geringem Anteil gefunden (3-5%). Freie Fettsäuren, die aus Triglyzeriden nach Hydrolyse durch Mikroorga-

nismen der Hautoberfläche stammen, wurden in der VC nicht gefunden, und
zwar deswegen, weil es dort keine solchen Mikroorganismen gibt (Nicolaides u.
Wells 1957; Nazzaro-Porro et al. 1979). Die Zusammensetzung der Fettsäuren in
den verschiedenen Lipoiden der VC unterscheidet sich übrigens von der der Fettsäuren der Hautoberflächenlipide des Erwachsenen, von denen die VC sich auch
in Hinblick auf das Vorkommen aliphatischer Diester, dem wesentlichen Faktor
der talgabsondernden Drüsen der fetalen Epidermis, unterscheidet (Nazzaro-
Porro et al. 1979). Hinsichtlich von Kohlenhydratvorkommen in der VC widersprechen sich die Ansichten. Die meisten Wissenschaftler streiten solche Vorkommen ab (Kärkkäinen et al. 1965; Downing 1965; Kellum 1967; Downing u.
Strauss 1974), während Biezenski et al. (1968) annehmen, daß Kohlenhydrate (in
selbstverständlich geringem Prozentsatz) in der VC vorkommen.

Die Auffassung von Kärkkäinen et al. hinsichtlich der Zusammensetzung der
VC-Lipide stimmt im allgemeinen mit den Funden von Nieminen et al. (1967),
Nicolaides et al. (1972) und Nazzaro-Porro et al. (1979) überein. So stehen die
aus der Epidermis stammenden Lipide (Sterole, esteresierte Sterole, ein Teil Triglyzeride) zu den aus den talgabsondernden Drüsen des Fetus stammenden (aliphatische Ester, Squalene und ein Teil der Triglyzeride) den Wissenschaftlern
zufolge in einem 3:1-Verhältnis. Sich auf die Zusammensetzung der Fettsäuren
der esteresierten Sterole der VC stützend, unterstreichen vor allem Nicolaides et
al. (1972), daß sie zu 2/3 aus der Epidermis und zu 1/3 aus den talgabsondernden
Drüsen stammen. Sie nehmen ebenfalls an, daß die fetale Epidermis unter den
besonderen intrauterinen Bedingungen Lipide bilden kann, die beim Erwachsenen nur aus den Talgdrüsen abgegeben werden können und daß ca. 12% der aliphatischen Ester der VC epidermaler Herkunft sind. Andere Wissenschaftler
nehmen an, daß wohl nur ein kleiner Teil der Sterolester von Talgdrüsen produziert wird, ihr größter Teil jedoch Produkt der Hautoberflächenlipide (SSL) ist
(Greene et al. 1970; Downing u. Strauss 1974; Nazzaro-Porro et al. 1979; Stewart
et al. 1982). Ausgehend von der Annahme, daß die aliphatischen Ester das repräsentative Lipid aus dem Sekret der Talgdrüsen und die esteresierten Sterole das
wesentlichste Hautoberflächenlipid sind – eine Annahme, der auch Gray u.
Yardley (1975a,b) und Greene et al. (1970) zustimmen – benutzten Stewart et al.
(1982) die Relation aliphatischer-Ester (WE) zu Sterolestern (SE), um das Verhältnis von Lipiden des fetalen Smegmas zu denen der verhornten Epidermis anzugeben. Jarrett (1973) führt dagegen an, daß die menschlichen Talgdrüsen nicht
in der Lage sind, Squalene mit länglicher Gestalt in kreisförmiges Cholesterol
umzuwandeln und daß daher das Drüsensekret zwar einen großen Anteil Squalene, aber nur einen sehr kleinen an Cholesterol enthalte, der sich hauptsächlich
am aus den Epidermalzellen stammenden "Film" der Hautoberflächenlipide
(SSL) befinde. Sollte sich aber letzlich bestätigen, daß ein Teil der Sterolester aus
den Talgdrüsen stammt, würde das für den Erwachsenen nur einen unbedeuten-
den Anteil ausmachen (Greene et al. 1970), für den Fetus mit seinen wesentlich
weniger aktiven Drüsen aber wäre dieser Prozentsatz noch geringer (Stewart et al.
1982).
Von den zuvor genannten Wissenschaftlern durchgeführte Kontrolluntersu-
chungen der Fettsäuren, die zusammen mit anderen Gruppen die Lipoide der VC

bilden, haben gezeigt, daß die in der Epidermis auftretenden Lipide vor allem ungesättigte Fettsäuren mit doppelter Verbindung zu C_9 (Δ_9) sind, wohingegen die einfachungesättigten Fettsäuren der talgabsondernden Drüsen hauptsächlich mit doppelter Verbindung zu C_6 (Δ_6) auftreten. Somit steht der Anteil der Δ_9-Fettsäuren an den VC-Lipiden im umgekehrten Verhältnis zur Relation WE/SE (Stewart et al. 1982). Nach Nicolaides et al. (1972) enthalten die aliphatischen Ester der VC ca. 88% Δ_6-Fettsäure und ca. 12% Δ_9-Fettsäure, während die Sterolester der VC zu 30% Δ_6- und zu 70% Δ_9-Fettsäuren enthalten. Mit diesen Befunden stimmen zum großen Teil auch Nazzaro-Porro et al. (1979) überein. Die gesättigten Fettsäuren der VC-Lipide präsentieren zu 78% verzweigte und zu 22% gerade Ketten – im Gegensatz zu Erwachsenen, wo solche gesättigten Fettsäuren der Hautoberflächenlipide zu 88% in geraden Ketten auftreten (Downing u. Strauss 1974).

Die fetalen Talgdrüsen beginnen sich in der 13.-15. SSW zu entwickeln (Pochi u. Strauss 1974). In Übereinstimmung mit hypermikroskopischen Studien unterscheiden sich solche vollständig entwickelten Drüsen morphologisch nicht von den Talgdrüsen des Erwachsenen (Breathnach 1971). Die Function dieser fetalen Drüsen erhöht sich stufenweise in der zweiten Schwangerschaftshälfte und ist während der Geburt deutlich zu erkennen. In den ersten Tagen nach der Geburt können an den Lipoiden der Haut – vor allem der Jungen, weniger der Mädchen – große Anteile aliphatischer Ester und Squalene, d.h. von Lipiden der talgabsondernden Drüsen ausgemacht werden (Ramasastry et al. 1970; Nazzaro-Porro et al. 1979). Radioimmunologische Untersuchungen zeigten, daß der Anteil von Androgenen im Neugeborenenplasma am ersten Lebenstag besonders bei Jungen hoch ist und im Verlauf der folgenden Monate rapide abfällt (Forest u. Bertrand 1975). Die talgabsondernden Drüsen als letztendliche Zielorgane für die Aktivität der Androgene (Strauss et al. 1962; Pochi u. Strauss 1974) aktivieren sich im Verlauf des intrauterinen Lebens sowohl unter dem Einfluß der mütterlichen, die Plazenta passierenden Androgene (Ramasastry et al. 1970), hauptsächlich aber unter dem der fetalen Androgene (Stewart et al. 1982). Bekanntlich sind die fetalen Hoden im Verlauf der geschlechtlichen Differenzierung des urogenitalen Systems (7.-18. Woche) und später aktiv (Siiteri u. Wilson 1974), und der Testosteronanteil im fetalen Blut ist so hoch wie bei männlichen Erwachsenen (Diez D' Aux u. Murphy 1974). Man könnte nun natürlich eine Überproduktion der talgabsondernden Drüsen bei männlichen im Vergleich zu weiblichen Feten erwarten. Tatsächlich beobachteten und beschrieben Nazzaro-Porro et al. (1979) diesen Unterschied zwischen den beiden Geschlechten, d.h. daß die VC männlicher Feten anteilig mehr Lipide der talgabsondernden Drüsen enthält, wogegen die Relation bei den weiblichen Feten zugunsten der epidermalen Lipide auschlägt. Natürlich merken die Wissenschaftler angesichts derart offensichtlicher Unterschiede an, daß damit eine fetale Geschlechtsbestimmung auf chromatographischer Basis der VC-Lipide möglich ist. Die Lipide der Epidermis (Sterole, Sterolester) werden im Gegensatz zu den Lipiden der talgabsondernden Drüsen bei weiblichen Feten stets in höherer Konzentration als bei männlichen angetroffen; so liegt der Anteil ungesättigter Δ_9-Fettsäuren bei weiblichen Feten – wie auch später bei weiblichen Erwachsenen – über dem der ungesättigten Δ_6-Fettsäuren

80

der VC und allgemein der Hautlipoide. Stewart et al. (1982) führen den höheren WE/SE-Wert in der VC männlicher Feten auf die Einwirkung des fetalen Testosterons in den talgabsondernden Drüsen zurück. Sie nehmen aber an, daß der Geschlechtsunterschied nicht so groß ist, als daß er auf Grundlage einer Lipiduntersuchung der VC eine Geschlechsbestimmung zulasse. Ohnehin bezweifeln einige Forscher, daß das Testosteron die Lipogenese der talgabsondernden Drüsen fördert (Wheatley 1974).

Ein anderer Faktor, der den jeweiligen Inhalt der VC-Lipide und generell der Hautlipoide beeinflußt und verändert, ist die topographisch unterschiedliche Verbreitung der talgabsondernden Hautdrüsen. So ist bekannt, daß Gesicht und Kopf besonders aktive Zonen der Talgdrüsen darstellen, die zu Rücken, Brustkorb, Bauch und Gliedmaßen hin abnehmen, und daß schließlich Bezirke wie Handflächen und Fußsohlen durch Mangel an talgabsondernden Drüsen gekennzeichnet sind. Logischerweise ist der Gehalt der VC und allgemein der Hautlipoide an aliphatischen Esteren und Squalenen (Produkte hauptsächlich solcher Drüsen) dort, wo wenig talgabsondernde Drüsen existieren, ziemlich gering, wogegen der Anteil an Lipiden epidermaler Herkunft (Sterole und Sterolester) vorherrscht. In den Bereichen, wo es nahezu keine talgabsondernden Drüsen gibt (Handflächen, Fußsohlen), ist nur ein geringer Anteil von Squalenen auszumachen, der hauptsächlich aus den umgrenzenden Zonen stammt (Downing u. Strauss 1974).

3 Klinische Relevanz der fetalen Epidermis und der Vernix caseosa in der Perinatalperiode

3.1 Fetale Reife

Nach Vollendung der Organogenese wird die Entwicklung des fetalen Organismus hauptsächlich durch sein Wachstum sowie durch Prozesse gekennzeichnet, die man unter dem Oberbegriff "Reifung" zusammenfassen kann. Als reif gilt ein Kind, dessen gesamter Organismus oder isolierte Organsysteme ein solches morphologisches und/oder funktionales Niveau erreicht haben, daß es den Anforderungen eines Lebens außerhalb des Uterus gewachsen ist und eine weitere normale Entwicklung verspricht. Beide Faktoren, d.h. sowohl der Reifegrad als auch die Größe des Fetus, hängen unmittelbar von der Schwangerschaftsdauer ab und stehen auch untereinander in derart enger Beziehung, daß man früher den Reifegrad eines Neugeborenen hauptsächlich an seiner Größe und seinem Gewicht bei der Geburt gemessen hat (Lamberti 1981).

Zangemeister (1917) als erster und im Anschluß viele statistische und mathematische Untersuchungen bestätigten die Abhängigkeit zwischen dem Alter der Gravidität und dem Grad der fetalen Reife, der durch Kriterien wie Größe und Gewicht des Neugeborenen eingeschätzt wurde. Dieses Abhängigkeitsverhältnis bildete vor der Entwicklung genetischer, auf der Vererbung von Blutgruppenmerkmalen und somatischen Kriterien basierender Verfahren, die Basis für eine Bescheinigung der Schwangerschaftsdauer. Später wurden natürlich vor allem von Pädiatern Methoden zur Bewertung des fetalen Reifegrades benutzt, die sich nicht auf die Kindsgröße oder vergleichbare Kriterien, sondern auf somatische (Farr et al. 1966) oder neurologische Faktoren (Amiel-Tison 1968) bzw. auf die Verbindung beider stützen (Dubowitz et al. 1970).

In Einzelfällen können tatsächliche Schwangerschaftsdauer und Reife des Neugeborenen stark voneinander abweichen. In solchen Fällen ist die Gefahr für das Kind während der perinatalen Phase erfahrungsgemäß erheblich größer als bei Abweichungen der Schwangerschaftsdauer allein. So ist z.B. ein großer, aber in Relation zur Dauer der Schwangerschaft unreifer Fetus einer diabetischen Mutter oder ein mindergewichtiger, aber frühreifer Fetus bei Vorliegen einer chronisch-nutritiven Plazentainsuffizienz gefährdeter als ein eutrophes, normales Kind gleichen Graviditätsalters. Unter diesem Gesichtspunkt gewannen für den Geburtshelfer parallel mit Methoden zur Bestimmung der genauen Schwangerschaftsdauer auch solche zur pränatalen Einschätzung der fetalen Reife größere Bedeutung. Voraussetzung, um eine normale oder "pathologische" Reifung des

Fetus zu erkennen, ist immer die genaue Bestimmung des Graviditätsalters. Letzteres ist z.B. Voraussetzung für die Diagnose der chronischen Plazentainsuffizienz, übertragener Schwangerschaft oder einer Frühgeburt. Letzte parallele statistische Untersuchungen in London und Basel (Hinselmann 1976) veranschlagten die perinatale Mortalität in Fällen unbekannter und nicht nachgeprüfter Schwangerschaftsdauer mit 6,1 und 4,2% wobei dieser Prozentsatz entsprechend auf 2,8 und 2,0% sank, sofern eine pränatale Nachprüfung und Bestimmung sowohl der unbekannten Schwangerschaftsdauer als auch des fetalen Reifegrads vorgenommen wurde.

Die pränatale Diagnostik der fetalen Reife fußt auf der Möglichkeit, die morphologische und/oder funktionale Verfassung der verschiedenen kindlichen Organe einzuschätzen, um daraus Schlußfolgerungen für das Alter der Gravidität ziehen zu können. Eine direkte Messung oder Untersuchung solcher Parameter ist bisher nicht möglich. Deshalb stützen sich die meisten Methoden auf die Veränderungen in der Zusammensetzung des Fruchtwassers als Resultat morphologischer und/oder funktionaler Veränderungen ("Reifung") der fetalen Organe. Der Anteil von z.B. Bilirubin im Fruchtwasser, der mit phasmatophotometrischen Methoden gemessen werden kann, verringert sich bei fortschreitender Schwangerschaft und Reifung der kindlichen Leber; eine exakte Bestimmung des Alters der Gravidität ist damit aber nicht möglich. Die Kreatininkonzentration nimmt im Verlauf der Schwangerschaft zu und ist ein Indikator des Funktions- und Reifegrads der fetalen Nieren. Ebenso steigt der Anteil anderer Substanzen, hauptsächlich von Enzymen wie Amylasen, Phosphatasen oder a-Galaktosidase, im Fruchtwasser zum Ende der Schwangerschaft bemerkenswert an. Die Vermehrung dieser Substanzen über ein bestimmtes Niveau hinaus kann zum Ausschluß einer besonders ausgeprägten, für das Überleben des Kindes gefährlichen Unreife oder als Bestätigung dafür dienen, daß der Fetus einen minimalen Reifegrad erreicht hat. Diese Parameter erlauben selbstverständlich keinerlei Einschätzung des Zustands der fetalen Lungen, deren funktioneller Reifegrad für die Prognose einer Frühgeburt ausschlaggebend ist. Diese wird in den vergangenen 17 Jahren durch Messungen der Phospholipide (d.h. der oberflächenaktiven Substanz – Surfactant) der fetalen Lungen im Fruchtwasser bestimmt.

Mit diesen Methoden ist fetale Unreife jedoch mehr oder weniger nur auf dem Papier auszuschließen. Keine versetzt den Geburtshelfer in die Lage, das engdültige Geburtsdatum oder den analogen kindlichen Reifegrad festzustellen. Am Schwangerschaftsende ist es für ihn ebenfalls wichtig, eine Dysfunktion der Plazenta sowohl vor als auch nach dem errechneten Geburtstermin einschätzen zu können. In dieser letzten Schwangerschaftsphase bietet auch der Ultraschall keine Möglichkeit, die Schwangerschaftsdauer oder den fetalen Reifegrad zu bestimmen, wenn das Kind nicht schon von der ersten Schwangerschaftshälfte an mit Ultraschall gemessen wurde und insofern Vergleichsdaten vorliegen. Das deswegen, da die fetalen Maße gegen Ende der Schwangerschaft starken Abweichungen unterliegen. Differenzen von ± 2 Wochen (Hansmann 1976; Vrijens et al. 1976) können hier auftreten – im Gegensatz zum ersten Drittel oder zur ersten Schwangerschaftshälfte, wo sich Abweichungen vom Mittelwert um ± 2,7 bis 4,7 Tage bewegen (Hackelöer u. Hansmann 1976; Kurjak et al. 1976). Bei unbekanntem

Alter der Gravidität und gleichzeitig wahrscheinlicher Plazentainsuffizienz mit sich daraus ergebender fetaler Dystrophie ist eine Differentialdiagnose zur Unreife des Fetus mit Ultraschall überhaupt unmöglich, da keine der klassischen differentialdiagnostischen Anhaltspunkte (außer wahrscheinlich einem retardierten Brustkorb-Bauch-Durchmesser bzw. -Umfang in Relation zu Durchmesser oder Umfang des Schädels) vorliegen, um ein unreifes Kind von z.B. 2000g von einem dystrophen mit ebenfalls 2000g zu unterscheiden. Entsprechendes wird auch – allerdings seltener und von geringerer klinischer Relevanz – bei der Differentialdiagnose zwischen reifen, normalen Kindern von z.B. 3.000 g und "unreifen" gleichen Gewichts von Müttern mit unerkanntem oder diagnostiziertem Diabetes mellitus registriert.

So fand sich bei der Suche nach einem fetalen Organ, dessen Differenzierungen in der Spätschwangerschaft Schlußfolgerungen über den fetalen Reifegrad und den funktionellen Zustand der Plazenta erlauben würden, daß die wesentlichen entsprechenden Symptome sich an einem anderen, bisher unbeachteten Organ manifestieren: der kindlichen Haut und ihren Anhangsgebilden.

Das Ausmaß, in dem die Vernix caseosa (VC) die Haut des Neugeborenen bedeckt, ihre Desquamation, die Faltungen der Handflächen and Fußsohlen wie auch die Länge der Nägel sind augenscheinliche Faktoren, die gewöhnlich die Aufmerksamkeit des Geburtshelfers wecken. Diese epidermalen Merkmale stehen natürlich ebenfalls in Beziehung zur Schwangerschaftsdauer und zur Plazentafunktion; wichtig aber ist, daß die entscheidenden Veränderungen der fetalen Epidermis in den letzten Schwangerschaftswochen stattfinden. So war es nur konsequent, über Wege zur pränatalen Kontrolle dieser Parameter mit dem Ziel nachzudenken, daraus Schlußfolgerungen hauptsächlich für den fetalen Reifegrad und indirekt für die Schwangerschaftsdauer ziehen zu können.

3.2 "Reifung" der kindlichen Haut

Die Entstehung und die verschiedenen intrauterinen Entwicklungsphasen der Vernix caseosa sind schon seit Mitte des vergangenen Jahrhunderts bekannt. Es war also bekannt, daß die aus dem Sekret talgabsondernder Hautdrüsen und Oberflächenzellen der fetalen Epidermis bestehende Vernix caseosa (Bischoff) ab Mitte des fetalen Lebens bis zu seinem Ende immer stärker anwächst, um eine den größten Teil der fetalen Haut bedeckende Schicht zu bilden, und gewöhnlicherweise in der letzten pränatalen Schwangerschaftsphase ins Fruchtwasser abgestoßen wird (Kölliker 1879). Auch war bereits, was die Ausdehnung der VC anbetrifft, ein Unterschied zwischen Neugeborenen registriert worden. So merkte Kölliker – ohne sich zum Reifegrad Neugeborener zu äußern – an, daß einige Kinder mit viel Smegma auf der Haut geboren werden, andere dagegen mit wenig, so daß das Smegma bei letzteren entweder bereits ins Fruchtwasser – von dem schon bekannt war, daß es am Schwangerschaftsende Epidermalzellen und Fette enthält (Mark 1845) – abgestoßen oder in geringerem Umfang gebildet worden sei. Hohl (1862) beschreibt in seinem geburtshilflichen Buch darüber hinaus typische Veränderungen im Fruchtwasser während des Schwangerschaftsverlaufs, das anfänglich durchsichtig ist und sich stufenweise mit darinschwebenden Partikeln trübt. Später werden auch die den Anteil und die Verbreitung der VC bei Neugeborenen angehenden Veränderungen beschrieben.

Unna u. Golodetz (1911) führen an, daß die Vernix caseosa am Ende des 6. Embryonalmonats gebildet wird und im Verlauf der Zeit anwächst, bis sie schließlich am Ende des 8. Monats nahezu die gesamte fetale Haut bedeckt und in den folgenden letzten Wochen vor der Geburt wieder abnimmt. Die Wissenschaftler beschreiben ebenfalls, daß die VC von den Gliedmaßen – außer Knien und Ellenbogen – verschwindet, die damit zuvor nahezu vollständig bedeckt waren und schließlich nur noch Körperfalten wie Achseln und Leistengegend, weniger die Handflächen und Fußsohlen und um den Endtermin sogar nur der halbe Rücken Vernix caseosa aufweisen. Unna u. Golodetz lassen keinen Zweifel daran, daß das "natürliche Verschwinden" der VC in der Zeit um den Endtermin auf ihre vorausgehende Abstoßung ins Fruchtwasser zurückzuführen ist, in dem darüber hinaus die VC-Substanzen aufgefunden werden und dessen Menge als solche die Ausdehnung der VC auf der fetalen Haut nicht speziell zu beeinflussen scheint. Schließlich beschreibt Hinselmann (1925) das Fruchtwasser als in den ersten Schwangerschaftsmonaten durchsichtig und gelblich und fügt hinzu, daß es später trüb wird sowie Zellen, Vernix und Haare aufweist, Stoffe, die seiner Meinung nach auch seine Trübung provozieren.

Forschungen zu den Gründen für dieses wohl allgemein akzeptierten Phänomen der Abstoßung der VC ins Fruchtwasser während eines bestimmten Zeitraums kurz vor dem Schwangerschaftsende, wurden nicht weitergeführt; dagegen beschäftigten sich nunmehr zahlreiche Autoren mit der Zusammensetzung der Vernix caseosa. So entwickelte sich im Laufe der folgenden Jahrzehnte ein eher empirisches als auf gründlichen Untersuchungen basierendes Wissen, wonach man Neugeborene, die bei ihrer Geburt nur einen geringen VC-Anteil auf ihrer Haut aufwiesen, in ihrer Mehrzahl im Hinblick auf die Schwangerschaftsdauer als reif, dagegen Neugeborene mit stärkerer VC-Bedeckung meist als unreif ansah.

Dementsprechend wurden von der geburtshilflichen Diagnostik natürliche Veränderungen im Fruchtwasser (FW) während der Schwangerschaft in den folgenden 100 Jahren fast nicht mehr ausgewertet (Lamberti). Als erster versuchte 1963 Woyton, die die kindliche Reife betreffende pränatale Diagnostik durch Messung der FW-Trübung mittels phasmatophotometrischer Analyse zu erweitern. Er führte an, daß die zunehmende Trübung des Fruchtwassers gegen Ende der Schwangerschaft auf die Abstoßung von Teilen der VC zurückzuführen ist. So können wir aus den photometrischen FW-Untersuchungen Schlußfolgerungen über die Bedeckung der fetalen Haut mit VC ziehen, ein Umstand, der in genereller Beziehung zum kindlichen Reifegrad steht.

1966 veröffentlichten Brosens u. Gordon als erste ein Forschungsergebnis zur Bestimmung der fetalen Reife, das sich auf zytologische FW-Untersuchungen stützt. Der Anteil "orangefarbener Zellen" (nach Einfärbung von Abstrichen des FW-Sediments mit Nil-Blau) zeigte mit relativ großer Wahrscheinlichkeit das Alter der Gravidität ($< 1\% \simeq\, < 34$ SSW, $1\text{-}10\% \simeq 34\text{-}38$ SSW, $10\text{-}50\% \simeq 38\text{-}40$ SSW und $> 50\% \simeq\, >40$ SSW). Man nahm an, daß diese orangefarbenen Zellen, die anfänglich an Abstrichen von Zervixsekret bei vorzeitigem Blasensprung gefunden wurden (Kittrich u. Pospišil 1956; Kittrich 1963; Brosens u. Gordon 1965), von den fetalen Talgdrüsen abgeschilferte Zellen seien, deren angenommene Fettbestandteile auf verschiedenartige Einfärbungen unterschiedlich reagieren (Kittrich u. Pospišil 1956; Kittrich 1963; Brosens u. Gordon 1965, 1966; Bishop u. Corson 1968; Stenbäck u. Ojala 1970). Andere Forscher aber gehen davon aus, daß die Orangefärbung der Zellen auf die Lipide zurückzuführen sei, die sich der Zellmembran nur anlagern und keinen Zellbestandteil bilden, und daß der Herkunftsort dieser Zellen nicht die talgabsondernden Drüsen, sondern die fetale Epidermis sei (Sharp 1968; Parmley u. Miller 1969; Huisjes 1970; Huisjes u. Arendzen 1970; Fennefrohn 1970). Nielands et al. (1970), Cutz u. Conens (1973, 1978) wie auch unsere (Agorastos et al. 1981a, b, c, 1982) gegen Ende der Schwangerschaft in verschiedenen Phasen vorgenommenen elektronenmikroskopischen Untersuchungen dieser Zellen im FW-Sediment haben nunmehr bewiesen, daß es sich dabei zweifellos um Epidermalzellen handelt, folglich die kindliche Epidermis Herkunftsort dieser "orangefarbenen", "lipoiden", "polygonalen", "epithelialen" Zellen ist, die sich nach der 37.-38. SSW plötzlich im FW vermehren. Wie wir mittels entsprechender analoger elektronenmikroskopischer Untersuchungen der VC nachgewiesen haben, sind diese Zellen ohne Zweifel mit denen der VC identisch (Agorastos et al. 1985, 1988), und ihre plötzliche Vermehrung im FW kann nur durch die innerhalb dieses Zeitraums stattfindende Abstoßung der VC-Schicht ins FW erklärt werden.

Parallel zur Vermehrung der Keratinozyten im FW hat die Abstoßung der VC dort auch eine erhöhte Lipidkonzentration zur Folge (Karim u. Amy 1973). So wurde ein gleichzeitiges Ansteigen an Triglyzeriden von < 2 mg % bis zum Ende der 36. SSW auf über 12 mg % am Ende der Schwangerschaft festgestellt (Nelson u. Friedman 1971). Husain u. Sinclair (1971) wie auch Donnai et al. (1971) beobachteten ebenfalls eine Vermehrung der freien Lipide gegen Ende der Schwangerschaft. Johansen (1974) sieht in dem Auftreten freien, tropfenförmigen Lipide im FW einen Beweis dafür, daß die Schwangerschaft die 38. Woche überschritten hat. Hier sind natürlich auch die Befunde von Lajos et al. (1950) sowie von Prichard et al. (1968) erneut anzuführen, denen zufolge die Zusammensetzung der VC-Lipide denen des Fruchtwassers und des Amnionepithels ähnelt, eine Auffassung, die aber auch festhält, daß diese Lipide hauptsächlich aus dem Amnion und nicht aus der VC stammen, was wie bereits erwähnt nicht allgemein anerkannt ist.

Das radiologische Bild trübt sich nach der Abstoßung der VC und dem Eintritt lipophiler Substanzen ins FW (um die 38. SSW herum) und wird später sogar unvollständig (Brosens et al. 1969). Bolte et al. (1968, 1970, 1978) beobachteten eine Zunahme der R-Zackenamplitude des von der mütterlichen Bauchdecke abgeleiteten fetalen EKGs, die sie auf eine Abnahme der elektrischen Isolation der kindlichen Oberfläche zurückführten, die von der 26.-28. SSW bis zur 37.-38. SSW wegen des Auftretens der VC-Oberflächenschicht anzutreffen ist. Die Abstoßung dieser wie ein schlechter elektrischer Leiter wirkenden Schicht führt zu Veränderungen im FW und zu einer Verbesserung bei der Übertragung der kindlichen Signale. So spricht die hohe R-Zackenamplitude (über 40 μV) im fetalen

EKG für eine vollendete Abstoßung der VC und daraus folgend dafür, daß das Kind das Stadium endgültiger Reife erreicht hat, im Falle fetaler Dystrophie aber dafür, daß wahrscheinlich ein Plazentadysfunktionssyndrom vorliegt.

Im Verlauf der letzten 20 Jahre haben viele Forscher, die den Beispielen von Woyton zur Kontrolle der FW-Trübung und von Brosens u. Gordon zur Kontrolle der FW-Zytologie folgten, mit ähnlichen oder annähernden Methoden versucht, neue Möglichkeiten für die pränatale Diagnose der fetalen Reife zu liefern. So bestätigten Wladimiroff et al. (1972) Woytons Befunde, während Fennefrohn (1970) die Glaubwürdigkeit der Methode bezweifelt. Aus Seelens Mitarbeiterkreis (Seelen et al. 1975; Verpoest et al. 1975, 1976) stammt die Mehtode zur Bestimmung des "Macroscore" als einem makroskopischen, beschreibenden und objektiven Verfahren zur Untersuchung des Fruchtwassers. Auf Basis einer Grundskala werden sowohl die Trübung des Fruchtwassers als auch Größe und Dichte der in jeder FW-Probe schwebenden VC-Partikel registriert. Nach den Angaben der holländischen Arbeitsgruppe waren die Ergebnisse für die Beurteilung der fetalen Reife relativ repräsentativ. Auch Johansen (1974) beschreibt das FW-Bild makroskopisch auf Basis der in ihm schwebenden VC-Partikel und führt dabei an, daß sie bis zur 36. Woche recht klein und vereinzelt auftreten, sich aber in Anzahl und Größe bis zur 38. Woche vermehren und später auch eine undeutlichere, konzentrierte Gestalt annehmen. Diese Ergebnisse zeigen auch eine deutliche Beziehung zu unseren analogen Beobachtungen bei zytologischen Untersuchungen des FW-Sediments im Hinblick auf das Auftreten der "polygonalen" Hautschuppenzellen bzw. VC-Zellen (Agorastos 1979a, b). Johansen untersuchte gleichzeitig auch das zytologische FW-Bild; seine Ergebnisse sprechen für die Möglichkeit, das Alter der Gravidität pränatal zu bestimmen, ohne aber zwischen eu- und dystrophen Kindern unterscheiden zu können. Zabkar (1975) benutzte für seine sehr gründliche Studie zur Untersuchung des Fruchtwassers die Amnioskopie. Ausgehend von der Hypothese, daß die Abstoßung der VC von der fetalen Haut ins FW am Ende der Schwangerschaft sein amnioskopisches Bild verändert, differenziert er das FW in durchsichtig, durchsichtig bis milchig, milchig bis durchsichtig oder milchig und auch die Neugeborenen entsprechend ihrer Bedeckung mit VC in 4 Gruppen (Vernix III, II, I und 0). Das Alter der Gravidität als bekannten Faktor vorausgesetzt, bestätigen seine Ergebnisse, daß unreife Neugeborene im Gegensatz zu reifen viel VC aufweisen. In der Annahme, daß die Abstoßung der VC ins Fruchtwasser ca. 1 Woche vor Schwangerschaftsende beginnt und seine schrittweise Veränderung von einem durchsichtigen hin zu einem milchigen Zustand hervorruft, unterstreicht Zabkar, daß das Vorkommen milchigen ("reifen") Fruchtwassers bei einer Schwangerschaft auch dann als Zeichen fetaler Reife und folglich als Indikation für ihre Beendigung gewertet werden muß, wenn sich die Wehen nicht automatisch binnen weniger Tage einstellen. Mc Laughlan u. Chang (1977) bestätigen einen engen Zusammengang zwischen amnioskopischem FW-Bild und seiner Lezithin-Sphingomyelin-Ratio (L/S), wobei sie natürlich anmerken, daß das L/S-Verhältnis in Fällen durchsichtigen Fruchtwassers manchmal "reif" (d.h. > 2) war, während das trübe FW stets durch eine L/S-Ratio > 2 begleitet wurde.

In Anbetracht der bekannten Schwächen und häufig falschen Ergebnisse der Amnioskopie versuchte Lamberti (1979) Schlußfolgerungen über den fetalen Reifegrad und indirekt über die Schwangerschaftsdauer zu ziehen, indem er die FW-Trübung vor und nach Zentrifugieren mit einem gewöhnlichen Photometer untersuchte. Seine Ergebnisse sind in Hinblick auf eine pränatale Beurteilung der kindlichen Reife recht ermutigend. Sowohl er selbst als auch wir als Mitarbeiter betonen in darauffolgenden Untersuchungen, daß uns die FW-Befunde Informationen auch über den Grad der plazentaren Leistungsfähigkeit, d.h. über eine mögliche Plazentainsuffizienz entweder vor oder nach Ablauf der normalen Schwangerschaftsdauer, mit anderen Worten über das Vorhandensein oder Nichtvorhandensein eines "Überreife-Dysmaturitäts-Syndroms" (Lamberti) liefern können (Lamberti 1978b; Lamberti et al. 1979). Unsere Arbeitsgruppe (Lamberti et al. 1981) stellte auch fest, daß auch weitere, das FW betreffende Kriterien, wie die Einschätzung eines Teils des FW-Sediments, das sich beim Zentrifugieren nicht absetzt, sondern an der Oberfläche der Reagenz verbleibt – ein Kriterium, auf das sich auch Hytten u. Lind (1974) beziehen –, die Größe der im FW schwebenden Vernixflocken, ihre Dichte sowie die Zusammensetzung des FW-Sediments zur pränatalen Beurteilung der fetalen Reife beitragen.

Nach Brosens u. Gordon (1966) hat noch eine große Zahl anderer Wissenschaftler unter Benutzung derselben (mit Nil-Blau) oder anderer Einfärbmethoden (Papanicolaou, Hämatoxylin-Eosin, Harris-Shorr, Oil-red-U) und unabhängig von den unterschiedlichen Meinungen über die Herkunft der untersuchten Zellen versucht, die ersten Hinweise über die Beziehungen zwischen zytologischem FW-Befund und fetalem Reifezustand zu bestätigen.

Wenn auch einige Wissenschaftler (Lind et al. 1969; Lind 1971) diese Methode als nicht ausreichend genug bezeichnen, um darauf Diagnose und Therapie aufzubauen, geht die Mehrheit der Forscher (Anderson u. Griffiths 1968; Sharp u. Obst 1968; Bishop u. Corson 1968; Chan et al. 1969; Rosborg et al. 1970; Sharma u. Trussell 1970; Jørring 1970; Huisjes u. Arendzen 1970; Rauchfuss u. Widmaier 1971; Husain u. Sinclair 1971; Doshi u. Ansari 1972; Fennefrohn 1972) davon aus, daß die zytologische Untersuchung des Fruchtwassers eine zur Bestimmung der Fetalreife in der klinischen Praxis anwendbare Methode ist, da sie sich auf den eindrucksvollen Anstieg der Epidermalzellen im Fruchtwassersediment zum Ende der Schwangerschaft stützt (ca. 38. Woche), ein Umstand, der in dieser Periode auf die Abstoßung der VC von der kindlichen Hauptoberfläche ins Fruchtwasser zurückzuführen ist. Dieses Phänomen kann als "Reifungsprozeß" der fetalen Haut bezeichnet werden (Fennefrohn). Wie inzwischen allgemein anerkannt, kann man die "gereifte" Haut mit der allgemeinen Reife des Kindes in Verbindung setzen. Gleichzeitig wird aber akzeptiert, daß die nicht immer geringfügigen falsch-negativen Ergebnisse dieser Methode einen einscheidenden Nachteil darstellen (Hennemann et al. 1970). Bei dem Versuch, die Fehlerquote zu verringern, verbanden viele Forscher die zytologische Untersuchung des FW-Sediments mit einer Untersuchung der übrigen Parameter, z.B. dem Kreatininanteil im FW (Lind et al. 1969; Donnai et al. 1971; Kuss 1974), dem Kreatinin- und Harnstoffanteil im FW (Lind u. Billewicz 1971), radiologischen Untersuchungen des Kindes (Brosens et al. 1969) sowie radiologischen und Ultraschall-untersuchungen des Fetus (Underhill et al. 1971). Die Ergebnisse aus der Kombi-nation derart vieler Parameter waren in Hinblick auf erfolgreiche Prognosen über die Kindesreife recht zufriedenstellend. Viele Wissenschaftler nahmen an, daß der "Reifungsprozeß" der fetalen Haut sich unabhängig vom funktionalen Zustand der Plazenta vollzieht, da sie bei zytologischen Studien des Fruchtwassers pathologischer (Präeklampsie, Plazentainsuffizienz) und normaler Schwanger-schaften in verschiedenen Stadien der Gravidität keine Unterschiede der Epider-malzellprozentsätze zwischen diesen beiden Gruppen feststellten (Brosens u. Gordon 1966; Anderson u. Griffiths 1968; Parmley u. Miller 1969; Sharma u. Trussel 1970). Andere Forscher bestätigen jedoch einen unterschiedlichen Anteil solcher Zellen bei mindergewichtigen ("small for date") und bei normalen eutro-phen Feten. Dabei handelt es entweder um einen einfachen Hinweis (Johansen 1974) oder um einen von statistischer Relevanz (Huisjes 1973; Lamberti et al. 1979).

Schließlich wird in den letzten Jahren versucht, die Präsenz und die Menge der abgestoßenen VC im Fruchtwasser durch ultraschallechographische Darstellung der frei schwimmenden VC-Partikel zu beurteilen. Die Ergebnisse in Kombina-tion mit anderen Parametern (biparietaler Durchmesser, L/S-Ratio) erlauben ebenfalls Schlußfolgerungen im Hinblick auf die Beurteilung des fetalen Reifegra-des (Bree 1978; Parulekar 1983; Mullin et al. 1985).

Im Verlauf der letzten Jahre versuchten auch wir, einen Forschungsbeitrag auf dem Gebiet der pränatalen Bestimmung fetaler Reife zu leisten, wobei wir uns auch auf die Parameter des Fruchtwassers stützten. Einer dieser Parameter ist die zytologische Untersuchung von Fruchtwassersediment. Über die Veränderung der prozentualen Analogie zwischen den eosinophilen Epithelzellen (Vermehrung orangefarbener zu Lasten brauner Zellen) im Verlauf der letzten Schwanger-schaftswochen hinaus schenkten wir den farblosen (keratinisierten), polygonalen, kernlosen Zellen, die sich plötzlich und vor allem nach der 37. Woche vermeh-ren, besondere Aufmerksamkeit (Agorastos 1979a). In der Überzeugung, daß die-se Zellen aus der fetalen Epidermis stammen und ihre plötzliche Vermehrung in dieser Phase auf die Abstoßung der VC ins Fruchtwasser zurückzuführen ist, ha-ben wir auch versucht, aus ihrem Anteil an der gesamten Zellpopulation des Fruchtwassersediments Schlußfolgerungen über den kindlichen Reifegrad zu zie-len. Während sich die Grenzwerte für eine Erkennung bzw. einen Ausschluß feta-ler Unreife auf der Basis der FW-Zytologie in der Literatur zwischen 10% orange-farbenen Zellen (Gordon u. Brosens 1967; Chan et al. 1969; Floyd et al. 1969; Bishop et al. 1970; Rauchfuss u. Widmaier 1971; Donnai et al. 1971; Rauchfuss u. Liedtke 1976) und 20-50% orangefarbenen oder polygonalen Zellen bewegen (Bishop u. Corson 1968; Huisjes 1968; Huisjes u. Arendzen 1970; Henneman et al. 1970; Fennefrohn 1970; O'Leary u. Benjama 1971; Donovan et al. 1973; Jo-hansen 1974), zeigten unsere Messungen, daß man bei einem unter 25% liegen-den Anteil polygonaler Epidermalzellen im Fruchtwasser mit einer Ausschluß-wahrscheinlichkeit von 99% von einer kindlicher Unreife ausgehen kann und an-dererseits mit einer Eintretenswahrscheinlichkeit (Testspezifität) von 68% bei diesem Wert tatsächlich ein nicht voll ausgereiftes Kind zu erwarten ist. Die Erkennungswahrscheinlichkeit (Testsensivität) für ein nicht voll ausgereiftes Kind nähert sich im gleichen Fall den 97%. Wir kamen zu dem Grenzwert von 25% als im Verhältnis zu den anderen (10%, 20%, 30%, 50%) bestmöglichem, da er die für Erkennung, Ausschluß und Bestätigung fetaler Unreife sichersten Ergebnisse liefert (Agorastos 1979a).

Die Veränderung der übrigen Parameter des Fruchtwassers (Trübung, Sediment) nach der Abstoßung der VC beschrieben wir in weiteren Untersuchungen (Agorastos 1979b; Agorastos et al. 1983, 1986). Zuletzt prüften wir die Möglichkeiten zu einer integrierten Untersuchung der Veränderungen dieser Parameter als Ausdruck für die an der kindlichen Hautoberfläche gegen Ende der Schwangerschaft stattfindenden Veränderungen sowie wiederum zur pränatalen Bestimmung der Fetalreife. Wie schon ausgeführt, handelt es sich bei der kindlichen Haut um eines der wenigen Organe, an denen sich in der letzten Schwangerschaftsphase bemerkenswerte Vorgänge ablesen lassen. Der erste, auch als "Reifung" zu bezeichnende Schritt ist die Abstoßung der VC von der epidermalen Oberfläche ins Fruchtwasser. Dieser Prozeß, dessen auslösender Mechanismus noch unbekannt ist, beginnt bei einer normalen Schwangerschaft um die 34. SSW und setzt sich wesentlich intensiver nach der 37. SSW fort. Die endgültige Abstoßung dieser Schutzschicht am Ende der Schwangerschaft hat bei Fortbestehen der Schwangerschaft die progressive Ablösung (Mazeration) der oberen epidermalen Hornschicht zur Folge. Die wegen vollständiger Durchnässung dieser Schicht ablaufende Lösung erreicht ihren Höhepunkt nach mehr als 2 Wochen, da die kindliche Haut dem Fruchtwasser nunmehr direkt ausgesetzt ist. Während der Entbindung bleibt diese Oberflächenschicht aufgrund der Kohäsion ihrer feuchten Gewebeelemente intakt. Wenn die kindliche Haut aber kurz danach trocknet, wird die Desquamation dieser Schicht um so deutlicher, je übertragener die Schwangerschaft war (41., 42. SSW). Bei Plazentainsuffizienz läuft der gesamte Prozeß – von der beginnenden Abstoßung der VC bis zur Ablösung der durchnäßten epidermalen Oberflächenschicht und der Abschilferung der Neugeborenenhaut – in Relation zur jeweiligen Verfassung der Plazenta in einem früheren Schwangerschaftsstadium ab. Darüber hinaus ist vom Extremfall einer plazentaren Insuffizienz, d.h. vom intrauterinen Tod des Kindes, bekannt, daß sich schon vor der Geburt große Flächen der fetalen Epidermis abschilfern und ins Fruchtwasser abfallen, so daß das Kind als "mazeriert" zur Welt kommt, eine Beschreibung, die auf den Zustand seiner Haut zurückzuführen ist. Die Abschilferung der Haut gilt ohnehin seit langem als Indiz für eine Schwangerschaftsübertragung (Ballantyne 1902; Clifford 1957) wie auch als Kennzeichen zur Klassifizierung von Plazentainsuffizienz (Clifford 1954). Aufgrund all des zuvor Gesagten dürfte nunmehr deutlich geworden sein, welch enge Wechselbeziehungen zwischen dem Zustand der fetalen Haut und dem kindlichen Reifegrad wie auch der Funktionsfähigkeit der Plazenta bestehen. Vor diesem Hintergrund wurden, wie schon gesagt, viele Methoden zur prä- und postnatalen Bewertung der Fetalreife, der Schwangerschaftsdauer und der funktionalen Verfassung der Plazenta entwickelt, die sich, was die pränatalen Methoden angeht, auf den Umfang der Abstoßung der VC ins Fruchtwasser (Parmley u. Miller 1969; Nieland et al. 1970; Fenne-

90

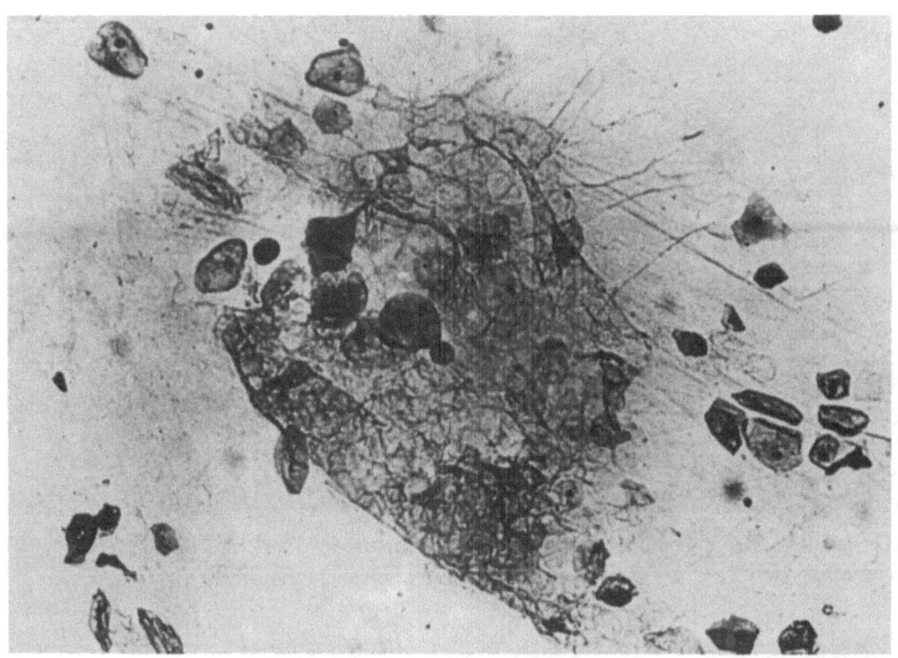

Abb. 65. Fruchtwasserzellbild in der 40. SSW. Großer Haufen von polygonalen, durchsichtigen, kernlosen epidermalen Keratinozyten. (Harris-Shorr-Färbung – Vergr. 21 : 1)

frohn 1972; Huisjes 1973; Johansen 1974; Zabkar 1975; Verpoest et al. 1976; Lamberti 1978; Lamberti et al. 1973, 1981; Agorastos 1979a; Agorastos et al. 1986) und was die postnatalen Methoden angeht – gemeinsam mit anderen Kriterien –, auf die Verfassung der Neugeborenenhaut stützen (Clifford 1954, 1957; Griffiths 1966; Farr et al. 1966; Dubowitz et al. 1970; Finnsrtöm 1972).

Nach der hauptsächlichen Abstoßung der VC rund um die 37.-38. SSW treten ihre verschidenen Bestandteile (d.h. Smegma, Mengen keratinisierter, abgeschilferter Zellen, Lagunohaare und Überreste des Periderms) in größerer Anzahl im Fruchtwasser auf. Auf die daraus folgenden Ergebnisse wurde schon hingewiesen:

a) Wandel des zytologischen Fruchtwasserbilds mit besonders auffäliger Vermehrung keratinisierter Epidermalzellen (Abb. 65),

b) gleichzeitige verstärkte Trübung des Fruchtwassers sowohl in der Ausgangsprobe als auch nach Zentrifugieren und Abzug des Sediments (Abb. 66),

c) gleichzeitige Vermehrung des Fruchtwassersediments nach Zentrifugieren (Abb. 67).

Diese 4 Parameter (Anteil der Keratinozyten, Fruchtwassertrübung vor und nach Zentrifugieren, Umfang des Fruchtwassersediments nach Zentrifugieren) wurden von uns für pränatale Untersuchungen und zur Überprüfung ihrer Zuverlässigkeit für eine pränatale Beurteilung des fetalen Reifegrades benutzt (Agorastos et al. 1986).

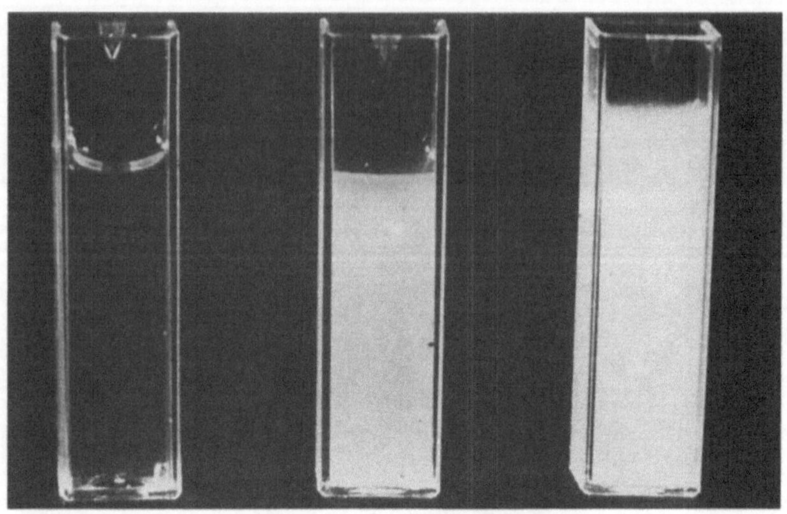

Abb. 66. Progressive Zunahme der Fruchtwassertrübung im Laufe des dritten Trimesters der Schwangerschaft. (Von links nach rechts: 29. SSW, 35. SSW, 40. SSW)

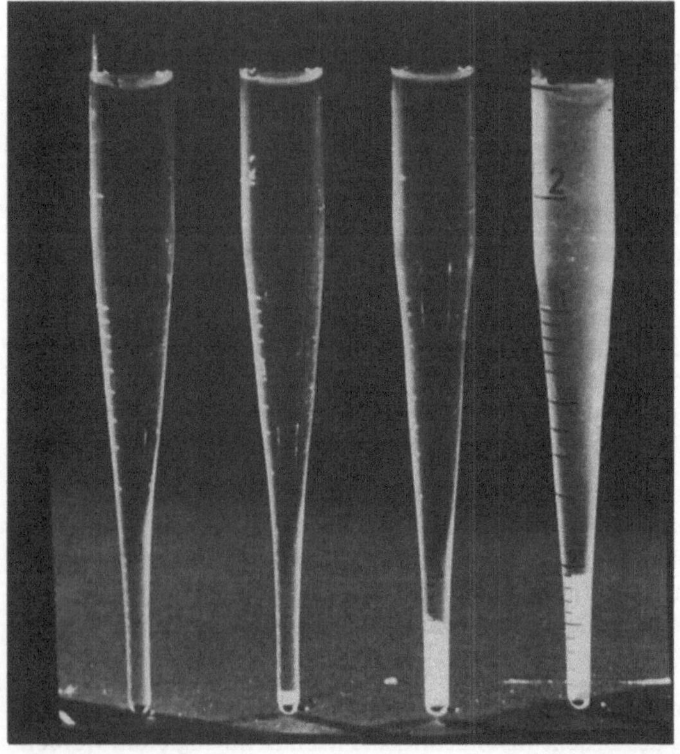

Abb. 67. Progressive Vermehrung des Fruchtwassersediments – nach der Zentrifugation des nativen Fruchtwassers – im Laufe des dritten Trimesters der Schwangerschaft. (Von links nach rechts: 29. SSW, 35. SSW, 40. SSW)

92

Bei der Durchführung dieser Arbeit wurde der Reifegrad jedes Neugeborenen postpartal nach der Methode von Dubowitz et al. (1970) bestimmt und in Schwangerschaftswochen ausgedrückt; diese postpartal ermittelte Schwangerschaftsdauer ist nicht immer mit der Amenorrhö oder mit der Graviditätsdauer identisch, die nach Ultraschalluntersuchungen oder nach anderen Methoden bestimmt werden kann.

Die nach der Dubowitz-Methode ermittelte Schwangerschaftsdauer (SSW n.D.) ist ein Ausdruck des kindlichen Reifezustandes, weil für ihre Bestimmung die externen somatischen (Ödem, Hauttextur, Hautfarbe, Hauttransparenz, Lanugohaare, plantare Furchen, Mamillenform, Brustdrüsenform, Ohrform, Ohrfestigkeit, Genitalienzustand; s. Farr et al. 1966) sowie die neurologischen Charakteristika des Neugeborenen ("posture", "square window", "ankle dorsiflexion", "arm recoil", "leg recoil", "popliteal angle", "heel-to-ear maneuver", "scarf sign", "head lag", "ventral suspension"; s. Robinson 1966; Amiel-Tison 1968) – ohne Kenntnis anderer Parameter – als die repräsentativsten und sichersten Kriterien für die Beurteilung des kindlichen Reifegrads untersucht werden. Immerhin kann man bei einer normalen Schwangerschaft davon ausgehen, daß die reale Graviditätsdauer in Relation zum fetalen Reifestatus steht.

Der Beginn der "37. SSW n.D.", d.h. der nach der Methode von Dubowitz et al. bestimmte Beginn der 37. SSW, wurde als Grenzwert bei der Beurteilung des fetalen Reifegrads gewählt, da nach diesem Stadium der größte Teil der Vernix caseosa bereits ins FW abgestoßen ist und der Fetus als "reif" betrachtet werden kann.

Die Grenzwerte für die 4 genannten FW-Parameter wurden in Übereinstimmung mit den Ergebnissen früherer Arbeiten festgelegt (Lamberti 1978a; Lamberti et al. 1979; Agorastos 1979a,b; Agorastos et al. 1983) und erlaubten die repräsentative Verteilung der Kollektive in zwei Gruppen, entsprechend dem jeweiligen kindlichen Reifezustand.

Tabelle 1 zeigt die Prozentsätze der Erkennungswahrscheinlichkeit (Testsensitivität) (75-84%), der Eintretenswahrscheinlichkeit (Testspezifität) (70-77%) und der Ausschlußwahrscheinlichkeit (85-90%) einer fetalen Prämaturität, wenn man die genannten FW-Parameter zur pränatalen Beurteilung des fetalen Reifezustandes benutzt (Agorastos et al. 1986). Wie man sehen kann, bewegen sich die Werte zwischen 70 und 90%, wobei die zytologische Kontrolle des Fruchtwassers gefolgt von der Messung der Fruchtwassertrübung nach Zentrifugieren die aufschlußreichsten Ergebnisse liefert. Weniger zufriedenstellende Ergebnisse liefert die Kontrolle des Fruchtwassersedimentvolumens. So kann fetale Unreife ($<$ 37 Wochen n.D.) oder Reife ($\geq$ 37 Wochen n.D.) auf Basis der o.g. Fruchtwasserparameter zuverlässig nur in 75-84% der Fälle erkannt werden.

Tabelle 2 zeigt die Prozentsätze der falsch-positiven und falsch-negativen Ergebnisse für jeden der genannten Parameter in Relation zu den festgelegten "Grenzwerten". Unter "falsch-positiven" Ergebnissen verstehen wir Fälle, in denen bei der klinischen postnatalen Untersuchung der Reifegrad des Neugeborenen nach Dubowitz et al. wie der eines reifen Neugeborenen bewertet wurde ($\geq$ 37 Wochen n.D.), obwohl das Kind auf Grundlage der Fruchtwasseruntersuchungen als unreif galt ($<$ 37 Wochen n.D.). "Falsch-negative" Ergebnisse stehen für

Tabelle 1. Prozentsätze der *Erkennungswahrscheinlichkeit (Testsensitivität)*, der *Eintretenswahrscheinlichkeit (Testspezifität)* und der *Ausschlußwahrscheinlichkeit* der fetalen Prämaturität (Reifestadium nach Dubowitz et al. < 37 SSW n.D.), auf der Basis der präpartalen Untersuchungen von Fruchtwasserzytologie, -trübung und -sedimentvolumen. (*GW* Grenzwert, *A* Extinktionswert)

	Prozentsatz der FW-Keratinozyten GW = 25%	Trübung des nativen FWs GW = 0,5 A	Trübung des FWs nach Zentrifugation GW = 0,25 A	Volumen des FW-Sediments GW = 0,06 ml
Erkennungswahrscheinlichkeit (Testsensitivität) für Reifestadium nach Dubowitz < 37 SSW n.D. bei Ergebnissen der FW-Parameter unter den GW (Alle Falle mit Reifestadium < SSW n.D. = 100%)	84% (27/32)	77% (23/30)	84% (26/31)	75% (24/32)
Eintretenswahrscheinlichkeit (Testspezifität) für Reifestadium nach Dubowitz < 37 SSW n.D. bei Ergebnissen der FW-Parameter unter den GW (Alle Fälle mit Ergebnissen unter den GW = 100%)	77% (27/35)	82% (23/28)	76% (26/34)	70% 24/34)
Ausschlußwahrscheinlichkeit für Reifestadium nach Dubowitz < 37 SSW n.D., bei Ergebnissen der FW-Parameter von gleich oder mehr als die GW (Alle Fälle mit Ergebnissen von gleich oder mehr als die GW = 100%)	90% (47/52)	88% (51/58)	90% (46/51)	85% (44/52)

Tabelle 2. Prozentsätze der falsch-positiven und falsch-negativen Ergebnisse bei Erkennung bzw. Ausschluß einer fetalen Prämaturität (Reifestadium nach Dubowitz et al. < 37 SSW n.D.) auf der Basis der präpartalen Untersuchungen von Fruchtwasserzytologie, -trübung und -sedimentvolumen. (*GW* Grenzwert, *A* Extinktionswert)

	Prozentsatz der FW-Keratinozyten GW = 25%	Trübung des nativen FWs GW = 0,5 A	Trübung des FWs nach Zentrifugation GW = 0,25 A	Volumen des FW-Sediments GW = 0,06 ml
Falsch-positive Ergebnisse	22,8%	17,8%	22,2%	29,4%
Falsch-negative Ergebnisse	9,6%	12,0%	9,8%	18,1%

Fälle, bei denen die Parameter des Fruchtwassers zeigten, daß das Kind reif ist ($\geq$ 37 Wochen n.D.), die postnatale Untersuchung aber zu dem Ergebnis seiner Unreife kam (< 37 Wochen n.D.). Der Prozentsatz falsch-negativer Ergebnisse hat ohne Zweifel größere Relevanz als der der falsch-positiven und muß so niedrig wie moglich gehalten werden. Bei unseren Untersuchungen erbrachten die Schätzungen der fetalen Reife auf Basis der Fruchtwasserzytologie mit 9,6% die wenigsten falsch-negativen Ergebnisse; die meisten ergaben sich mit 18,1% durch Messung des Fruchtwassersedimentanteils. Die falsch-negativen Ergebnisse nach Messung der Fruchtwassertrübung vor und nach dem Zentrifugieren waren mit 12 und 9,8% entsprechend. Der Anteil der falsch-positiven Ergebnisse bewegte sich zwischen 17,8 und 29,4% (Agorastos et al. 1986).

Unsere Forschungsergebnisse zeigten, daß zwischen den Meßwerten der verschiedenen Fruchtwasserparameter, die den Haut-Zustand des Fetus in jeder einzelnen Schwangerschaftsphase widerspiegeln, und dem fetalen Reifegrad eine relativ befriedigende Annäherung erzielt werden kann. Das bedeutet, daß der Versuch einer Prognose fetaler Unreife – in Fällen unbekannter Schwangerschaftsdauer – auf der Basis dieser Fruchtwasseruntersuchungen relativ zuverlässig ist, obwohl die Methode uns auf der anderen Seite keine eindeutigen Schlußfolgerungen für die Überschreitung des wahrscheinlichen Geburtstermins, d.h. für eine Schwangerschaftsübertragung, erlaubt. Bei Berücksichtigung aller Ergebnisse kann man die eine fetale Unreife ausschließende Fehlerquote wahrscheinlich noch weiter verringern. Von entscheidender Bedeutung ist jedoch die Einsicht, daß in Fällen unkorrekter pränataler Prognosen (falsch-negativer Ergebnisse) Kinder Gefahr laufen, frühzeitig und unreif mit allen damit verbundenen Problemen geboren zu werden.

3.3 Reifung der kindlichen Lungen

Bekanntlich wird bei der Untersuchung der Fruchtwasserparameter großes Gewicht auf Vorkommen und Konzentration der verschiedenen Bestandteile der oberflächenaktiven Substanz der fetalen Alveolen, d.h. der Phospholipide, und ihre Beziehung untereinander gelegt, Faktoren, die uns indirekte Informationen über den funktionalen Zustand der kindlichen Alveolen liefern, was im wahrsten Sinne des Wortes überlebenswichtig und für die Entwicklung des Kindes relevant ist.

Die Instabilität oder "Unreife" der Lungen bei frühgeborenen Kindern, die in der Regel zum Respiratory-Distress-Syndrom führt, ist bekanntlich auf eine nicht ausreichende Produktion der oberflächenaktiven Substanz (Surfactant) zurückzuführen, die vor allem Phospholipide enthält und von den kindlichen alveolaren Pneumozyten Typ II produziert wird. Da diese Phospholipide von den fetalen Alveolen ins Fruchtwasser abgegeben werden können, dient ihre Bestimmung zur pränatalen Beurteilung des fetalen Lungenzustands (Gluck u. Kulovich 1973; Schwenzel u. Jung 1975). Der "Reifungsprozeß" der fetalen Alveolen endet bei einer normalen Schwangerschaft um die 35.-36. Woche, wobei gleichzeitig das Phospholipid Phosphatidylglykerol im Fruchtwasser bestätigt wird (Oulton et al. 1982) – verschiedene Phospholipide, vor allem in Gestalt von Lamellenkörperchen ("lamellar bodies"), können allerdings schon in einem viel früheren Schwangerschaftsstadium im Fruchtwasser festgestellt werden, und zwar nach Oulton et al. (1980, 1982) um die 32. Woche, nach Duch-Chong (1979) sowie Lee et al. (1980) um die 26. Woche und nach eigenen elektronenmikroskopischen Studien (Agorastos et al. 1984b) als frühestmöglichem Zeitpunkt um die 19. Woche –. Ein vor der 35.-36. Wochen geborenes Kind weist natürlich nicht nur in Hinblick auf seine äußerlich-somatische Verfassung (z.B. Bedeckung der Haut mit VC, Bildung subkutanen Fetts, Länge der Nägel, Zustand der äußeren Geschlechtsorgane etc.), sondern auch, was seine Anpassung an das extrauterine Leben betrifft (Schwankungen bei der Temperraturregulation, Atmungsstörungen, Ernährungsprobleme etc.), mehr oder weniger offensichtliche Zeichen "genereller Unreife" auf.

Wie nun gesagt, liegt zwischen der Reifung der fetalen Lungen und der der kindlichen Haut (womit die Abstoßung der VC von der Hautoberfläche ins Fruchtwasser um die 37.-38. Woche gemeint ist) ein Zeitraum von 2-3 Wochen. Dieser sich vom Beginn der 36. bis zum Ende der 38. Woche erstreckende Zeitraum ist in allen Fällen unbekannter Schwangerschaftsdauer und besonders bei Früh(?)geburtssymptomatik, Präeklampsie und Plazentainsuffizienz besonders wichtig.

Aus dem internationalen Schrifttum der letzten 15 Jahre sind unterschiedliche Methoden zur Bestimmung der Fruchtwasserlipide bekannt, die eine Einschätzung des fetalen Lungenreifegrades zum Ziel haben. Forschungen auf diesem Gebiet haben in Anbetracht der Möglichkeit, die Produktion von Surfactant in den fetalen Alveolen mit Kortikoiden zu beeinflussen, gewiß einen großen Fortschritt für die moderne Perinatalmedizin gebracht, was sowohl perinatale Mortalität und Morbidität als auch Frühgeburtenrate und Betreuung von Fällen mit unbekannter Schwangerschaftsdauer angeht, insbesondere dann, wenn gleichzeitig Indikationen für die Beendigung einer Schwangerschaft vorliegen. Man darf aber nicht aus dem Auge verlieren, daß die Reifung der kindlichen Lungen um die 36. Woche endet. Es verbleiben also bis zum wahrscheinlichen Geburtszeitpunkt ungefähr 4-5 Wochen, die das Kind normalerweise im Uterus verbringen sollte. Überdies fanden Clifford (1954), Hosemann (1952) sowie Butler u. Bohnam

(1963) in älteren Statistiken eine beeindruckende Differenz der Mortalität zwischen der 36. und 38. Woche, Beobachtungen, die auch kaum von neueren statistischen Untersuchungen abweichen (Yerushalmi 1970; Behrmann et al. 1971). Andererseits gilt in Übereinstimmung mit heutigen Kriterien (WHO-Vorschlag 1979 und Vorschläge der Deutschen Gesellschaft für Perinatale Medizin 1979) ein Neugeborenes mit weniger als 259 Austragungstagen (der 259. ist der letzte Tag der 37. Woche) als Frühgeborenes.

Wir sollten hier wiederholen, daß die fetale Haut im Gegensatz zu allen übrigen kindlichen Organen vielleicht das einzige Organ ist, in dem sich um die 37.-38. Woche ein eindrucksvolles Ereignis abspielt, nämlich die Abstoßung der VC von der epidermalen Oberfläche ins Fruchtwasser, wodurch sich dessen Charakter verändert. Obwohl die Bedeckung der fetalen Haut mit VC wie auch das Auftreten ihrer Bestandteile im Fruchtwasser mit daraus folgender Veränderung seiner Parameter zur pränatalen Einschätzung der kindlichen Reife benutzt wurden, gibt es außer bei Lamberti (1979) in der internationalen Literatur keine Angaben über die Beziehung der postnatalen VC-Verteilung (d.h. die Bedeckung der Neugeborenenhaut damit) bei normalen Neugeborenen zu dem "fetal outcome" und den möglichen Komplikationen ihrer anfänglichen Entwicklung. Lamberti überprüft die Bedeckung der kindlichen Haut mit VC sowohl als einzigem Parameter wie auch in Verbindung mit anderen Hautsymptomen und findet, daß das Fehlen von VC allein kein für den Geburtsvorgang und die Neugeborenenprognose größeres Risiko zu beinhalten scheint (in bezug auf das Vorkommen von grünem Fruchtwasser, Spätdezelerationen in der Austreibungsperiode, operativen Entbindungen sowie Säure-Basen-Status und Apgar-Score).

In einer relativ neueren Arbeit (Agorastos et al. 1983) versuchten wir, diese zeitliche Differenz zwischen den "Reifungsprozessen" der fetalen Lungen und der fetalen Haut zu untersuchen, wobei wir uns auf die Kontrolle der die Verfassung dieser beiden Organe im Fruchtwasser widerspiegelnden Parameter stützten; wir benutzten also den Gluck-Test (Lezithin-Sphingomyelin-Verhältnis) für die kindlichen Lungen und prüften die Trübung des Fruchtwassers bei gleichzeitiger Bestimmung der Keratinozyten in seinem Sediment für die fetale Haut.

Unsere Ergebnisse zeigten, daß Neugeborene, bei deren FW-Untersuchung L/S-Ratio-Werte von mehr als 2,0 ermittelt wurden (also Neugeborene mit "reifen Lungen"), im Hinblick auf ihre Hautbedeckung mit Vernix caseosa sowohl das Bild eines "allgemein reifen", aber auch das Bild eines "allgemein unreifen" Kindes aufwiesen. Dagegen zeigten Neugeborene, deren Trübungswerte des FW-Überstands pränatal für eine "reife Haut" sprachen, in ihrer überwiegenden Mehrheit das Bild eines "allgemein reifen" Kindes, immer im Hinblick auf ihre Hautbedeckung mit Vernix auf der Basis eines postnatal erstellten sog. "Vernixscores" (Agorastos et al. 1983). Ähnliche Relationen wie bei der Trübung des FW-Überstands zeigte auch der Vergleich der L/S-Ratio und der Trübung des nativen Fruchtwassers bzw. des Prozentsatzes der fetalen Keratinozyten im FW-Sediment im Verhältnis zum postnatal beurteilten kindlichen Vernixstatus.

Interessanter als der Vergleich der FW-Kriterien mit dem postpartalen Vernixscore war aber der Vergleich des Kriteriums der Lungenreife (L/S-Quotient) mit den Kriterien der Hautreife (Trübung und Keratinozytengehalt des Fruchtwassers). So fand sich, daß Fälle mit Trübungswerten und Keratinozyten-Prozentsätzen über den bereits erwähnten Grenzwerten (d.h. einer "reifen" Haut entsprechend) fast immer L/S-Ratio-Werten von mehr als 2,0, d.h. "reifen" Lungen entsprachen; dagegen entsprachen L/S-Quotienten von mehr als 2,0 Trübungs- und Keratinozytenwerten sowohl über als auch unter den genannten Grenzwerten.

Die Methoden zur Bestimmung des Graviditätsalters müssen demnach angesichts des unterschiedlichen Reifezeitpunkts von fetalen Lungen und fetaler Haut differenziert werden. Gleichzeitig gilt es deutlich zu machen, daß die Messung der Phospholipide des Fruchtwassers beim Abfall des größten VC-Teils der kindlichen Haut – was mit den zuvor angeführten Methoden nachprüfbar ist – mit ziemlicher Sicherheit Lungenwerte erbringt, mit denen die Kinder nach ihrer Geburt keine Atmungsstörungen zu gegenwärtigen haben. Es ist aber nicht immer sicher, daß der Austragungszeitraum mit dem Zeitpunkt der Abstoßung der VC von der Haut, d.h. ca. 37./38. Woche, identisch ist oder ihn überschritten hat, wenn Phospholipidwerte über reife Lungen vorliegen. Wollte man dies in eine Regel kleiden, so könnte man sagen: "Eine reife fetale Haut setzt auch reife Lungen voraus, reife Lungen aber keine reife Haut".

Bei intrauteriner Mangelentwicklung des Kindes aufgrund einer plazentaren Insuffizienz findet, wie bereits angeführt wurde, bekanntlich der Reifungsprozeß der fetalen Haut früher als bei normalen Schwangerschaften statt. Vergleichbares trifft auch für die kindlichen Lungen zu, die im vorausgesetzten Fall ebenfalls früher als bei normalen Schwangerschaften ihr endgültiges Reifestadium erreichen. Die zeitliche Relation zwischen diesen beiden Prozessen gilt auch für Schwangerschaften, die Besonderheiten wie eine Plazentadysfunktion aufweisen, ohne daß eine genaue Eingrenzung des Zeitraums möglich ist.

Unter den zur Beurteilung der fetalen Reife benutzten Methoden beansprucht die Messung der Phospholipide im Fruchtwasser zweifellos den ersten Platz, da die Existenz oder Nichtexistenz "ausgereifter" Alveolen in den fetalen Lungen von ausschlaggebender Bedeutung für das Überleben des Kindes außerhalb des Uterus ist. Wir schlagen vor (Agorastos et al. 1983) wenn bei normalen Schwangerschaften mit unklarer Tragzeit und Fehlen anderer Parameter eine Amniozentese zur Reifediagnostik durchgeführt wird, zusätzlich zur Bestimmung der FW-Phospholipide auch die FW-Trübung und den Prozentsatz der fetalen Keratinozyten zu messen. Bei Anzeichen einer Unreife der fetalen Lungen ist unabhängig von den "Vernixwerten" Abwarten und evtl. Therapie geboten; bei FW-Parametern, die sowohl für reife Lungen als auch für "reife Haut" sprechen, sollte man das Kind als "allgemein reif" betrachten und jederzeit die Geburt anstreben; wo schließlich die Konzentration der Phospholipide im Fruchtwasser reifen Lungen, aber die "Vernixwerte" "unreifer Haut", d.h. Haut, die noch größtenteils mit Vernix caseosa bedeckt ist, entsprechen, sollte man sich, wenn nichts dagegen spricht (z.B. Infektionsgefahr), noch abwartend verhalten, bis schätzungsgemäß eine optimale biologische Reife des Kindes erreicht ist.

98

3.4 Plazentainsuffizienz

Schon in Ballantynes (1902) erster Veröffentlichung wurden einige Besonderheiten im äußeren Erscheinungsbild von Neugeborenen beschrieben, die nach einer übertragenen Schwangerschaft auf die Welt kamen: trockene, pergamentartige Haut, keine VC, keine Hauthaare (Lanugo), besonders lange Fingernägel wie auch fortgeschrittene Verknöcherung des Schädels. Obwohl es sich bei einigen dieser Fälle um recht große und schwere Kinder handelte, beobachteten Bossi (1907) und Bäcker (1915), daß bestimmte überreife Kinder weniger subkutanes Fett und bei der Geburt ein Gewicht aufwiesen, das unter dem gewöhnlich erwarteten liegt, im Gegensatz zu anderen nach verlängerter Tragzeit geborenen Neugeborenen ohne "Überreifesymptome" und mit gewöhnlich hohem Gewicht. Dieser bedeutsamen klinischen Beobachtung wurde in den folgenden Jahren keine besondere Beachtung geschenkt. Erst nach Veröffentlichungen von Runge (1939, 1942) und später von Clifford (1945, 1954) wurden Symptomatik und klinische Bedeutung der fetalen-neonatalen Überreife erkannt,und es begann die Abgrenzung zwischen verlängerter Tragzeit und kindlicher Überreife. 1957 aber schlugen Sjöstedt et al. (1958) die Benutzung des Begriffs "Dysmaturität" für die Beschreibung eines Syndroms vor, das durch besondere äußere Kennzeichen des Neugeborenen auffällt: trockene Haut, geringes Körpergewicht, wenig subkutanes Fett (Papanicolaou 1983), wobei für die Diagnose weder die Schwangerschaftsdauer noch in der Folge von ihr abhängige Kriterien wie z.B. Verfassung der Nägel und Hauthaare des Neugeborenen berücksichtigt werden (Lamberi et al. 1981). Was sowohl die Abschilferung der Haut (Griffiths 1966) als auch die Entstehung der charakteristischen Handflächen ("Waschfrauenhände") (Lamberti et al. 1981) und Fußsohlen des Neugeborenen mit den vielfältigen Runzeln angeht (Lamberti et al. 1981), können sie nicht nur als von der Schwangerschaftsdauer abhängig angesehen werden, sondern sind zu einem großen Teil Ausdruck eines "Überreife-Dysmaturitäts-Syndroms" (Lamberti 1981).
Aber wie bei den meisten klinischen Krankheitsbildern treten auch beim "Überreife-Dysmaturitäts-Syndrom" (vorausgesetzt, wir akzeptieren Lambertis Definition als am repräsentativsten für das oben beschriebene klinische Bild) nicht immer alle Symptome in ihrer klassischen Form auf; dies hängt im wesentlichen vom Beginn und Ausmaß der Störung, d.h. der Dysfunktion der Plazenta in Hinblick auf die kindlichen Bedürfnisse, ab. Deshalb wird man parallel zum klassischen klinischen Krankheitsbild auch mit abortiven Formen des Syndroms konfrontiert, bei welchen einzelne Teilsymptomen gänzlich oder teilweise fehlen (Lamberti 1981). Generell ist eine Grenzlinie zwischen einem "normalen Reifegrad" und einem "Überreife-Dysmaturitäts-Syndrom" nicht immer deutlich auszumachen, darüber hinaus macht die Möglichkeit zur lediglich qualitativen, aber nicht quantitativen Einschätzung der Symptome die Differenzierung "pathologischer" Fälle noch komplizierter. Das "Überreife-Dysmaturitäts-Syndrom" bei Neugeborenen steht in keiner unmittelbaren Beziehung zu einer bestimmten Schwangerschaftsdauer, jedoch scheint eine bestimmte Mindestreife gewöhnlich Voraussetzung für die Ausbildung der speziellen Symptome zu sein. Derartige Dysmaturitätssyndrome können, wenn auch weniger häufig, auch ab der 35.-37.

Woche auftreten (Thliveris 1974; Lamberti 1978b). Das Syndrom tritt nach diesem Zeitpunkt häufiger auf. Ein recht großer Prozentsatz von Kindern mit Symptomen dieses Syndroms wird aber um den wahrscheinlichen Geburtstermin herum oder danach geboren (Lamberti et al. 1973; Lamberti 1978b). In Fällen chronischer Plazentainsuffizienz mit retardierter Fetalentwicklung in utero trägt die Neugeborenenhaut daher gewöhnlich und hin und wieder ganz besonders auffällige Symptome dieser Dysmaturität. Die Abhängigkeit der Entwicklung der Hautsymptome von der allgemeinen intrauterinen Versorgungslage wird auch durch die Befunde von Griffiths (1966) bestätigt, während Clifford schon 1945 und 1954 die zentrale Bedeutung der Plazenta, d.h. ihrer verringerten Funktion, für die Ausbildung des "Überreife-Dysmaturitäts-Syndroms" betont und nachgewiesen hat.

Wie bereits angeführt, sind erstmaliges Auftreten und Umfang der plazentaren Funktionsstörung entscheidend für Auftreten und Entwicklung des klinischen Krankheitsbilds. Nach Beendigung der hyperplastischen Entwicklung spätestens in der 34. SSW (Winnick 1970) kann der Transport von Substanzen in die Plazenta aktiv wie passiv nur durch eine weitere Reifung der Chorionzotten und insbesondere durch die Entwicklung der Synzytiokapillaren gesteigert werden. Je eher die Villi also reifen und eine Maturitas praecox placentae entsteht, z.B. Unausgewogenheit in Relation zur kleinen, für den Austausch erforderlichen Oberfläche, desto eher erreicht die Plazenta ihre Leistungsgrenze und kann von da an die Bedürfnisse des Kindes nicht mehr befriedigen. Schweikhart (1985a, b) beschreibt in seinen herausragenden Arbeiten zusammen mit Kaufmann und Sen das pathologisch-anatomische Wesen des "Überreife-Dysmaturitäts-Syndroms". Gestützt auf morphologische Plazentauntersuchungen aus 1005 Schwangerschaften in Verbindung mit ihrer klinischen Entwicklung führt er an, daß die Differenzierung ("Reifung") der intermediären Chorionzotten, anders als bei einer hypertrophen, "unreifen" Plazenta (z.B. bei Rhesusunverträglichkeit), wo sie sich nicht im notwendigen Tempo differenzieren ("reifen") und die Entwicklung terminaler Zotten unterbleibt, sehr frühzeitig stattfindet und so das Plazentawachstum entsprechend früh zum Stillstand kommt ("überreife Variante"). Der Versuch zur Bildung einer größeren, leistungsfähigen Austauschfläche vollzieht sich durch Entstehung möglichst vieler terminaler Chorionzotten relativ geringen Durchmessers. Klinisch hat dies eine kleine Plazenta sowie ein mindergewichtiges Kind zur Folge; falls die unterfunktionierende Plazenta keinen anderweitigen Ausgleich für die kindlichen Bedürfnisse schaffen kann, kommt es zu Frühgeburten oder im schlimmsten Fall zum Fruchttod. Als dritten morphologischen Komplex einer pathologischen Entwicklung der plazentaren Chorionvilli nennt Schweikhart den "relativen Mangel terminaler Zotten"; hierbei vollzieht sich zwar die "Reifung" einer befriedigenden Anzahl intermediärer Chorionzotten in normalem Zeitabstand, jedoch erwächst aus ihnen nicht die erforderliche Anzahl terminaler Zotten mit der Folge, daß die unzureichend veränderten intermediären Zotten den funktionalen Austausch, für den insbesondere die terminalen Zotten zuständig sind, nicht befriedigend bewältigen können. Diese drei Varianten der Plazentamorphopathologie sind nicht immer eindeutig zu differenzieren, so daß nicht einzuordnende Fälle bleiben. Dennoch ist die prozentuale Relation zwi-

100

schen den genannten Variationen der verschiedenen klinisch-normalen und klinisch-pathologischen Fälle kennzeichnend; das gilt insbesondere für eine retardierte intrauterine Entwicklung des Kindes und für übertragene Schwangerschaften. Obwohl wir den Anteil der "unreifen", der nicht eingeordneten und derjenigen Varianten mit Endzottten-Mangel, die sich in diesen beiden Gruppen (d.h. bei retardierter fetaler Entwicklung und Graviditätsübertragung) nahezu die Waage halten, nicht gesondert untersuchen, läßt sich als bemerkenswertes Ergebnis aus der Analyse dieser Forschungsarbeiten ableiten, daß bei übertragenen Schwangerschaften eine hohe Fallzahl (26,2%) eine aus morphologischer Sicht noch physiologische Plazenta aufweist und die Anzeichen für "Überreife", die man allgemein vermuten sollte, sich auf 12,3% der untersuchten Plazenten beschränken, während sich dieser "physiologische" Anteil in Fällen retardierter Fetalentwicklung bemerkenswert verringert (9,5%) und der mit "überreifer" Plazenta erhöht (25,7%).

Bereits 1964 betonte Gruenwald, daß verschiedene Kombinationen von Plazentagröße (als Maßstab für die Basisreserven) und bestimmten pathologischen Bedingungen dazu führen können, daß die Plazenta den vom jeweiligen Schwangerschaftsstadium abhängigen fetalen Bedürfnissen nicht mehr entspricht. Dieses Prinzip gilt auch bei Plazentadysfunktion. So führt chronische Plazentainsuffizientz zu retardierter intrauteriner Kindsentwicklung, wobei die fetale Haut die Symptome dieses Zustandes relativ frühzeitig – bis zu 5 Wochen vor dem Geburtstermin –, häufig und meist intensiv aufweisen kann.

Nun gilt es in Fällen von Plazentadysfunktion, wo die zur pränatalen Bestimmung der Fetalreife dienenden Fruchtwasseruntersuchungen (zytologische und Trübungskontrolle) nicht zu einer genauen Bestimmung des Graviditätsalters dienen, bestimmte Spezialitäten zu beachten. Der gesamte während der letzten Schwangerschaftsphase stattfindende Differenzierungs- oder "Reifungsprozeß" vollzieht sich hier, wie bereits gesagt, in einem früheren Stadium als bei einer normalen Schwangerschaft. Folglich vollzieht sich auch die vom funktionalen Zustand der Plazenta abhängige Abstoßung der VC der fetalen Epidermis früher, ohne daß der Zeitraum, der zwischen diesem Phänomen (d.h. der Abstoßung der VC ins Fruchtwasser) und dem Zeitpunkt der geringstmöglichen "physiologischen" bzw. "den Fetus nicht belastenden" Funktionsphase der Plazenta liegt, genau einzugrenzen wäre. Die weiteren die kindliche Haut angehenden Prozesse wie die mehr oder weniger umfangreiche Abschilferung der epidermalen Oberflächenschichten folgen analog. Das Ausmaß der Abschilferung der epidermalen Oberflächenzellschichten in Verbindung mit anderen äußerlichsomatischen Kriterien hat viele Forscher (Clifford 1954, 1957; Griffiths 1966; Finnström 1972) zu einer Taxinomie des Grades kindlicher Dystrophie (z.B. Dystrophie I. und II. Grades nach Clifford) als Ausdruck für den Umfang der Plazentadysfunktion bei übertragener und nichtübertragener Schwangerschaft geführt. Besonderheiten bei der Auswertung der Ergebnisse der zytologischen und photometrischen Untersuchungen des Fruchtwassers in Fällen mit fetaler Dystrophie werden an den folgenden Beispielen deutlich: Die klinische Überprüfung älterer zytologischer Untersuchungen des Fruchtwassersediments zur pränatalen Bestimmung der fetalen Reife (Agorastos 1979a) erbrachte in 13 von insgesamt 152 Fällen, bei denen im

Fruchtwassersediment 35-74% Keratinozyten mit Haufenbildung veranschlagt
worden waren (dabei handelt es sich um eine weitere Begleiterscheinung für die
Abstoßung der VC, die logischerweise mit dem Auftreten großer Mengen von
Hornzellen einhergeht), daß die klinische Untersuchung bei diesen 13 Neugeborenen nach der Methode von Dubowitz et al. Ergebnisse aufwies, die relativ "unreifen" Kindern entsprechen (35.-37. Woche n.D.), Ergebnisse also, die sich mit
denen der zytologischen Fruchtwasseruntersuchung nicht deckten, nach denen
die Kinder "reif" sein müßten (> 25% Hornzellen). Als wir jedoch jeden einzelnen dieser 13 Fälle sorgfältig überprüften, fand sich, daß alle Kinder einen somatischen Score nach Dubowitz > 20 hatten, der nach der Methode von Farr et al.
(dessen Score mit dem somatischen Score von Dußowitz übereinstimmt, s. S. 103)
einer Schwangerschaftsdauer von 39 und mehr Wochen entsprach. Der neurologische Score nach Dubowitz dagegen, der sich auf Methoden zur postnatalen Bestimmung der Schwangerschaftsdauer aufgrund neurobiologischer Charakteristika des Neugeborenen nach Robinson (1966), Amiel-Tison (1968) und Hohenauer
(1976) stützt – s. S. 103 –, wies in allen 13 Fällen eine große Disproportion zum somatischen Score auf und entsprach der Amiel-Tison-Methode zufolge einer
Schwangerschaftsdauer von 30-33 Wochen.

Als typisches Beispiel eines dieser 13 Fälle sei der Verlauf bei einer 34 jährigen schwangeren
Frau, II-para, II-gravida, beschrieben, bei der die Ultraschallfetometrie in der 18. SSW einen der
17. SSW entsprechenden fetalen biparietalen Durchmesser von 3,6 cm ergab. Bei weiteren Ultraschalluntersuchungen in der rechnerisch 20., 27., 33. und 39. SSW wurde eine zunehmende
Wachstumsretardierung mit einer Diskrepanz von 5-6 Wochen am Endtermin diagnostiziert.
Am 279. Schwangerschaftstag efrolgte die Geburt eines dystrophen Kindes mit einem Geburts-
gewicht von 2290 g und einer Länge von 49 cm. Die postpartale Untersuchung des Neugeborenen nach der Methode von Dubowitz et al. ergab ein geschätztes Gestationsalter von 35 Wochen. Die alleinige Beurteilung der somatischen Kriterien ergab einen somatischen Score von 24,
der nach Farr et al. einer Gestationsdauer von 40 Wochen entspricht. Die alleinige neurologische Untersuchung ergab einen Score von 17, wobei einige Zeichen nach der Methode von
Amiel-Tison und Hohenauer einem Gestationsalter von 30-32 Wochen entsprachen. Die zytologische Untersuchung des am Anfang der Geburt gewonnenen Fruchtwassers hatte in diesem Fall
einen Prozentsatz von 61,4% in deutlicher Haufenbildung vorkommender polygonaler Zellen
ergeben, der für einen reifen Feten sprach. Dieser Befund korreliert also nur mit der geschätzten
Gestationsdauer nach Farr et al. (40. SSW) und steht im Gegensatz zu den Ergebnissen der Untersuchung von Dubowitz et al. sowie Amiel-Tison und Hohenauer.

In diesen Fällen, bei denen sich mit der Geburt der Kinder bestätigte, daß sie für
ihr Austragungsalter mindergewichtig waren ("small for date"), mit anderen
Worten, daß eine Plazentainsuffizienz vorlag, darf man vermuten, daß die Beeinflussung der neurologischen und neuromotorischen Entwicklung des Fetus durch
eine verminderte Plazentaleistung zu einer Linksverschiebung (d.h. zu weniger
Wochen) des Untersuchungsergebnisses (Methode zur Bestimmung der Schwangerschaftsdauer) nach Dubowitz et al. führt, obwohl die somatischen Kriterien
eigentlich für ein "reifes" Kind sprechen. Das bestätigt übrigens Finnströms
(1972) Beobachtung, nach der dystrophe Neugeborene allgemein niedrigere neurologische Scores als normale, eutrophe Neugeborene aufweisen, wie auch die
Hypothese von Sharp u. Obst (1968), nach der die "Reifung" der fetalen Haut
durch Plazentainsuffizienz nicht verzögert, sondern beschleunigt wird.
    In neueren Forschungen untersuchten wir dieselben Relationen zwischen den

102

Tabelle 3. Vernixscore (Aus Agorastos et al. 1983)

Punkte	3	2	1	0	
Vernixstatus	Völlig bedeckt	Teils bedeckt	Frei von Vernix bis auf kleine Streifen	Völlig frei von Vernix	
Rücken					
Brust – Bauch					
Extremitäten					
Hautfalten					
Gesamtscore					

Parametern des Fruchtwassers (Zytologie und Fruchtwassertrübung vor und nach Zentrifugieren) und der postnatalen Bestimmung des Reifestadiums bzw. der Schwangerschaftsdauer nach der Dubowitz-Methode (Agorastos et al. 1982). Für alle Neugeborenen, an denen FW-Untersuchungen vorgenommen worden waren, ergänzten wir sofort nach der Geburt 2 Scores: Der erste (*Vernixscore*) steht in Beziehung mit der Bedeckung des neugeborenen Körpers durch die VC (Tabelle 3) und wurde auf Grundlage der entsprechenden Arbeiten von Zabkar (1975) und Lamberti (1978a) erstellt (Agorastos et al. 1983); der zweite (*Dystrophiescore*) steht in Beziehung zu den Anzeichen für Dystrophie, d.h. subkutanes Fett, Abschilferung der Haut, Größe der Finger- und Fußnägel, Aussehen der Handflächen ("Waschfrauenhände"), Hautrunzeln der Fußsohlen (Tabelle 4). Je geringer der Vernixscore, desto unzweifelhafter ist bei einem solchen Neugeborenen die VC zum größten Teil schon intrauterin abgefallen. Neugeborene mit hohem Vernixscore wurden mit einer Haut geboren, die zu großen Teilen von VC bedeckt war. Auf Grundlage der zuvor angeführten Korrelation zwischen dem Grad der Bedeckung der kindlichen Haut mit VC und dem Grad allgemeiner fetaler Reife ist der Vernixscore für uns ein objektives Kriterium zur Bestimmung der fetalen Reife. Nach Überprüfung der verschiedenen Möglichkeiten zur Gruppierung der Kollektive kamen wir (stets in Entsprechung zum schriftlich fixierten oder empirischen Bild eines reifen Neugeborenen) zum Grenzwert 5 für den Vernixscore, d.h. daß Neugeborene mit einem Vernixscore < 5 als "allgemein reif" und solche mit einem Vernixscore ≥ 5 als "allgemein unreif" gelten. Mit dem aufgrund der klinischen und bibliographischen Belege (Clifford 1954; Griffiths 1966; Lamberti

Tabelle 4. Dystrophiescore

Punkte	0	1	2	3	4	
Subkutanes Fett	Ausgebildet	Verringert		Fehlt		
Hautabschilferung	Keine		Kleine Areale		Große Areale	
Fingernägel	Erreichen nicht	Erreichen	Überragen			
Fußnägel	Erreichen nicht	Erreichen		Überragen		
"Waschfrauenhände"	Keine		Undeutlich sichtbar		Deutlich sichtbar	
Plantare Furchen	Vorderes Drittel		Furchung mehr als vorderes Drittel		Tiefe Furchen mehr als vorderes Drittel	
Gesamtscore						

et al. 1981a) entwickelten "Dystrophiescore" bestimmten wir die somatisch-äußerlichen Kriterien für ein dystrophes Neugeborenes. Nach Überprüfung verschiedener Möglichkeiten zur Trennung der Kollektive nach ihren Grenzwerten bevorzugten wir auf Grundlage der gleichen Überlegung die Summe 6 als repräsentativsten Grenzwert für den Dystrophiescore, so daß Neugeborene mit einem Dystrophiescore < 6 als "nicht dystroph" und solche mit einem Dystrophiescore ⩾ 6 als "dystroph" galten. Danach bewerteten wir die Reife jedes Kindes bzw. das errechnete Austragungsalter nach Dubowitz et al. durch Erstellung des jeweiligen neurologischen und somatischen Score.

Abbildung 68 zeigt die Trübungswerte des Fruchtwassers in Relation zur nach Dubowitz bestimmten Schwangerschaftsdauer. Die Trübungswerte steigen nach der 37. Woche n.D. eindeutig an. In 9 Fällen mit hohen Trübungswerten (0,8-1,65 A) belegte die postnatale Untersuchung n.D. im Gegensatz zu unseren Erwartungen Schwangerschaftsdauer von 36-37 Wochen. Wir untersuchten diese Fälle detailliert und stellten folgendes Charakteristikum fest: Nahezu alle Schwangerschaften wiesen erhebliche Abweichungen zwischen dem neurologischen und dem somatischen Score n.D. auf. Wir verglichen nun den neurologischen Score n.D. mit den Scores von Amiel-Tison (1968) und Hohenauer (1976), die die Austragungsdauer des Fetus ausschließlich auf Grundlage neurologischer Kriterien des Neugeborenen bewerten, und den somatischen Score n.D. mit dem Farr-Score, der ebenfalls nur somatische Kriterien für die postnatale Bestimmung der Schwangerschaftsdauer umfaßt. Wir kamen zu dem folgenden bemerkens-

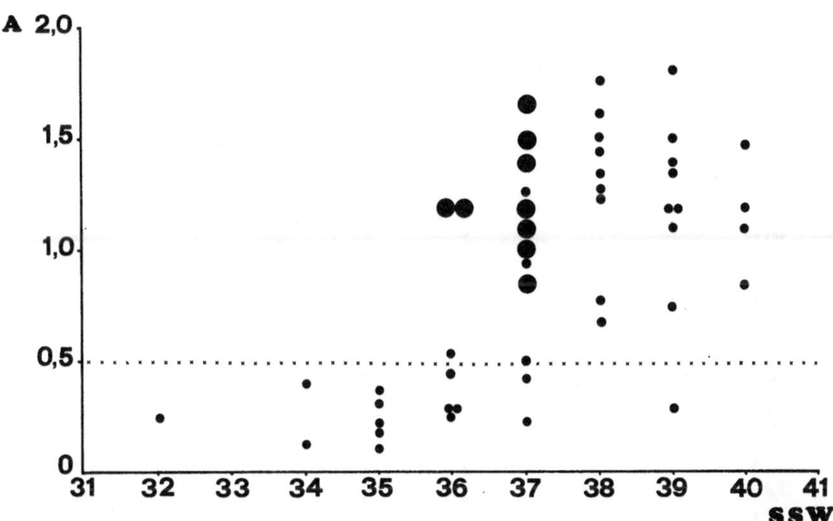

Abb. 68. Fruchtwassertrübung *(A)* in Relation zu der nach Dubowitz postnatal bestimmten Gestationsdauer *(SSW)*. Es zeigt sich eine deutliche Zunahme der Trübungswerte nach der 37. SSW n.D. Die größeren Symbole in der 36. und 37. SSW n.D. entsprechen den Fällen, bei denen eine Diskrepanz zwischen neurologischem und somatischem Score bei der postnatalen Untersuchung der Neugeborenen nach der Methode von Dubowitz et al. festgestellt wurde

werten Ergebnis (Abb. 69): Alle 9 nur nach ihrem somatischen Score n.D. untersuchten Fälle waren als "reife" Kinder zu betrachten, da sie über dem Scorewert 24 n.D. lagen, der im Prinzip mit dem gleichen Wert nach Farr zusammenfällt und 39-40 SSW entspricht. Nach Untersuchung der gleichen 9 Fälle nur nach ihrem neurologischen Score n.D. waren die Kinder aber als "unreif" zu betrachten, da sie den Wert 28 des neurologischen Scores n.D. erheblich unterschritten, der den analogen Scores von Amiel-Tison und Hohenauer ungefähr entspricht und eine Schwangerschaftsdauer von 38-39 Wochen anzeigt. Demnach handelt es sich nach Farr (nach somatischen Kriterien also) in allen 9 Fällen um vollständig reife Neugeborene, d.h. ihre Austragungszeit liegt nach Farr bei 40 Wochen; Amiel-Tison und Hohenauer zufolge (d.h. auf Basis rein neurologischer Kriterien) sind dagegen alle 9 Fälle unreife Kinder mit einer Graviditätsdauer von ca. 33-35 Wochen.

Als wir auch die übrigen Parameter (Anteil keratinisierter Zellen, Fruchtwassertrübung vor und nach Zentrifugieren, Vernix- und Dystrophiescore) an diesen 9 Fällen untersuchten, stellten wir folgendes fest (Tabelle 5): Sowohl die Trübungswerte als auch die prozentuale Analogie der Hornzellen (von einer Ausnahme abgesehen) sprechen für "reife" Neugeborene (A > 1,0 und Hornzellen > 25%). Der sofort nach der Geburt angewandte Vernixscore – ein im Grunde ebenfalls somatisches Kriterium – sprach in 7 der 9 Fälle ebenfalls für "reife" Neugeborene (über dem Grenzwert 5). Bei Untersuchungen mit dem Dystrophiescore schließlich stellten wir fest, daß 8 der 9 Neugeborenen einen Score über dem Grenzwert 6 aufwiesen, was bei der Mehrzahl dieser Neugeborenen für

105

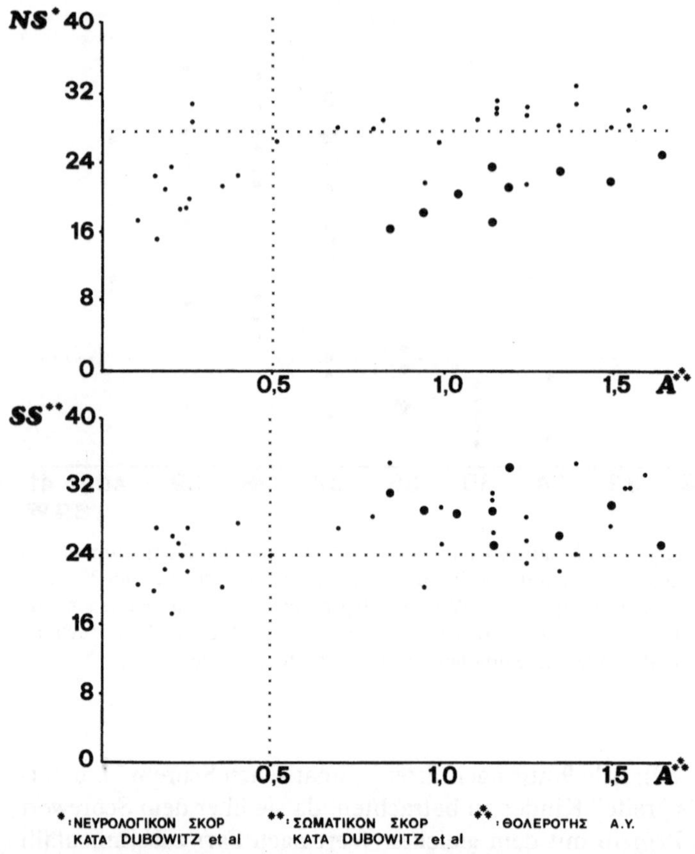

Abb. 69. Neurologischer Score *(NS)* und somatischer Score *(SS)* nach Dubowitz et al. in Relation zur Fruchtwassertrübung *(A)*. Die größeren Symbole entsprechen den Fällen, bei denen eine Diskrepanz zwischen neurologischem und somatischem Score bei der postnatalen Untersuchung der Neugeborenen nach der Methode von Dubowitz et al. festgestellt wurde

Tabelle 5. Verteilung von 9 Neugeborenen bei denen eine Diskrepanz zwischen neurologischem und somatischem Score nach Dubowitz festgestellt wurde, entsprechend den Grenzwerten der Fruchtwasserparameter – Trübung *(A)* und Keratinozytenanteil *(K)* – und den postnatal erstellten Vernix-*(VS)* und Dystrophiescores *(DS)*.

	A		K		VS		DS	
Grenzwert	< 1,0	$\geq$ 1,0	< 25%	$\geq$ 25%	< 5	$\geq$ 5	< 6	$\geq$ 6
Anzahl	0	9	1	8	7	2	1	8

mehr oder weniger starke, mit Plazentainsuffizienz verbundene, Dystrophie anzeigende Merkmale spricht (darüber hinaus schwankte das Körpergewicht dieser Neugeborenen zwischen 2650 und 3200 g). Es liegt also die Annahme nahe, daß die diskrepanten postpartalen Untersuchungsbefunde bei dystrophen Kindern (bei denen die FW-Analyse meistens für "reife" Kinder sprechende Ergebnisse der "Hautparameter" ergibt), d.h. der einer vollen Reife entsprechende somatische Score und der unterwertige neurologische Score, auf eine gewisse Beeinflussung der präpartalen neurologischen Reifungsprozesse bei intrauteriner Mangelernährung bzw. plazentarer Insuffizienz hinweisen. Dadurch wird natürlich die Zuverlässigkeit der Methode von Dubowitz et al. für ähnliche Fälle fetaler Dystrophie eingeschränkt, da der niedrige neurologische Score zu fehlerhaften (geringeren) Schätzungen der Schwangerschaftsdauer führen kann. Mit einer anderen Arbeitsgruppe prüften wir ebenfalls die Möglichkeiten, fetale Dysmaturität durch Fruchtwassertrübungsuntersuchungen voraussehen bzw. ausschließen zu können und stellten fest, daß bei 1,0 A entsprechenden oder darunterliegenden Trübungswerten des Fruchtwassers (vor und nach Zentrifugieren) ein dysmaturer Fetus ausgeschlossen werden kann. Wir stellten bei 95% der dysmaturen Feten Fruchtwassertrübungswerte über 1,0 A fest. Umgekehrt liegt die Wahrscheinlichkeit, daß es sich bei über 1,0 A liegenden Trubungswerten um einen dysmaturen Fetus handelt, bei höchstens 47% (Lamberti et al. 1981).

Zusammenfassend kann man sagen, daß, wenn eine Differentialdiagnose zwischen fetaler Unreife und fetaler Dystrophie angezeigt ist, das Vorhandensein von auf eine "reife" Haut hindeutenden Fruchtwasserbefunden für eine Dystrophie spricht, was in vielen Fällen eine beschleunigte Beendigung der Schwangerschaft indiziert (wobei selbstverständlich auch die übrigen Parameter wie z.B. Kardiotokogramm, "fetal biophysical profile" – FBP –, Doppler-Untersuchungen, etc. zu bewerten sind), wogegen im entgegengesetzten Fall ein konservatives Vorgehen anzuraten ist.

3.5 Reifungsprozesse am Schwangerschaftsende (graphische Darstellung)

Wie ausführlich beschrieben wird die morphologisch-funktionale Verfassung der Plazenta und folglich der gesamte Schwangerschaftsverlauf, zumindest was das letzte Trimenon betrifft, nicht primär vom Graviditätsalter, sondern von einem "endogenen Reifungs- und Differenzierungspotential" der Stamm-, Intermediär- und Endzotten beeinflußt. Wenn man bedenkt, daß Haut und Lungen des Kindes, wie die pränatale Beobachtung zeigte, in unmittelbarer Abhängigkeit von der Verfassung der Plazenta reifen und eine Plazenta-"Überreife" sogar zu ihrer vorzeitigen "Reifung" führt, ohne daß es allerdings in diesen Fällen möglich ist, die zwischen den abschließenden Stadien der Fetalreifung liegenden Zeiträume zu bestimmen (Reifung der Lungen – Reifung der Haut – allgemeine Reife), so ist das wesentliche Kriterium für den Ablauf der letzten Schwangerschaftsphase der Zeitpunkt, an dem die verschiedenen abschließenden "Reifungs- und Differenzierungsprozesse" der Chorionzotten der Plazenta beginnen.

In Abb. 70a versuchen wir, die zwischen der plazentaren Leistungsfähigkeit,

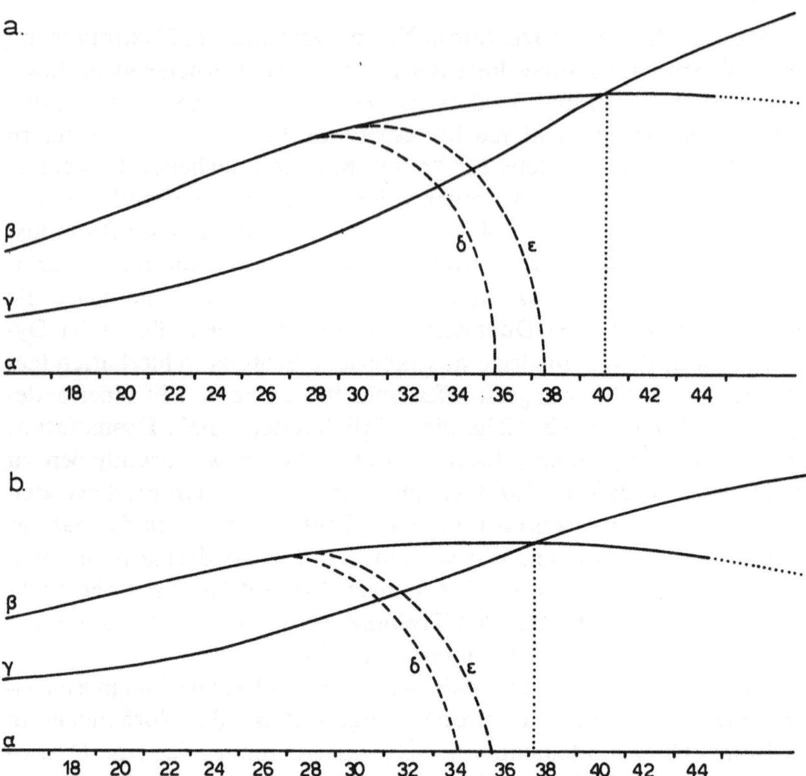

Abb. 70 a, b. Graphische Darstellung der Beziehungen zwischen Gestationsalter *(α)*, plazentarer Leistungsfähigkeit *(β)*, Bedürfnissen des Fetus *(γ)*, Reifungsprozeß der fetalen Lungen *(δ)* und Reifungsprozeß der fetalen Haut *(ε)*. **a** Unter physiologischen Bedingungen. **b** Unter Bedingungen einer plazentaren Insuffizienz

den Bedürfnissen des Fetus und der Schwangerschaftsdauer bestehenden Beziehungen graphisch darzustellen, wobei wir gleichzeitig Bezug auf den Reifungsprozeß von Lungen und Haut des Kindes nehmen. Kurve α steht für das kalendermäßige Schwangerschaftsalter. Kurve β drückt die Leistungsfähigkeit der Plazenta aus, die unter normalen Bedingungen ab einem von Winnick (1970) um die 34. Woche angesetzten Punkt ein Plateau erreicht (Lamberti 1988) und deren pathologisch-anatomisches Äquivalent sich in der Reifung der Intermediärzotten und darüber hinaus der Bildung terminaler Chorionzotten für die Austauscherfordernisse zwischen kindlichem und mütterlichem Blut ausdrückt (Schweikhart). Kurve γ steht für die im Verlauf der Schwangerschaft ständig wachsenden Bedürfnisse eines konventionellen und eines bis zu einem gewissen Grad "durchschnittlich normalen" Fetus. Von den gestrichelten Kurven drückt δ den "Reifungsprozeß" der fetalen Lungen und ε den der fetalen Haut aus. Der Schnittpunkt zwischen den Kurven β und γ, die die Leistungsfähigkeit der Plazenta und die kindlichen Bedürfnisse schematisieren, steht für den Zeitpunkt, der als ideal für die Beendigung der Schwangerschaft gilt. Das deshalb, weil die Plazenta davor noch zur

108

Entwicklung bzw. Reifung des Fetus beitragen kann, wogegen ihre Leistungsfähigkeit danach für die Versorgung des Kindes nicht mehr ausreicht und in der Folge das Kind gefährdet ist. Diese Gefahr für das Kind nimmt zu, je größer der zeitliche Abstand zu dem idealen "Schnittpunkt" ist, d.h. je stärker sich Kurve β und γ voneinander entfernen.

Wenn die intermediären Chorionzotten der Plazenta zu einem relativ frühen Zeitpunkt reifen ("überreife Plazenta", Plazentainsuffizienz) (Abb. 70b) wird ein entsprechend frühzeitiges Erreichen ihrer maximalen, aber gleichzeitig niedrigeren, in Relation zu der der normalen Plazenta, Leistungsfähigkeit (Plateau-Phase) beobachtet, so daß der Schnittpunkt der Kurven β und γ sich nach links verschiebt. Das bedeutet für die absolute Schwangerschaftsdauer, daß sich der ideale Zeitpunkt für ihre Beendigung mit den wenigsten Gefahrenquellen für das Kind vorverschiebt. Entsprechend früher als im "Normalfall" (Abb. 70a) finden auch bei vorliegender Plazentainsuffizienz (Abb. 70b) die Reifungsprozesse der Lungen (Kurve δ) und der Haut (Kurve ε) des Feten statt, ohne daß der zeitliche Abstand zwischen ihnen und dem "Reifungsprozeß" der Plazenta stabil, geschweige denn deckungsgleich mit dem in Abb. 70a dargestellten wäre.

Vollständig schematisch werden auch die graphischen Beziehungen zwischen dem beginnenden "Reifungsprozeß" der intermediären Chorionzotten und den beginnenden "Reifungsprozessen" von fetaler Haut und Lungen dargestellt. Man kann gegenwärtig noch nicht bestimmen, woher der auslösende Funke entspringt; ob also die Plazenta – durch die endgültige Differenzierung ihrer Zotten – eine "Botschaft" an den Fetus schickt, den Reifungsprozeß seiner Lungen und Haut zu beenden, oder ob diese "Botschaft" vom Fetus ausgesandt wird, zu den letzten Veränderungen in Plazenta und Uterus führt und den Beginn der Geburt zum Ergebnis hat, eine Theorie, die in letzter Zeit immer mehr Anhänger gewinnt.

3.6 Differenzierte und an Einzelfälle angepaßte Methodik zur Bestimmung des idealen Geburtszeitpunktes

Angesichts der ständig zunehmenden Präzision der diagnostischen Methoden sowie des wachsenden therapeutischen Erfolgs ist ein Festhalten an nur einem methodischen Prinzip nicht mehr zu rechtfertigen. Ganz im Gegenteil erfordert das Bestreben, die Gefahren für Mutter und Kind auf ein Minimum zu reduzieren, jedem Einzelfall die gleiche Aufmerksamkeit zu schenken und sowohl den präventiven Maßnahmen als auch den Indikationen für ärztliches Eingreifen gleichrangige Bedeutung zu geben, wobei der Gesamtaspekt von Schwangerschaftsdauer, individueller Zervixreife und speziellen Risikofaktoren bestimmt werden sollte. Das setzt eine permanente Wachsamkeit voraus, um im jeweiligen Zeitpunkt die richtige Entscheidung zu treffen, und steht in direkter Beziehung zur notwendigen Bestimmung der genauen Schwangerschaftsdauer – schon von ihrem ersten Stadium an – als entscheidendem Kriterium für die meist entsprechende biologische Reife des Kindes. Sofern diese entwicklungsgeschichtlichen Daten nicht vorliegen bzw. nicht zuverlässig sind, bleibt als einzige für die Berechnung der Schwangerschaftsdauer in dieser Phase zuverlässige Methode die Bewertung der Parameter aus der Größenmessung des Fetus durch Ultraschalluntersuchung während der ersten Schwangerschaftshälfte. Später erlauben die weiteren Kontrollen dieser Parameter im Vergleich zu den ersten Angaben eine Bewertung der fetalen Entwicklung und parallel dazu der plazentaren Leistungsfähigkeit. Eine intrauterin retardierte kindliche Entwicklung verschiebt die "physiologische Schlußphase der Schwangerschaft" (d.h. die Phase, in der das Kind als ausgereift gilt) nach vorn (d.h. in frühere SSW); im Falle chronischer Plazentainsuffizienz treten Zeichen für Dysmaturität bzw. Überreife an der fetalen Haut recht häufig bereits vor dem wahrscheinlichen Geburtstermin auf (Lamberti et al. 1973; Lamberti 1978b; Thliveris 1978). Diese dystrophen Kinder sind bei einer übertragenen Schwangerschaft unmittelbar gefährdet und haben eine besonders schlechte Prognose (Kloostermann 1955; Dawkins 1965; Naeye 1967). Für das geburtshilfliche Management tritt in diesen Fällen das Problem auf, daß bei dem als geeignet ausgewählten und mit den wenigsten Geburtsrisiken verbundenen Zeitraum oft keine ideale oder zumindest partielle Zervixreife vorhanden ist, ein Umstand, der den Geburtsbeginn erleichtern würde (obschon ausreichende Hinweise auf eine Interdependenz zwischen retardierter fetaler Entwicklung und Frühgeburt existieren, s. Lamberti 1981). So beschränkt die Zervixunreife die Chancen für eine Geburtseinleitung zu einem für den Austritt des Kindes aus dem Uterus in eine geeignetere Umwelt gewählten Zeitpunkt, der sich in Fällen fetaler Dysmaturität mehr oder weniger weit vor dem angenommenen Endtermin befindet. Im Gegensatz dazu liegt dieser Zeitpunkt in Fällen fetaler Überreife nahe am Geburtstermin, so daß die Zervix für gewöhnlich keine unüberwindlichen Probleme für die Einleitung einer normalen Geburt bietet. Je genauer und sicherer und mit den wenigsten Gefahrenquellen für die Frucht sich also dieser ideale Zeitpunkt bestimmen läßt, desto geringer ist auch die Unsicherheit, ob vorsorgliche Maßnahmen ergriffen werden müssen, d.h. eine Geburtseinleitung vor Auftreten sie erschwerender Symptome.

Bei einer vollständig normalen und in ihrer Dauer bekannten Schwangerschaft können wir in Übereinstimmung mit der statistischen Kurve der fetalen Gefährdung gegen Schwangerschaftsende davon ausgehen, daß sich der Zeitraum mit der geringsten Gefährdung des Fetus symmetrisch auf den wahrscheinlichen Geburtstermin hin verringert und dieser Termin (d.h. der 280. Schwangerschaftstag) die geringsten Gefahren für das Kind birgt. Bei völlig normalen Schwangerschaften ist eine Geburtseinleitung ("programmierte Geburt") am 280. Tag akzeptabel, solange der Zervixzustand sie nicht beschränkt und keine Zweifel über eine Kindsreifung in Übereinstimmung mit der Schwangerschaftsdauer existieren. Selbstverständlich müssen wir in solchen Fällen eine fehlende Zustimmung oder fehlendes Vertrauen der zukünftigen Mutter oder des Vaters zu den vorgeschlagenen Methoden als gleichermaßen einschränkenden Faktor werten, da ihre psychologischen Momente eindeutig größeres Gewicht als bestimmte, methodisch und organisatorisch angebotene Vorteile haben (Richter 1978).

Der "natürliche Spielraum" der letzten fetalen Reifungsphase in Relation zu dem absoluten Wert (Tag) der Schwangerschaft erlaubt, einen Termin für eine präventive Geburtseinleitung mit einigen Tagen Spanne vor oder nach dem errechneten Endtermin auszusuchen. Diese Zeitspanne kann vor allem in den Fällen ausgeschöpft werden, wo nicht alle Voraussentzungen für die Geburtseinleitung erfüllt sind. Keinesfalls sollte der Terminkalender, weder der des Arztes

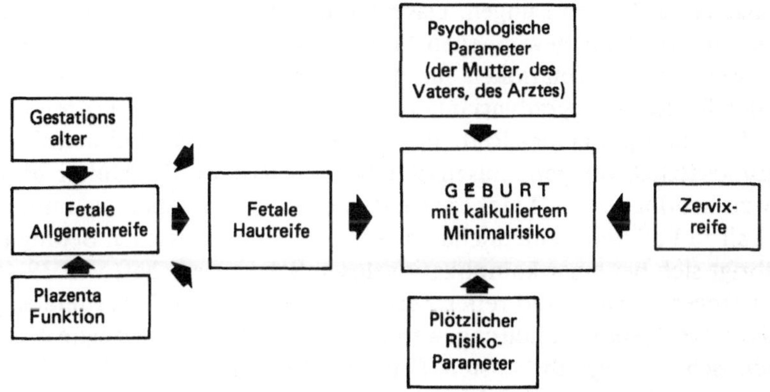

Abb. 71. Parameter, die bei der individuellen Terminierung der Geburt berücksichtigt werden sollen, um das kindliche Risiko so klein wie möglich zu halten. (Modifikation nach einem Schema von Lamberti et al. 1981b)

noch der der Schwangeren, bei der Verfügung über diesen Spielraum die entscheidende Rolle spielen (Lamberti 1981). Bei Zervixunreife muß der Zeitpunkt einer präventiven Geburtseinleitung verschoben und ihre Reifung abgewartet werden, solange keine durch die Überwachungsparameter erkennbaren erschwerenden Umstände auftreten. Bekanntlich können aber mit den z.Z. existierenden Kontroll- und Beobachtungsmöglichkeiten nur bereits existierende fetale Gefahrensituationen für das Kind erkannt werden, während ihre Etwicklung nicht vorsehbar ist. So ist letztendlich eine korrekte Einschätzung des allgemeinen kindlichen Reifezustands in Relation zu den übrigen Faktoren die wichtigste und schwierigste Aufgabe. Es geht also darum festzustellen, in welchem Reifestadium sich die fetalen Organe und dabei insbesondere die Haut befinden, die einen unmittelbaren Eindruck der letzten Reifungsphase liefert und direkt von so wesentlichen Regulatoren wie der Schwangerschaftsdauer und der Plazentaleistungsfähigkeit beeinflußt wird (Abb. 71).

Die Bestätigung, daß Phospholipide des Surfactant in ausreichender Dichte im Fruchtwasser vorhanden sind und der Hauptanteil der Vernix caseosa bereits abgestoßen wurde, sind die beiden wesentlichen Faktoren, auf die sich eine pränatale Diagnostik der fetaler Reife und der plazentaren Leistungsfähigkeit während des letzten Schwangerschaftsstadiums stützen kann. Die uns auf der Basis dieser Informationen ermöglichten diagnostischen Methoden können wir, wie üblich, in "invasive" und "nichtinvasive" unterteilen. Als nichtinvasiv können die Amnioskopie und das fetale EKG, was die Höhe der R-Zacke betrifft, gelten. So wird mit der Amnioskopie (Zabkar 1975) die Zusammensetzung des Fruchtwassers in Hinblick auf eine Existenz oder Nichtexistenz von VC-Substanzen kontrolliert, während mit dem fetalen EKG durch die mütterliche Bauchdecke (Bolte 1978) der Zeitpunkt der Abstoßung der VC ins Fruchtwasser abgeschätzt werden kann. Beide Methoden weisen Erfolgsquoten, aber auch viele Mißerfolge auf (z.B. ist die Amnioskopie bei vollständig unreifer Cervix schwierig, und das EKG bringt bei Sitz der Plazenta an der vorderen Uteruswand kein verwertbares Ergebnis). Darüber hinaus liefert keine der beiden Methoden direkte Informationen über die Verfassung der fetalen Lungen. Dagegen liefern uns direkte Untersuchungen des durch Amniozentese gewonnenen Fruchtwassers (invasive Methode) ausreichend verwertbare Informationen für die Feststellund und Abgrenzung unterschiedlicher fetaler Reifegradvarianten. Die Indikation zu einer Amniozentese mit dem Ziel einer pränataler Reifediagnostik, die wegen der bei invasiven Verfahren grundsätzlich nie ganz auszuschließenden Risiken für Mutter und Kind restriktiv zu handhaben ist (Lamberti), entscheidet sich in Übereinstimmung mit den von Fall zu Fall unterschiedlichen bzw. besonderen klinischen Bedingungen.

So erübrigt sich bei einer komplikationslosen Schwangerschaft von 39-40 Wochen oder längerer Dauer und reifer Zervix jedwede Kontrolle der fetalen Reife. Eine präventive Geburtseinleitung wäre eine vorsorglich angezeigte Handlung und theoretisch am ungefährlichsten. Falls allerdings die Zervix 10-15 Tage nach dem errechneten Endtermin und bei sonst normalen Befunden aus der engmaschigen fetalen Zustandsdiagnostik (CTG, FBP, Doppler-US, O_3 u.a.) weiterhin unreif bleibt, ist die Geburt in jedem Fall angezeigt, sei es durch Einleitung oder letzlich durch Kaiserschnitt. Eine erweiterte fetale Reifediagnostik wäre in diesem Fall hilfreich für eine schnelle Entscheidung hinsichtlich der Art der Geburt, da damit eine fetale Überreife bzw. Dysmaturität ausgeschlossen werden könnte, die sonst wahrscheinlich während der Wehen aufgrung der ohnehin vorhandenen Plazentainsuffizienz zur Hypoxie beim Fetus führen würde.

Bei nachgewiesen retardierter Fetalentwicklung wie auch in anderen pathologischen, mit Plazentainsuffizienz einhergehenden klinischen Fällen kann die pränatale Diagnose der fetalen Dysmaturität rechtzeitig vor dem errechneten Endtermin eine Geburtseinleitung oder zumindest die permanente Kontrolle der fetoplazentaren Einheit indizieren. Bei unsicherem Graviditätsalter muß die Diagnostik der fetalen Reife zum frühestmöglichen Endtermin durchgeführt werden. Wenn ein Verdacht auf fetale Wachstumsretardierung aufgrund einer chronischen Plazentainsuffizienz vorliegt, sollte dieser Zeitpunkt 2-3 Wochen vorverlegt werden. Schematisch könnte man in Fällen vollständig unbekannter Schwangerschaftsdauer von einem fetalen Minimalgewicht von 2000 g als Voraussetzung einer ersten Amniozentese zur pränatalen Reifediagnostik ausgehen. Diese Diagnose sollte nach 2-3 Wochen ein- oder mehrmals wiederholt werden, um eine Gegenüberstellung der unterschiedlichen Werte der verschiedenen untersuchten Parameter zu gestatten, die letztlich eine Grundlage für die endgültige Differentialdiagnose zwischen fetaler Frühreife und fetaler Dystrophie bilden würde (Lamberti et al. 1981).

Heute ergibt sich mit den Möglichkeiten zur pränatalen Diagnostik der fetalen Reife eine wichtige Hilfe für die Entscheidungsfindung des Geburtshelfers, um die Gefahrenquellen im letzten Schwangerschaftsstadium bis zur Geburt des Kindes durch individuell angepaßtes Management zu verringern. Die zukünftigen Entwicklungen sollen den Geburtshelfer auf der Basis der genannten Kriterien der Tragzeit, der Leistungsfähigkeit der Plazenta, der kindlichen Entwicklung und Reifung, der pränatalen Zervixreifung und eventuell weiterer Kriterien in die Lage versetzen, den in jedem Fall vorteilhaftesten und gefahrenärmsten Zeitpunkt für eine Geburt zu wählen, für die in jedem Einzelfall ein Idealtermin festgelegt werden sollte, im Sinne einer *individuell terminoptimierten Geburt* (Jung 1978).

4 Initiativprozesse der Geburt (Theorien und Ansichten)

Etwa 26 Jahrhunderte nach ihm finden wir in der Literatur immer noch die seinerzeit von Hippokrates vertretene Auffassung, daß "der Fetus, wenn er ausreichend gewachsen ist und die Mutter seinen 'Ernährung und Geist' betreffenden Bedürfnissen nicht mehr entsprechen kann, den Weg vorbereitet und versucht, frei von jeder Bindung und ohne Verzögerung in die äußere Welt zu gelangen". Tatsächlich wird die zentrale Rolle des Kindes für die Geburtsauslösung in letzter Zeit durch Analysen der vorliegenden wissenschaftlichen Ergebnisse bestätigt. Nach Liggins et al. (1977) drückt das Geburtsdatum nichts anderes als die Beendigung des kindlichen Reifungsprozesses aus: Das Kind kommt frühestens zur Welt, wenn es für das extrauterine Leben bereit (reif) ist, und spätestens, wenn der mütterliche Organismus an der Obergrenze seiner Leistungsfähigkeit angelangt ist – einer der kompliziertesten und faszinierendsten Vorgänge der menschlichen Entwicklung. Die die geburtsauslösenden Mechanismen betreffenden Fragestellungen sind heutzutage nicht nur von wissenschaftlich-theoretischer, sondern auch von klinischer Relevanz, wie der entscheidende Rückgang der perinatalen Mortalität und Morbidität in den letzten 20 Jahren zeigt, dies unabhängig davon, daß viele der Fragestellungen noch nicht abschließend beantwortet sind.

Bis vor wenigen Dekaden herrschte unter den zahlreichen Theorien zum Wehenbeginn diejenige vor, daß sie durch eine plötzliche Verringerung bestimmter, die Kontraktionen der Gebärmutter verhindernder Mechanismen ausgelöst wird, etwa die von Knaus (1928) und Csapo (1956) vertretene Theorie der Progesteronblockade. In letzter Zeit jedoch konzentriert sich das Interesse der Forscher auf die diese Kontraktionen begünstigenden bzw. auslösenden Faktoren, wobei den Prostaglandinen (PG) eine entscheidene Rolle zugewiesen wird.

Es muß hier immer wieder betont werden, daß die Geburt nicht an einem bestimmten Tag zu einer bestimmten Uhrzeit beginnt, sondern bereits Tage und Wochen vor Einsetzen der rhythmischen Wehen Veränderungen an Uterus und Fetus stattfinden, die einerseits zur Vorbereitung des maßgeblichen Geburtsorgans (der Gebärmutter) beitragen, so daß sie zum Vollzug dieses speziellen "mechanischen" Vorgangs in der Lage ist, andererseits die relevanten fetalen Organe derart vorbereiten, daß das Kind die unbekannten Bedingungen des extrauterinen Lebens gefahrlos meistern kann. Da diese die "erste Geburtsvorbereitungsphase" betreffenden Veränderungen weniger dramatisch als die während des eigentlichen Geburtsvorgangs ablaufenden Prozesse erscheinen, wissen wir darüber auch bedeutend weniger. Eine Gesamtsicht und Kombination all dieser auf den ersten Blick unzusammenhängenden Informationen hilft uns jedoch letztlich zum Verständnis der Besonderheiten und Details dieser bis heute nahezu unbekannten Vorgänge, die der Geburt nicht einfach nur vorausgehen, sondern sie letztlich vorbereiten und auslösen.

Die von uns ausführlich beschriebenen Plazentaveränderungen am Ende der Schwangerschaft stehen in Beziehung zu der normalen oder abnormalen Ausreifung der intermediären Chorionzotten (Winnick 1970; Schweickhart 1985a, b).

Was die Veränderungen an der Zervix gegen Schwangerschaftsende angeht, bewies Lamberti (1982a, b, 1983) in maßgeblichen und repräsentativen Forschungen, daß der Gesamtreifungsprozeß der Cervix nicht mit den ersten Geburtswehen beginnt, sondern – je nachdem, ob es sich um eine erst- oder mehrgebärenden Frau handelt – schon Wochen vor dem automatischen Geburtsbeginn einsetzt und seine Vollendung nicht bei allen Schwangeren mit dem vermuteten Geburtstermin zusammenfällt. Als Reifung der Zervix gilt nicht nur die Erweichung ("softening") des Bindegewebes, die sich durch Veränderungen in der Konzentration der Glykosoaminoglykane und andere, nicht vollständig bekannte Mechanismen vollzieht (Conrad u. Ueland 1976; Lamberti 1979; Koob u. Ryan 1980), sondern auch die stufenweise Verkürzung der Zervix, die Veränderung ihres Platzes im Becken und die Erweiterung des Muttermunds, in Verbindung mit der Höhe des vorangehenden fetalen Teiles im mütterlichen Becken (Bishop 1964; Jung et al. 1979; Jung 1984).

Während der letzten Tage vor Beginn der rhythmischen Wehen wurde eine Vermehrung von Zellbrücken im Myometrium beobachtet ("gap-junctions" im Transmissionselektronenmikroskop), die während der Geburt sowie unter Östrogen- und Prostaglandineinwirkung besonders vermehrt auftreten (Garfield et al. 1979, 1980). Derartige Zellbrücken traten ebenfalls häufiger bei Frühgeburten als bei Frauen mit Kaiserschnitt vor oder bei Vollendung der Schwangerschaft wie auch eher bei großer Zervixerweiterung als bei geschlossener (unreifer) Zervix auf (Garfield u. Hayashi 1981). Die Kontaktzonen zwischen den einzelnen Myometriumzellen gelten als notwendig für deren Bereitschaft, sich zu aktivieren, so daß später bei Wehenbeginn eine regelmäßige Übertragung der Aktionspotentiale von der einen zur anderen Zelle und demnach eine ideale Koordinierung der Myometriumkontraktionen möglich ist.

Besonders viele Untersuchungen (Karim 1967, 1972; Jung u. Klöck 1969; Green et al. 1974; Gruber 1979; Nehemiah et al. 1981; Schneider u. Schlegel 1983; Casey et al. 1983; Prichard u. McDonald 1980) betonen die zentrale Role der Prostaglandine (hauptsächlich des PGF_{2a}) sowohl während der Vorbereitungsphase der Geburt (d.h. der Zervixerweichung sowie der Vermehrung der "gap junctions" im Myometrium), als auch während der aktiven Phase der Geburt (d.h. der Uteruskontraktionen), eine Auffassung, die heute allgemein anerkannt wird (Husslein 1985). Von besonderem Interesse sind auch die neuesten Meinungen zur Funktion des von der fetalen Hypophyse ausgeschütteten Oxytozins, das beim Geburtsbeginn sowohl auf die fetalen Membranen und die Dezi-

114

dua einwirkt und so die Biosynthese der Prostaglandine vorantreibt, als auch auf die durch Östrogen stark vermehrten Oxytozinrezeptoren im Myometrium, wodurch letztlich die rhythmischen Kontraktionen der Gebärmutter hervorgerufen werden (Husslein et al. 1982; Papaloukas 1982; Fuchs et al. 1982; Husslein u. Sintzinger 1984).

Wie schon gesagt, beschäftigen sich die internationalen Veröffentlichungen in den letzten Jahren immer mehr mit der ausschlaggebenden Rolle, die das Kind bei Prozessen von Geburtsvorbereitung und -beginn spielt. Ergebnisse zahlreicher Tierversuche wie auch klinische Beobachtungen unterstreichen die Auffassung, daß die entscheidenden geburtsauslösenden Signale vom fetalen Zentralnervensystem ausgeschickt werden. Klinische Hinweise zur Relevanz der fetalen Hypothalamus-Hypophyse-Nebennierenrinden-Achse wurden bekanntlich bei Beobachtungen übertragener Schwangerschaften anenzephaler Kinder gesammelt, bei denen eine Atrophie von fetalen Hypophyse und Nebennierenrinde vorliegt. An Versuchstieren ließ sich durch Kauterisation der fetalen Hypophyse, Hypophysektomie bzw. Adrenalektomie eine Übertragung der Schwangerschaft hervorrufen, wogegen die Gabe von ACTH oder Glykokortikoiden frühzeitige Wehen auslöste (Liggins 1973). Vor allem im angelsächsischen Raum erschienen in letzter Zeit besonders viele Arbeiten, die eine Interdependenz zwischen dem Beginn des Geburtsvorgangs und der Aktivität der kindlichen Nebennieren (durch Cortisol), den Plazentahormonen (Progesteron und Östrogene) sowie der Sensibilisierung der Gebärmutter (durch Prostaglandine und Oxytozinrezeptoren) betonen. Im Gegensatz zu verschiedenen Versuchstieren beginnen die Niveauveränderungen der menschlichen Steroide etwa in der 34.-36. SSW und dauern während der letzten 4-5 Wochen an (Schneider u. Schlegel 1983). Die während dieser letzten 4-5 SSW — unter Einwirkung von ACTH, wahrscheinlich aber auch von Prolaktin und MSH — zu beobachtende bemerkenswerte Vergrößerung der fetalen Nebennierenrinde führt zu einer erhöhten C_{19}-Steroid-Abgabe. Da diese Steroide für die plazentare Östrogenproduktion maßgebliche Substanzen sind, wird die hormonalsynthetische Aktivität der Plazenta zugunsten des Östrogens und zu Lasten des Progesterons verschoben. Das ist auch auf eine durch vermehrtes fetales Kortisol hervorgerufene Aktivierung der 17-a-Hydroxylase in der Plazenta zurückzuführen, was zur Vermehrung von 17-hydroxy-Metaboliten des Progesterons und in der Folge zur Verringerung des frei zirkulierenden Progesterons führt. Dadurch sinkt wahrscheinlich das elektrische Ruhepotential der Myometriumzellen ab, wodurch das Myometrium sensibilisiert und die Oxytozinwirkung erleichtert wird (Schneider u. Schlegel 1983). Störungen der Nebennierenrindeprekursoren für die Östrogenproduktion führen zu einer Verlängerung der Schwangerschaft. All das sind bereits wesentliche Indizien für die Relevanz der fetalen Reife als geburtsauslösendem Faktor. Eindrucksvolle und reichhaltige Ergebnisse zu diesem Thema lieferte auch eine Versuchsreihe von Turnbull et al. (1974) an Schwangeren während des letzten Schwangerschaftsdrittels: Der Östrogenspiegel nahm zu, während das Progesteron abnahm, mit Beginn der stattfindenden Veränderungen ca. 5 Wochen vor der Geburt, einen Zeitraum, in dem auch ein Anstieg von Cortisol sowie des Werts der L/S-Ratio feststellen ließ.

In zuverlässigen Forschungen (Hartikainen-Sorri et al. 1981; Willcox et al. 1985) konnten jedoch keine Veränderungen in der Konzentration von Progesteron und Östrogen im Blutkreislauf von Schwangeren vor und nach der Geburt nachgewiesen werden.

Zahlreiche Wissenschaftler waren der Auffassung, daß das kindliche Cortisol der auslösende Faktor für die erhöhte Produktion der oberflächenaktiven Substanz (Surfactant) in den fetalen Lungen sei. Heute wissen wir, daß im Verlauf der Reifung der fetalen Lungen zuerst ein großer Anteil ("Welle") von Phosphatidylcholin (Lezithin) produziert wird, worauf nach einem bestimmten Zeitraum eine Verdichtung des Phosphatidylglykerols bei gleichzeitiger Verringerung des Phosphatidylinositols im Surfactant folgt. Nachdem Liggins u. Howie (1972) eine verringerte Häufigkeit von Atembeschwerden bei Neugeborenen von Müttern, denen vor der Geburt Glukokortikooide gegeben worden waren, beobachten konnten, stellten viele Forscher an Versuchstieren fest, daß die Glukokortikoide im fetalen Lungengewebe die Aktivität bestimmter Enzyme steigern, die die Entstehung der Phospholipide des Surfactant induzieren, wie die Cholinphosphotransferase der Lungen (CTPase), die zur Bildung von Phosphatidylcholin (Lezithin) führt (Barrett et al. 1975), die glyzerophosphatische Phosphatidyltransferase (Rooney et al. 1975), die Lipoproteine-Lipase (Hamosh et al. 1977) und die phosphatische Phosphohydrolase (PAPase) (Brehier et al. 1977). Der Cortisolanteil im Fruchtwasser erhöht sich auffällig während der 34.-36. Woche nahezu gleichzeitig mit dem Anstieg des L/S-Quotienten (Fencl et al. 1975). Diesen Befunden widersprechen wiederum andere Wissenschaftler, die bei parallel durchgeführten Arbeiten sichere Beziehung zwischen Cortisol-Glukokortikoiden und der Produktion von Surfactant in den fetalen Lungen sowie der Präsenz von Surfactant-Phospholipiden im Fruchtwasser nicht nachweisen konnten (Sybulski u. Manghan 1976; Hauth et al. 1978). Es muß allerdings angeführt werden, daß diese Schlußfolgerungen, bzgl. der fehlenden Korrelation zwischen dem Cortisolspiegel in den Nabelschnurgefäßen oder im Fruchtwasser und dem Phospholipidanteil im Fruchtwasser bzw. der Entwicklung von Atmungsstörungen (RDS) bei Neugeborenen kritisch zu bewerten sind; denn der Umfang der metabolischen Clearance des fetalen Cortisols im Plasma verändert sich als Folge der Vergrößerung des Fetus und seines Gefäßvolumens. So kann der fetale Cortisolspiegel im Plasma während der letzten Schwangerschaftswochen relativ stabil bleiben, sich aber dennoch der Cortisolsekretionsendwert der fetalen Nebennieren entscheidend steigern. Daher spiegeln isolierte, punktuell vorgenommene Messungen des Cortisolwerts im fetalen Plasma nicht den Cortisolausstoß der fetalen Nebennieren wider (Prichard u. McDonald 1980). Darüber hinaus kann der Cortisolspiegel des Fruchtswassers unabhängig von der Cortisolproduktion der Nebennieren beeinflußt werden, z.B. durch Veränderungen im Umfang der Cortisolausschüttung und der des Cortisolsulfats aus den entwickelten kindlichen Nieren zusammen mit dem Anstieg bestimmter, durch zunehmende fetale "Atmungs"- und Schluckbewegungen im Fruchtwasser auftretender Substanzen wie auch dem Stoffwechsel aus dem Fruchtwasser ins mütterliche Gewebe. Es ist unwahrscheinlich, daß die Veränderung des kindlichen Cortisolspiegels durch die mütterlichen mittels ACTH Nebennieren hervorgerufen wird, da das mütterliche Cortisol (Hydrocortison) die Plazentabarriere zwar ungehindert passieren kann, aber zum allergrößten Teil in Cortison umgewandelt wird (Murphy et al. 1974). Das ist auch der Mechanismus, der eine Unterdrückung der Aktivität der fetalen Nebennieren nach Steroidgabe an die Mutter behindert. Im Gegensatz zur mütterlichen hat die kindliche Leber nur wenig Spielraum, das biologisch nicht aktive Cortison in aktives Cortisol umzuwandeln. Auf der anderen Seite aber sind die fetalen Lungen dazu ganz ausgeprägt in der Lage, so daß die Umwandlung von Cortison in Cortisol in den Lungen stattfindet, ein Umstand, der auch den Reifungsprozeß der Lungen hervorzurufen scheint (Schneider u. Schlegel 1983). Einige Forscher kommen generell zu dem Schluß, daß das fetale Cortisol nicht der einzige auslösende Faktor für die gesteigerte Surfactantproduktion in den reifenden fetalen Lungen während der letzten Schwangerschaftsphase sei (Hauth et al. 1978). Wahrscheinlich handelt es sich bei Cortisol um einen hormonellen Faktor unter vielen, die für die Reifung der fetalen Lungen "zusammenarbeiten" (Prichard u. McDonald 1980), wie z.B. auch angenommen wird, daß Cortisol das Geflecht von Ribosomen und endoplasmatischem Retikulum im Mammagewebe stabilisiert, so daß dieses Organ in der Lage ist, auf die Aktivitäten von Prolaktin und Insulin zu reagieren und Milch herzustellen (Oka u. Topper 1971).

Winters et al. (1975) fanden heraus, daß sich der Prolaktinspiegel im Fetalplasma während der letzten Schwangerschaftswochen unvermittelt erhöht; Hauth et al. (1978) bemerken, daß dies zeitlich mit der Erhöhung der L/S-Ratio im Fruchtwasser zusammenfällt. Die Gabe von Prolaktin hatte in den Lungen von Versuchstierfeten eine erhöhte Konzentration von Phosphatidylcholin zur Folge (Hamosh u. Hamosh 1977), obwohl das nicht bei allen Vergleichsversuchen beobachtet wurde (Ballard et al. 1978). Von Interesse ist übrigens auch die Beobachtung, daß ein Neugeborenes, dessen Mutter Bromokryptin eingenommen hat, keine Anzeichen für Atmungsstörungen aufweist (Bigazzi et al. 1979). Johnson et al. (1985) nehmen an, daß das aus der Dezidua herrührende Prolaktin des Fruchtwassers, das durch die Atmungsbewegungen des Kindes in die Lungenalveolen eindringt, eine Rolle für die Reifung der Lungen spielt. Abschließend kann niemand der Auffassung sein, daß das Prolaktin, ob es nun aus der kindlichen Hypophyse oder aus dem Fruchtwasser stammt, der einzige, die kindliche biochemische Lungenreifung auslösende Faktor sei, wenn auch das Vorhandensein von Prolaktinrezeptoren im Lungengewebe (Josimovich et al. 1977) und die Mitwirkung des Prolaktins an der Biosynthese der Lungenlipide wie auch an der Mammadrüse zusammen mit Beobachtungen aus Versuchen und Klinik dafür sprechen, daß es eine Rolle bei der Reifung der kindlichen Lungen spielt.

Interessanterweise weisen viele Gewebe mit Prolaktinrezeptoren ebenfalls Östrogenrezeptoren auf. Scheinbar werden die Prolaktin-Rezeptoren in den verschiedenen Organen direkt oder indirekt durch Östrogen reguliert, wie auch viele der Prolaktin- bzw. Östrogenaktivitäten untereinander in Beziehung stehen, was insbesondere den Metabolismus der Lipide angeht. Spooner u. Gorski (1972) wie auch Chan et al. (1976) bewiesen, daß Östrogen vorzugsweise die Synthese von Fettsäuren und die Inkorporation des Cholins im Phospholipid der Gebärmutter von Versuchstieren fördert. 17-β-Östradiol-Rezeptoren stellten Pasqualini et al.

(1976) im Lungengewebe von Versuchstieren fest. Wichtig ist auch, daß diese Einlagerungen mit fortschreitender Schwangerschaft zunehmen (Sumida et al. 1977). Unabhängig davon erhöht das Östrogen nach Moawad et al. (1982, 1985) auch die Anzahl der adrenergen β-Rezeptoren in Kaninchenlungen. Bekanntlich ruft die symphathikomimetische Aktivität bestimmter Substanzen eine gesteigerte Absonderung von Phospholipiden (Phosphatidylcholin) in Pneumozytenkulturen des Typs II hervor (Dobbs u. Mason 1979). Zuletzt zeigten Thuresson-Klein et al. (1985) mit einer elektronenmikroskopischen Studie an Mäusen, daß Östrogengaben sowohl die Produktion als auch die Absonderung von Lamellenkörperchen, die Phospholipide von Pneumozyten des Typs II enthielten, stimulierten, ohne allerdings mit Sicherheit anzugeben, ob dies auf eine autonome Östrogenaktivität in den Lungenzellen zurückzuführen ist oder durch eine Sensibilisierung der adrenergen β-Rezeptoren stattfindet.

Abschließend kann man festhalten, daß die "Reifung" der kindlichen Lungen, d.h. die erhöhte Surfactantproduktion in den fetalen Alveolen im Verlauf des letzten Schwangerschaftstrimenons wahrscheinlich mit einer synchronen und parallelen Zunahme der Cortisol- und Prolaktinproduktion in Verbindung steht, der eine verstärkte, das Lungengewebe sensibilisierende Östrogenaktivität vorausgeht.

Luukkainen u. Csaspo (1973) unterstrichen die Relevanz der Lipide für den Beginn des Geburtsvorgangs mit Versuchstieren, bei denen sie durch Gabe von Lipiden und vor allem Phospholipiden Frühgeburten auslösten. Lanman et al. (1974) wiesen als vorzeitige Uteruskontraktionen auslösendes Phospholipid das Phosphatidylcholin nach. Andere Versuche zeigten, daß auch eine intravenöse Gabe von Fettsäuren und vor allem von Arachidonsäure bei Versuchstieren Frühgeburten auslösen kann (Schneider u. Schlegel 1983). Die Arachidonsäure ist die Conditio sine qua non für die Biosynthese der Prostaglandine (Prichard u. McDonald 1980; Mandalenakis 1985), die bekanntermaßen die zentrale Rolle für den Beginn der Kontraktionen des Myometriums und die gleichzeitige Reifung der Zervix spielen. Damit sind detaillierte Kenntnisse über die Biosynthese der Prostaglandine Voraussetzung für Erklärung und Verständnis des Geburtsvorgangs.

Im Verlauf der letzten 10 Jahre wurden zahllose Arbeiten über die Biosynthese der Prostaglandine im Rahmen des Geburtsvorgangs veröffentlicht, ohne daß jede Einzelheit zuverlässig beleuchtet werden konnte. Wesentliche Anteile der Untersuchungen galten dabei den für die Prostaglandine, ihrem Ursprung und ihr Entstehen maßgeblichen Substanzen.

Es ist bewiesen, daß die Prostaglandine der 2-Serie biochemisch nur von der nicht esteresierten, mehrfach ungesättigten freien Fettsäure, der *Arachidonsäure,* synthetisiert werden können. Für die Synthese der Prostaglandine F_{2a}, E_2, D_2, des Prostazyklins und von Thromboxan kommt keine andere Fettsäure als obligater Präkursor in Frage (Prichard u. McDonald 1980). Es muß betont werden, daß nur die freie und nicht die esterisierte Arachidonsäure zur Synthese der Prostaglandine in der Lage ist. Deshalb glaubt man, daß die Abspaltung einer freien Arachidonsäure von einer esteresierten Säurereserve der Schlüsselvorgang für die

118

Biosynthese der Prostaglandine ist. Die Arachidonsäure ist gewöhnlich in der sn-2-Stelle der Glyzerophospholipide enthalten. So könnte man als einen wesentlichen geburtsvorbereitenden Schritt einen Vorrat von Glyzerophospholipiden betrachten, die Arachidonsäure in Gewebe aufweisen, das in enger Beziehung zum Myometrium steht, wobei sowohl in diesem Gewebe als auch in der mit ihm in unmittelbarem Kontakt stehenden, metabolisch aktiven Dezidua der Enzymkomplex der Prostaglandinsynthetasen vorkommt und aktiv ist (Prichard u. McDonald 1980; Okazaki et al. 1981; Schneider u. Schlegel 1983). Schwarz et al. (1975) bewiesen, daß sich an den menschlichen Fetalmembranen im Vergleich mit anderen Geweben des menschlichen Körpers große Mengen Arachidonsäure konzentrieren (18% aller Fettsäuren des Amnion und des Chorion laeve bestehen aus Arachidonsäure, aber nur 0,4% im parietalen Peritoneum). Später entdeckten Okita et al. (1979), daß ein spezielles Glyzerophospholipid der Fetalmembranen, das Phosphatidylaethanolamin, besonders reich an Arachidonsäure ist (50% seiner Fettsäuren bestehen aus Arachidonsäure, und 60% der Arachidonsäure der fetalen Membranen fand sich in den Phosphatidylaethanolaminen, obwohl diese nur etwa ein Drittel der Glyzerophospholipide der fetalen Membranen ausmachen).

Wie schon gesagt, ist die Freisetzung der Arachidonsäure von ihrer esterisierten Form, d.h. von ihrer sn-2-Stelle bei den Phosphatidylaethanolaminen, von entscheidender Bedeutung. Die Hydrolyse der sn-2-Ester dieser Glyzerophospholipide vollzieht sich durch die Aktivität der Phospholipase A_2 mit der Folge, daß eine ungebundene Fettsäure (im Fall von Phosphatidylaethanolamin die Arachidonsäure) und ein sn-1-Lysoglyzerophospholipid freigesetzt werden (Trakatellis 1976).

Okazaki et al. (1978) wiesen nach, daß die Zell-Lysosomen menschlicher fetaler Membranen (Amnion und Chorion laeve) Phospholipase A_2 für das Phosphatidylaethanolamin und mit besonderer Spezifität für die Arachidonester der Phosphatidylaethanolamine enthalten, im Gegensatz zu denen der Dezidua vera, deren Phospholipase A_2 keine ähnliche Spezifität aufweist. In früheren Jahren haben Gustavii (1972) und Liggins (1973) auf mit Phospholipase A_2 vergleichbare Vorgänge verwiesen, wobei sie allerdings aus der Dezidua stammte. McDonald et al. (1978) wie auch Schwarz et al. (1980) zeigten auf Grundlage der Aktivität von N-Acetyl-Glykosaminidase, daß bei Schwangeren während der Geburt viel mehr lysosomale Enzyme in die Amnionzellen abgesondert werden als bei Schwangeren ohne Wehen. So ist nach Prichard u. McDonald (1980) der Austritt der Phospholipase A_2 aus den Lysosomen der fetalen Membranen wahrscheinlich der letzte Schritt für die Mobilisierung und Freisetzung der Arachidonsäure aus ihrer esteresierten Phosphatidylaethanolamin-Reserve, was letztlich zur Synthese des Prostaglandins E_2 in Amnion und Chorion laeve und des Prostaglandins F_{2a} in der Dezidua führt, dessen Einwirkung auf das Myometrium die Wehen auslöst. Natürlich stellt sich hier zwangsläufig die Frage, welcher Mechanismus die hydrolytischen Enzyme im gesamten Zeitraum vor der Geburt in den "stabilisierten" Lysosomen festhält und sie erst mit Beginn der Geburt mobilisiert. Es wurde angenommen, daß verschiedene kindliche oder mütterliche Steroide irgendeine Rolle bei der Freisetzung der Lysosomenzyme spielen. So wird theoretisch davon ausgegangen, daß wahrscheinlich die Östrogene, die sich aus von der fetalen Nebennierenrinde gebildeten maßgeblichen Substanzen zusammensetzen und deren Konzentration sich vor allem in den letzten Schwangerschaftswochen erhöht, einerseits die Speicherung der Arachidonsäure in den fetalen Membranen vorantreiben und andererseits eine wesentliche Rolle bei der Freisetzung der Phospholipase A_2 von den Zytolysosomen dieses Gewebes spielen – eine Aktivität, die angesichts der "stabilisierenden" Funktion, die das Progesteron auf die Membranen der Lysosomen ausübt, bis zum letzten Schwangerschaftsstadium wirkungslos bleibt (Prichard u. McDonald 1980). Faktoren, die auf Struktur und Funktionieren der fetalen Membranen einwirken können, wie Hypoxie, Infektion, vorzeitiger Blasensprung und Exposition gegen hypotone NaCl-Lösungen, Glykose oder Harnstoff, sind in der Lage, eine Prostaglandinproduktion anzuregen und dadurch Gebärmutterkontraktionen auszulösen.

An dieser Stelle kehren wir zum Ausgangspunkt dieser biochemischen Vorgänge zurück und müssen fragen, woher jene Glyzerophospholipid-Reserve der fetalen Membranen stammt und ob nur dort die für die Biosynthese der Prostaglandine erforderliche Arachidonsäure produziert wird. Viele Forscher (Karim 1966; Karim u. Devlin 1967; Biezenski et al. 1968; Nelson 1969) fanden im Fruchtwasser folgende Lipide: Mono-, Di- und Triglyzeride, freie Fettsäuren (Palmitin-, Palmitolein-, Stearin-, Olein- und Linoleinsäure), Prostaglandine (E_1, E_2, F_{1a}, F_{2a}), Cholesterol (freies und esteresiertes), Phospholipide (Lezithin, Lysolezithin, Phosphatidylaethanolamin, Phosphatidylserin, Phosphatidylinositol, phosphatische Säure, Sphingomyelin, Kardiolipin) und steroide Hormone. Nach Karim u. Amy (1973) stammen die Lipide im Fruchtwasser hauptsächlich aus den fetalen talgabsondernden (und apokrinen?) Drüsen, die vor allem für die Herstellung neutraler Lipide zuständig sind, die sich vermehrt nach der 34. SSW feststellen lassen (Brosens u. Gordon 1966), dem Alveolarepithel der kindlichen Lungen, wo hauptsächlich Phospholipide produziert werden, dem Amnion – das nach Lajos et al. (1950) sowie Prichard et al. (1968) die wesentliche Entstehungsstätte der Lipide des Fruchtwassers und der VC ist –, der Dezidua, dem fetalen Harn, der Plazenta und dem Mekonium.

Es ist allgemein akzeptiert, daß die Lipidkonzentration im Fruchtwasser im Verlauf der Schwangerschaft zunimmt und dies in erster Linie auf die Entstehung der Phospholipide und Triglyzeride und ihre Abgabe ins FW zurückzuführen ist. Die Konzentration der Arachidonsäure im FW nimmt mit Beendigung der Schwangerschaft zu und macht ca. 8% der gesamten ungebundenen FW-Fettsäuren in dieser Periode aus (Das et al. 1975). Die Häufigkeit des Turnover der Arachidonsäure im FW ist nicht genau bekannt. Es wird aber angenommen, daß dies ziemlich rasch vonstatten geht, und so maßgeblich zur Anreicherung des Fruchtwassers mit den Ursubstanzen der Prostaglandine beiträgt (Schwarz et al. 1977). Bei Untersuchungen in vitro stellte sich heraus, daß die Einbindung von Fettsäuren und dabei insbesondere von Arachidonsäure in Phospholipide (vor allem Lezithin und Phosphatidylaethanolamin) sich mit Geburtsbeginn bzw. der Sprengung der fetalen Membranen verstärkt (Schwarz et al. 1977). Auf die Ausschüttung von Arachidonsäure ins FW folgten aber auch bei einer vom Fruchttod

120

im zweiten oder letzten Drittel begleiteten Gravidität sofortige Wehenauslösung und Geburt (McDonald et al. 1974). Es ist allgemein nachgewiesen, daß die Konzentration der freien Arachidonsäure im FW bei Geburtsbeginn im Vergleich zu anderen freien Fettsäuren besonders stark zunimmt, während sie vor Geburtsbeginn recht niedrig (McDonald et al. 1974) bzw. gleich Null ist (Karim u. Devlin 1967; Biezenski et al. 1968; Nelson 1969).

Es wurde festgestellt, daß das FW-Sediment reich an Lipiden, vor allem Triglyzeriden und Cholesterolestern ist, andererseits aber weniger freie Fettsäuren, Phospholipide und Kohlenhydrate als die darüberliegende Flüssigkeit enthält (Biezenski et al. 1968). Die Lipidzusammensetzung des FW-Sediments entspricht in etwa der der VC – wie schon erwähnt worden ist – und nach Forschungen von Prichard et al. (1968) über das Amnion vollendeter Schwangerschaften auch der des Amnions. Lajos et al. (1950) registrierten, daß das Amnion am Ende der Schwangerschaft wesentlich mehr lipidgefüllte Vakuolen als zu ihrem Beginn aufweist; und so vermuten Karim u. Ami (1973), daß ein Teil der Fruchtwasserlipide durch Pinozytose in die Amnionzellen eintritt. Diese auch mit der Auffassung anderer Forscher (Sbarra et al. 1983) wie auch der unseren übereinstimmende Ansicht wurde von Prichard et al. nicht geteilt. Sie sind sogar der gänzlich entgegengesetzten Meinung, daß die Fruchtwasserlipide und insbesondere die der VC von denen der Amnionzellen stammen. Wie bereits angeführt, wurde diese von Keiffer (1926) zum ersten Mal aufgestellte Hypothese bis heute von anderen Forschern nicht akzeptiert.

Wenn auch Villee (1960) auf Basis von In-vivo-Forschungen betont, daß die meisten fetalen Lipide sich in situ zusammensetzen und nicht von der Mutter stammen, vermuten wieder Prichard et al., daß Fettsäuren, Cholesterol und Glykerol des Amnions durch Kombination ihrer Aufnahme durch das mütterliche Blut und ihrer In-situ-Synthese entstehen, wobei sie davon ausgehen, daß die Aufnahme dieser Substanzen aus dem mütterlichen Blut weniger aufwendig als ihre In-situ-Synthese sei, eine Auffassung, der auch Morrison et al. (1965) zustimmen. Dieselben Forscher führen in Hinblick auf eine In-situ-Synthese an, daß das Chorion geeigneter für die Biosynthese von Fettsäuren sei, welche in der Folge in den Amnionzellen zu Estern des sehr wahrscheinlich aus dem mütterlichen Kreislauf stammendenden Cholesterols und zu Triglyzeriden esteresiert werden. Da die Cholesterolesterase im Amnion nicht existiert, verbleiben die Cholesterolester darin unverändert, bis sie von den Zellkörpern abgestoßen (?) bzw. anderswohin transportiert werden. Im Gegensatz dazu wurde die Existenz anderer hydrolytischer Enzyme wie der Lipasen im Amnion eindeutig nachgewiesen und vermutet, daß sie auf die verschiedenen Zellipide mit dem Ziel einwirken, ein "Reservoir" an Fettsäure zu schaffen, daß von den Amnionzellen für die Synthese der Lipide ihrer Vakuolen benutzt werden kann, die danach – in Übereinstimmung mit der Auffassung der Forscher – ins FW abgegeben werden. Abgesehen von den Lipasen wurde in den Amnionzellen auch saure Phosphatase (besonders bei Frauen mit Schwangerschaftskomplikationen), Laktatdehydrogenase, LDH-5 (besonders bei fetaler Hypoxie), H-Acetyl-Glykosaminidase und α-Esterase (Prasad et al. 1975) registriert.

Obwohl Prichard et al. (1968) sich auf die Phospholipide als Bestandteil der

Amnionlipide beziehen und die Beziehung von Cholesterol zu den Phospholipiden (C/P) bei den verschiedenen Amnionzelltypen beschreiben, erwähnen sie nirgendwo ihre Herkunft, d.h. ob sie in situ entstehen oder woandersher stammen.
Schwarz et al. (1977) zeigten an Forschungen in vitro, daß die Phospholipide des
Amnions sich wie folgt zusammensetzen: 47% Phosphatidylcholin (Lezithin),
30% Phosphatidylaethanolamin, 7% Sphingomyelin, 5% Phosphatidylinositol,
4% Lysolezithin und 6% übrige Phospholipide; nach Robertson u. Sprecher
(1968) enthält das Lezithin des Amnions 8% Arachidonsäure, während das Phosphatidylaethanolamin des Amnions 25% Arachidonsäure enthäht.

In Übereinstimmung mit Forschungen von Ruzicka u. Printz (1984) handelt es
sich bei der Haut und vor allem der Epidermis um ein Organ, das einen besonders deutlichen Arachidonsäuremetabolismus aufweist. Dieses Organ realisiert
bei den verschiedenen Arten, darunter auch beim Menschen, einerseits die Biosynthese der Hydroxyeicosatetranoic-Säure (5-HETE) durch die Lipooxygenase,
andererseits die der Prostaglandine PGE_2 und PGF_2 durch die Cyclooxygenase.
Nach Robert (1981) spielen diese Produkte der Arachidonsäure in der Haut
wahrscheinlich eine die Zellen schützende Rolle, die mit der, die sie im Magen-
Darm-System haben, verglichen werden kann. Die im Arachidonsäurespiegel bei
verschiedenen Hauterkrankungen beobachtbaren Veränderungen führen viele
Forscher zu dem Schluß, daß diese Substanzen bei der Entwicklung und Differenzierung der Keratinozyten eine entscheidende Rolle spielen (Hammarström et
al. 1975; Ruzicka u. Printz 1984). Eine biosynthetische Aktivität mit der Arachidonsäure als Hauptpräkursorsubstanz wurde vor allem in der Epidermis beobachtet, deren Zellen "Reservoirs" von Arachidonsäure zu enthalten scheinen
(Förström et al. 1974). Diese Arachidonsäurereservoirs rühren aller Wahrscheinlichkeit nach den Phospholipiden der Keratinozytenmembranen her und werden
durch besondere Enzyme (Phospholipasen) aktiviert.

In der Literatur wird das Vorhandensein oder Nichtvorhandensein von Arachidonsäure in der Vernix caseosa des Fetus bzw. Neugeborenen nicht erwähnt.
Wenn wir uns die Untersuchungen von Kärkkäinen et al. (1965) vergegenwärti-
gen, können wir feststellen, daß der Anteil der freien Fettsäuren an den Lipiden
dieses Materials bei weniger als 0,5% liegt, deren Hauptanteil die ungesättigten
(Δ_9 bzw. Δ_6) und die gesättigten Fettsäuren stellen (Nicolaides 1971; Downing u.
Strauss 1974; Stewart et al. 1982). Folglich tritt die vielfach ungesättigte (20:4)
freie Arachidonsäure, wenn sie überhaupt in der VC vorhanden ist, nur in unbe-
deutenden Prozentsätzen auf. Im Rahmen der gleichen Forschungsarbeit führen
Kärkkäinen et al. an, daß die Phospholipide zusammen mit den Mono- und Diglyzeriden ungefähr 3-5% aller Lipide der VC ausmachen. Ferner ist bekannt,
daß die Lipide der oberen Zellreihen des Stratum corneum einen im Gegensatz
zu den darunterliegenden Schichten (Stratum germinativum und Stratum granulosum), wo die Phospholipide einen relevanten Anteil an allen Lipiden haben,
geringen Prozentsatz (ca. 2,3% nach Elias 1983) an Phospholipiden aufweisen. So
scheint, wenn wir die Ergebnisse dieser Forscher akzeptieren, die Produktion und
Akkumulation von Arachidonsäure in der VC und ihre darauffolgende Freisetzung ins Fruchtwasser während des Geburtsbeginns ein höchst unwahrscheinli-
cher Prozeß zu sein. Im gleichen Maße unwahrscheinlich wäre es, den Anstieg

der Phospholipide im Fruchtwasser gegen Schwangerschaftsende auf die Freisetzung des geringen Phospholipidanteils der VC zurückzuführen.

In der uns vorliegenden Literatur ist die Aktivität der verschiedenen Enzyme auf die VC bisher nicht beschrieben worden. Mit von uns zuvor angeführten Forschungsarbeiten (vgl. S. 79) konnten wir die intensive Aktivität der sauren Phosphatase an VC-Proben von Neugeborenen sowohl intra- als auch extrazellulär nachweisen. Gleichzeitig wiesen wir dort ein vollständiges Fehlen der alkalischen Phosphatase nach.

Das Auftreten hydrolytischer und anderer Enzyme im FW war vielen Wissenschaftlern Forschungsgegenstand, manchmal auch Methode, um den kindlichen Reifegrad zu bestimmen, da einige Enzyme im Verlauf der Schwangerschaft ihre Konzentration verändern (Sutcliffe et al. 1972). Unter anderen Enzymen (Hexosaminidase, plazentare und hitzeempfindliche alkalische Phosphatase, α-1,4-Glykosidase, α-Furosidase, N-Azetyl-b-D-Glykosaminidase, α-Mannosidase, β-Glykuronidase) registrierten Butterworth et al. (1974) eine geringfügige Zunahme der Konzentration saurer Phosphatase im FW gegen Ende der Schwangerschaft, wogegen Sutcliffe et al. (1972) eine bemerkenswerte Zunahme feststellten. Durch Untersuchungen mütterlichen und kindlichen Plasmas wie auch des Fruchtwassers hat Sutcliffe nachgewiesen, daß die meisten Enzyme, die sich am Schwangerschaftsende im FW befinden, weder aus dem mütterlichen noch aus dem fetalen Plasma, sondern aus anderen Fetalgeweben herrühren, die in Kontakt mit dem FW stehen, wie das fetale harnabsondernde, Atmungs- und gastrointestinale System, die kindliche Haut, die Nabelschnur, die fetalen Membranen, die Plazenta und die aus den eben erwähnten Geweben herstammenden FW-Zellen. Speziell für den Anstieg der sauren Phosphatase am Ende der Schwangerschaft hat Sutcliffe nachgewiesen, daß kaum eine Beziehung zwischen ihr und den zellulären Elemente des Fruchtwassers existiert, so daß sie nicht in unmittelbaren Zusammenhang mit der Abstoßung der VC ins Fruchtwasser gebracht werden kann. Das bedeutet, daß die erhöhte Konzentration dieses Enzyms im FW zum Schwangerschaftsende wahrscheinlich nicht in erster Linie auf eine Freisetzung der sauren Phosphatase von Epidermis und VC des Fetus während der Abstoßung der VC, sondern auf die bereits im FW aufgelösten Elemente zurückzuführen ist. In Übereinstimmung mit den Angaben in der Literatur und unseren eigenen Forschungsergebnissen befindet sich ein großer Teil der sauren Phosphatase von Epidermis und VC im interzellulären Raum oder, allgemeiner ausgedrückt, außerhalb der Zellen zwischen den sie zusammenhaltenden Lipiden. Vorausgesetzt also, daß diese Lipide bei der Abschuppung der Epidermalzellen bzw. der Abstoßung der VC freigesetzt werden, könnte ein großer Teil dieser sauren Phosphatase in freier, zellungebundener und aufgelöster Form im FW angetroffen werden. Im Ganzen gesehen ist eine solche Erklärung für die Enzymerhöhung im FW am Ende der Schwangerschaft jedoch unwahrscheinlich. Sutcliffe u. Brock (1972) kommen zu dem Schluß, daß sich der vermehrte Anteil saurer Phosphatase im FW gegen Ende der Schwangerschaft durch eine gesteigerte fetale Harnproduktion in diesem Zeitraum erklären lasse. Auch Kressner u. Woraschk (1963) vertreten die Ansicht, daß die erhöhte Konzentration saurer Phosphatase im FW zu

Ende der Schwangerschaft auf die gesteigerte fetale Miktion zurückzuführen sei, obwohl sie auch das Amnion als Herkunftsort nicht ausschließen; eine Auffassung, mit der auch Geyer u. Schneider (1975) übereinstimmen.

Über die Phospholipasen im FW existieren nur wenig Aussagen. Nadler u. Burton (1973) erwähnen lediglich das Auftreten von Lipasen im FW während des letzten Schwangerschaftsdrittels. Nehemiah et al. (1981) sprechen nur von einem möglichen Phospholipasevorkommen unter den hydrolytischen Enzymen des Fruchtwassers vor der Geburt. Prichard u. McDonald (1980), die den gesamten Prozeß der Prostaglandinproduktion in fetalen Membranen und Dezidua durch die Arachidonsäure als Vorläufersubstanz und Einwirkung der A_2-Phospholipase beschreiben, erwähnen nirgendwo die Ausschüttung oder Existenz dieses Enzyms im FW. In ihrem letzten, ausgesprochen detaillierten Untersuchungen bewiesen Takahashi et al. (1988), daß sich die Phospholipase C, ein weiteres die Glyzerophospholipide hydrolysierendes Enzym, im Verlauf der letzten 8-10 Schwangerschaftswochen im FW erhöht. Die Wissenschaftler führen einerseits an, daß dieses Enzym 43mal konzentrierter im Amnion als im FW auftritt, andererseits aber im Harn von Neugeborenen noch konzentrierter ist (58mal). Bei Messungen der Phosphatidylinositol-Konzentration des Fruchtwassers fanden sie ebenfalls heraus, daß sie sich von der 30. bis zur 36.-37. SSW erhöht, um dann stetig bis zum Schwangerschaftsende abzufallen. Die Wissenschaftler schlußfolgern, daß der Fetus an der Geburtsauslösung mitwirkt, indem er Arachidonsäure im FW als Ergebnis der Einwirkung der Phospholipase C (ein aus dem fetalen Harn stammendes Enzym) auf Phosphatidylinositol (ein aus den fetalen Lungen stammendes Phospholipid) produziert.

Casey et al. (1983) vermuteten, daß im fetalen Urin eine die Biosynthese der Prostaglandine im Amnionepithel vorantreibende Substanz vorkommt. Die Forscher wiesen an Amnionzellkulturen nach Gabe von fetalem Urin (d.h. kindlichem, in der Gebärmutter entstandenem Urin, der den Neugeborenen binnen 5 min nach der Geburt entnommen worden war) und nach Gabe von Urin Erwachsener im Gegensatz zu anderen Zellkulturen (aus Myometrium, Endometrium, Lipidgewebe und von Krebs befallenem Endometrium) einen auffälligen Anstieg der PGE_2-Produktion nach. Der nach Gabe von Urin Erwachsener parallel zum PGE_2-Anstieg zu beobachtende Kreatininzuwachs wurde bei Gabe von fetalem Harn nicht registriert, wenn auch bekannt ist, daß die Kreatininkonzentration im FW im Verlauf der Schwangerschaft zunimmt. Die Wissenschaftler nehmen schließlich an, daß im kindlichen Harn ein nephrogener Faktor (?) existiert, bei dem es sich wahrscheinlich um ein Polypeptid geringen Molekulargewichts handelt, das sich mit großmolekularem Protein verbindet und dessen wesentlich Aufgabe in der Vorantreibung der Biosynthese der Prostaglandine (PGE_2) im Amnion besteht. Billah u. Johnston (1983) nehmen an, daß die Freisetzung der Arachidonsäure von den Glyzerophospholipiden und die Biosynthese von PGE_2 im Amnion einem ähnlichen, in den Blutgefäßen ablaufenden Prozeß vergleichbar sei. Dabei ruft bekanntlich ein Phospholipid, das "Aktivierungsfaktor der Blutkörperchen" genannt wird ("platelet activating factor" – PAF) (Blank et al. 1979; Hanahan et al. 1980), den plötzlichen Eintritt von Calciumionen (Ca^{++}) ins Zytoplasma der Thrombozyten (Lee et al. 1981) und der Neutrophilen (O' Flaherty et al. 1981) hervor, wodurch die Phospholipasen "aktiviert", die Arachidonsäure freigesetzt und Prostaglandine produziert werden (Shaw et al. 1981; Billah u. Lapetina 1983). Billah u. Johnston (1983) wiesen in aufsehenerregenden Arbeiten die Phospholipide PAF und Lyso-PAF im FW von Frauen unter der Geburt nach, wogegen PAF im FW von Schwangeren zu einem anderen Zeitpunkt nicht feststellt wurde. In den gleichen Arbeiten stellten sie PAF und Lyso-PAF sowohl im ersten Urin von Neugeborenen als auch in FW-Sediment fest, das reich an aus den fetalen Lungen stammenden Lamellenkörperchen ist (Oulton et al. 1980). Parallel wurde an Versuchstieren nachgewiesen, daß die zur Synthese von PAF und Lyso-PAF notwendigen Enzyme vor allem aus Lungen und Nieren stammen (Blank et al. 1981). Daher folgern Billah u. Johnston, daß PAF und Lyso-PAF im FW auch beim Menschen aus den fetalen Nieren und Lungen herrühren, Organen, deren Ausscheidungen (Urin und Phospholipide) im FW besonders nach der 35. SSW ansteigen. Die wesentliche Funktion von PAF und Lyso-PAF ist ihrer Meinung nach die Aktivierung der von Ca^{++} abhängigen Phospholipasen A_2 und C durch Regulierung der Konzentration der Ca-Ionen in den Amnionzellen, was zur Freisetzung der Arachidonsäure von Phosphatidylaethanolamin und Phosphatidylinositol (Okita et al. 1982) und dann zur Synthese der Prostaglandine in den Amnionzellen führt.

Auch Sbarra et al. (1983) wollten die Faktoren überprüfen, die die Ausscheidung hydrolytischer Enzyme in die Amnionzellen mit folgender Hydrolyse der Glyzerophospholipide dieser Zellen und Arachidonsäurefreisetzung herbeiführen. Nach Gabe von Lezithin und Lysolezithin beobachteten sie an sowohl im FW reifer Feten als auch im "Pseudo-FW" kultivierten Amnionzellen, einen auffälligen Konzentrationsanstieg der auf hydrolytische lysosomale Enzyme hinweisenden N-azetyl-Glykosaminidase. Eine derartige Zunahme der Konzentration hydrolytischer Enzyme war bei Verwendung zentrifugierten Fruchtwassers (30000 Umdr./min, 20 min lang) und Substraktion des Sediments nicht zu beobachten. Von besonderer Relevanz ist auch die Feststellung, daß diese Veränderungen nur an bei Kaiserschnitt entnommenem Amnion stattfinden, während die Aktivität der hydrolytischen Enzyme in nach einer normalen Geburt entnommenen Amnionproben nur geringfügig anstieg. Die Wissenschaftler kommen zu dem Schluß, daß die Ausschüttung in die Amnionzellen der die Phospholipide hydrolysierenden Enzyme (d.h. der Phospholipasen) durch verschiedene FW-Substanzen angeregt wird, die in den Phospholipiden der kindlichen Alveolen enthalten sind, als "Faktoren der oberflächenaktiven Substanz" ("surfactant factors") ins FW gelangen und schließlich nach ihrer Phagozytose durch die Amnionzellen auf die Lysosomen dieser Zellen weiter einwirken können.

Nur wenig Wissenschaftler haben bisher eine Gegenüberstellung zwischen der Reifung der fetalen Lungen und der Verfassung ("Reifung") der fetalen Haut versucht. Hudson u. Gauntlett registrierten 1977 eine statistisch bemerkenswerte Analogie zwischen der Lezithin-Sphingomyelin-Ratio (L/S-Ratio) und Anzahl der "lipoiden" Zellen im Fruchtwasser. Sie stellten die Hypothese auf, daß diese Analogie zwischen Lezithin und "lipoiden Zellen" entweder darauf zurückzuführen sei, daß beide aus der kindlichen Haut stammen oder daß derselbe Mechanismus sowohl die Abschilferung dieser Zellen von der fetalen Haut als auch die Lezithinproduktion in den kindlichen Lungen hervorruft. In Übereinstimmung mit unseren Untersuchungen beobachteten McLaughlan u. Chang (1977) eine Analogie zwischen der L/S-Ratio und dem Umfang der Abstoßung der VC ins Fruchtwasser. Dabei merkten sie an, daß sie eine "reife" L/S-Ratio (d.h. > 2) manchmal an durchsichtigem Fruchtwasser (d.h. vor Abstoßung der VC) beobachteten, eine "unreife" L/S-Ratio (d.h. < 2) dagegen niemals, wenn die VC bereits ins Fruchtwasser abgestoßen worden war. Nach Auffassung auch dieser Wissenschaftler schulden diese beiden Parameter ihre Veränderung einem gemeinsamen Induktionsfaktor. Bamezai u. Verma (1982) schließlich beziehen sich auf parallele Untersuchungen der L/S-Ratio und des Anteils "orangefarbener" (lipoider) Zellen im FW an 6 anenzephalen Kindern, wobei sie von der Hypothese ausgehen, daß die Hypothalamus-Hypophyse-Nebennierenrinden-Achse des Fetus durch eine Cortisolausschüttung der wesentliche Faktor für die "Reifung" der fetalen Lungen, d.h. die Produktion der Surfactant-Phospholipide und vor allem des Lezithins in den Lungen ist. So stellten sie an 5 der 6 anenzephalen Kinder niedrige L/S-Ratio-Werte und parallel dazu einen geringen Anteil "orangefarbener" Zellen (0-5%) fest. Am 6. Kind fand sich ein recht hoher L/S-Ratio-Wert (1,8) und ein ebenfalls hoher Anteil jener Zellen (10%). Von den möglichen Erklärungen dieser Analogie zwischen der Lezithinproduktion und der Abschilferung "lipoider" Zellen halten die Wissenschaftler diejenige für die glaubwürdigste, daß sowohl die Abschilferung der "lipoiden" Zellen von der Fetalhaut als auch die erhöhte Lezithinproduktion im Alveolarraum des Fetus vom selben Mechanismus bzw. Induktionsfaktor hervorgerufen werden, der nichts anderes als die gesteigerte Aktivität der Kortikosteroide in diesen Organen sei.

Bei aufmerksamen Studium der Lipidzusammensetzung der VC kommen wir zu dem Ergebnis, daß die Cholesterolester mit 33% den größten Anteil bilden (Kärkkäinen et al. 1965). Dieser Anteil steht in krassem Gegensatz zu den entsprechenden Cholesterolesterwerten in den Lipiden der Hautoberfläche sowohl eines 5 Tage alten Neugeborenen, wo sie bei 6,1% (Ramasastry et al. 1970) liegen, als auch eines Erwachsenen, wo sie 15% betragen (Greene et al. 1970). Wenn wir nun auch die Werte des freien Cholesterols in der VC und in den Hautoberflächenlipiden eines Erwachsenen vergleichen, stellen wir ebenfalls eine große Diskrepanz, diesmal zugunsten der Hautwerte fest: Die freien Sterole stellen 9% der VC-Lipide (Kärkkäinen et al. 1965), während ihr Anteil bei den Hautoberflächenlipiden des Erwachsenen bei 19-20% liegt (Greene et al. 1970; Elias et al. 1983). Dieser Vergleich zwischen den Werten der Cholesterolester und des freien Cholesterols wird an VC und Hautoberflächenlipiden vorgenommen, da, wie schon gesagt, durch viele Forschungen nachgewiesen worden ist, daß die Lipide der VC hauptsächlich von der fetalen Epidermis und nicht von den fetalen Talgdrüsen herrühren, welche die Lipide der VC vor allem mit aliphatischen Estern und Squalenen, aber nicht mit Cholesterolderivaten anreichern (vgl. S. 89). So ist im Vergleich zu den Lipiden des Stratum corneum der Epidermis an der VC eine intensive Veränderung in der Zusammensetzung der Cholesterolester und

126

des freien Cholesterols zu beobachten, wobei sich der Wert der Cholesterolester bei gleichzeitiger Verringerung des freien Cholesterols stark erhöht. Und da die Ester des Cholesterols ebenfalls Cholesterolsulfat enthalten, können wir vermuten, daß seine Konzentration in der VC in Relation zu der in den Hautoberflächenlipiden, wo sie nur 2,3-3,4% beträgt (Williams et al. 1983; Elias et al. 1983), ebenfalls zunimmt. In der Literatur fehlen präzise Angaben über den Anteil des Cholesterolsulfats in der Vernix caseosa. Der Umstand nun, daß die Cholesterolester und vermutlich auch das Cholesterolsulfat bei gleichzeitiger Abnahme der freien Sterole in besonders hoher Konzentration auftreten, erinnert an einen anderen Spezialfall, bei dem eine hohe Konzentration von Cholesterolsulfat ebenfalls oft von einem Absinken des freien Cholesterols in den Lipiden der Oberflächenzellen der Epidermis begleitet wird. Hierbei handelt es sich um die Recessive-X-Linked-Ichthyosis (RXLI), eine Krankheit, bei der der Desquamationsprozeß der oberflächlichen Keratinozyten gestört ist, so daß sich diese Zellen in extremen Mengen an der Hautoberfläche akkumulieren (vgl. S. 22). So machen die Keratinozyten bei RXLI während ihres Aufstiegs aus den unteren Epidermalschichten alle Veränderungen normal durch; wenn sie aber an der Oberfläche ankommen, schilfern sie sich nicht wie unter regulären Bedingungen ab, sondern verbleiben an der Hautoberfläche und konzentrieren sich dort, da der Abschilferungsprozeß gestört ist. Man könnte theoretisch Parallelen zu den keratinisierten Zellen der fetalen Epidermis ziehen, die sich ebenso, wenn sie nach ihrer normalen und endgültigen Keratinisation an der epidermalen Oberfläche erscheinen, nicht abschilfern, sondern dort akkumulieren und mit Hilfe der Hautoberflächenlipide und des Smegma der talgabsondernden Drüsen die VC bilden. Die heute für wahrscheinlich gehaltene Theorie (Epstein et al. 1981; Williams et al. 1983), die sich mit der Pathophysiologie der erblichen RXLI, aber noch genereller mit dem physiologischen Abschilferungsprozeß der Hornzellen befaßt, führt an, daß das Cholesterolsulfat, das zwar nur einen kleinen Anteil der Lipide des Stratum corneum stellt, jedoch das wesentliche polarisierte Lipid dieses Bereichs ist, durch schweflige Kationenbrücken am Zusammenhalt der interzellulären parallelen Lipidlamellen mitwirkt und in der Folge für eine konstante Verbindung der Keratinozyten des Stratum granulosum wie des Stratum corneum sorgt. Die permanente Enzymeinwirkung der Steroidsulfatase auf das Stratum corneum und vor allem auf seinen interzellulären Raum führt unter normalen Bedingungen zur Abspaltung der Schwefelgruppen des Cholesterolsulfats, die, wie bereits angeführt, am Zusammenhalt der interzellulären Lamellen mitwirken. Diese Auflösung der Kohäsionskräfte zwischen den Keratinozyten führt dann zur Abstoßung isolierter oberflächlicher Hornzellen von der Zellmasse und schließlich zu ihrer endgültigen Abschilferung. Bei der RXLI führt die fehlende Steroidsulfatase zu einer Konzentrationszunahme des Cholesterolsulfats an der Oberfläche des Stratum corneum. Entweder fördert der erhöhte Anteil des Cholesterolsulfats die Negativkräfte zwischen den Zellmembranen, so daß sich die Zellverbindungen unter dem Einfluß von Kationen, bei denen es sich wahrscheinlich um Calcium und Magnesium handelt, verstärken, oder er verschiebt den thermalen "Transitionspunkt" der interzellulären Lipide und damit ihren Übergang von der kristallinen zur flüssigen "Phase", was auch in diesem Fall den Zusammenhalt unter den Hornzellen fördert. Die bei RXLI verspätete Desquamation dieser Zellen vollzieht sich schließlich nicht vereinzelt, sondern in großen Massen.

In den vergangenen Jahren beschäftigte sich eine Anzahl von Wissenschaftlern mit dem "Experiment der Natur", wie die RXLI bezeichnenderweise genannt wird (Shapiro et al. 1978; Koppe et al. 1978; Williams u. Elias 1981; Epstein et al. 1981; Epstein u. Leventhal 1981; Williams et al. 1983). Heute gilt als sicher, daß diese Krankheit durch das Fehlen der Steroidsulfatase in den Zellmembranen und dem interzellulären Raum des Stratum corneum, wo sie normalerweise nachgewiesen wird, verursacht wird (Williams et al. 1983). Dieses Fehlen der Steroidsulfatase führt bei RXLI zu einer Konzentration des Cholesterolsulfats zwischen den nicht abgeschilferten Oberflächenkeratinozyten (bei anderen dermatologischen Erkrankungen wie der Ichthyosis vulgaris, lamellären Ichthyosis, epidermolytischen Hyperkeratosis usw. treten derartige Veränderungen der Oberflächenlipide nicht auf, s. Williams et al. 1983).

Das Fehlen der Steroidsulfatase bei RXLI wurde erst nach Beobachtungen von Shapiro et al. im Jahre 1978 als wahrscheinliche Ursache für diese Abschilferungsstörung akzeptiert; Hautgewebekulturen von an RXLI leidenden Individuen zeigten keine Aktivität von Steroidsulfatase, dem lysosomatischen Enzym also, das die Schwefelgruppen von Stelle 3 der Sterole und der schwefligen steroiden Hormone abspaltet. Ungefähr 10 Jahre früher hatten France u. Liggins (1969) eine Schwangerschaft beschrieben, bei der im Harn der Mutter, die später einen vollständig normalen Jungen zur Welt brachte, extrem niedrige Östrogenwerte beobachtet worden waren. Die Wissenschaftler führten den geringen Östrogenwert im mütterlichen Urin auf fehlende Steroidsulfatase in der Plazenta zurück, da der für die Biosynthese des Östrogens am Ende der Schwangerschaft entscheidende Schritt bekanntlich die Umwandlung der hauptsächlich von den fetalen Nebennieren produzierten schwefligen Androgene (Dehydroepiandrosteronsulfat, DHEA-S, und 16α-Hydroxydehydroepiandrosteronsulfat, 16α-OH-DHEAS) in nach Abspaltung der Schwefelgruppen freie Androgene ist (Androstendion und Testosteron) und das für diese Umwandlung verantwortliche Enzym, die Steroidsulfatase, sich in der Plazenta befindet. Die freien Androgene werden durch Einwirkung anderer Enzyme bekanntlich in Östrogene verwandelt, gelangen in den mütterlichen Kreislauf und werden von den mütterlichen Nieren ausgeschieden. In den folgenden Jahren beschrieben Cedard et al. (1971), Fliegner et al. (1972), France et al. (1973), Tabei u. Heinrichs (1976), Koppe et al. (1978) insgesamt 19 andere ähnliche Fälle mit ungewöhnlich niedrigen Östrogenwerten (0,6-1,3 mg/24 h) im 24-h-Urin der Mutter am Ende der Schwangerschaft und bei Geburt von normalen Jungen. In 2 anderen Fällen verabreichten Tabei u. Heinrichs (1976) intraamnial DHEA-S und konnten in den Fällen mit dem niedrigsten Östriolspiegel – wegen fehlender Steroidsulfatase – keinerlei Erhöhung dieser außergewöhnlich niedrigen Werte feststellen (0,7 mg/24 h), obwohl parallelle Gaben der gleichen Substanz bei normalen Schwangerschaften nahezu eine Östriolverdoppelung im mütterlichen Urin zur Folge hatten. Während die Aktivität der übrigen, am Metabolismus der freien Steroide beteiligten Enzyme normal war, konnte in der Plazenta in all diesen Fälle im Gegensatz zur normalen Plazenta nur eine geringfügige bzw. gar keine Aktivität der Steroidsulfatase festgestellt werden (France u. Liggins 1969; Cedard et al. 1971; Fliegner et al. 1972; France et al. 1973). Shapiro et al. (1978) sowie Koppe et al. (1978) wiesen nach, daß dieses Enzym nicht nur in der Plazenta, sondern auch in den Fibroblasten und der Neugeborenenepidermis fehlt. Eine weitere Beobachtung dieser bei ihrer Geburt normalen Kinder zeigte, daß ein Teil von ihnen auf der Haut im Verlauf der folgenden Monate klinische und biochemische (Defizit von Steroidsulfatase) Anzeichen für RXLI aufwies (Koppe et al. 1978). Lykkesfeldt u. Bock (1985) führen zum Steroidsulfatasedefizit der Plazenta ("placental steroid-sulphatase deficiency" – PSD), einer Krankheit, die sie 1984 an 100 Schwangerschaften beschrieben und die ihnen zufolge mit einer Häufigkeit von 1:20000 auftritt, an, daß alle männlichen Neugeborenen die Symptome von RXLI entwickelten; der niedrige Östrogenspiegel hatte bei 25 Schwangeren mit PSD keinerlei negativen Einfluß auf Milchproduktion und Stillen (Lykkesfeldt u. Bock 1985). Schließlich bestätigten auch Koppe et al. (1978) wie auch Epstein u. Leventhal (1981), daß im Gegensatz zu gesunden Individuen, bei denen Steroidsulfatase in weißen Blutkörperchen, Haarwurzeln, Epidermis, Stratum corneum und Hornzellkulturen auftritt, der Versuch, dieses Enzym in Gewebe und Zellen von Individuen mit RXLI nachzuweisen, negativ verlief. (Außergewöhnlich niedrige Östriol- und Östrogen-Werte werden bekanntlich am Ende der Schwangerschaft im mütterlichen Harn nicht nur bei plazentarem Steroidsulfatasedefizit, sondern auch in Fällen von Anenzephalie, Hypoplasie der fetalen Nebennieren, intrauterinem Fruchttod, fetaler Hepatitis, exogener Gabe von Kortikosteroiden an die Mutter, schwerwiegenden mütterlichen Nierenleiden sowie der Einnahme bestimmter Antibiotika wie auch von Aspirin durch die Mutter beobachtet).

Die fetalen Nebennieren bestehen zu über 85% aus der Rinde (Prichard u. McDonald 1980), die sich während des letzten Schwangerschaftsdrittels stark vergrößert und ihre Aktivität erheblich steigert. So wird veranschlagt, daß die fetale Nebennierenrinde, die nach der Geburt nahezu verschwindet, täglich 8-bis10mal mehr Steroide als die Nebennierenrinde eines Erwachsenen produziert (Prichard u. McDonald 1980). Vor Entstehung der Hypothalamus-Hypophyse-Nebennierenrinden-Achse vollzieht und reguliert sich die Entwicklung der kindlichen Nebennieren in den ersten 18-20 SSW wahrscheinlich mit Hilfe eines vermuteten Chorion-ACTH (Prichard u. McDonald), denn das mütterliche ACTH kann die Plazenta nicht passieren. Nach diesen 20 Wochen ist die Durchblutung der Hypophyse durch das Hypophysen-Pfortader-System ausgebildet, und die Ausschüttung des ACTH durch den Hypophysenvorderlappen kann durch den Hypothalamus geregelt werden. Das hypophysäre ACTH gilt jedoch nicht als einziger Regulator der fetalen Nebennieren, was ihre Entwiklung und die Produktion von Steroiden angeht, da mit fortschreitender Schwangerschaft auch eine stufenweise Verringerung seiner Konzentration im kindlichen Plasma festgestellt wird (Winters et al. 1974). Als neben dem ACTH wahrscheinlichster "Produktionsfaktor" für die fetalen Nebennieren wird das fetale Prolaktin angesehen, das eine indirekte Rolle für die Entwicklung der kindlichen Nebennierenrinde und die Steroidgenese wahrscheinlich durch ein Cholesterolangebot an die Nebennierenrindenzellen spielen dürfte. Für diese Theorie spricht die Beobachtung, daß die Prolaktinkonzentration im letzten Schwangerschaftsdrittel und insbesondere in den letzten 5 Schwangerschaftswochen zunimmt, dem Zeitraum, in dem auch die fetale Nebennierenrinde erheblich wächst, während die Konzentration von ACTH im Fetalplasma abnimmt (Winters et al. 1975). Man nimmt an, daß die durch die Ursubstanzen der Nebennieren angeregte ständig anwachsende Östrogenproduktion die Ausschüttung des Prolaktins durch die Hypophyse und seine Aktivität auf die Nebennierenrinde hervorruft (Prichard u. McDonald 1980).

Die Arbeiten vieler Forscher über die Ursubstanzen für die Produktion der Steroide in den Nebennieren haben gezeigt, daß weder das von der Plazenta produzierte und im fetalen Plasma zirkulierende Progesteron als Ursubstanz für die Produktion fetalen Cortisols noch die De-novo-Synthese von Cholesterol in der fetalen Nebennierenrinde als einziger Auslöser für den "explosionsartigen" Anstieg der Steroidproduktion der fetalen Nebennieren im letzten Schwangerschaftsstadium angesehen werden können. So gelten letztlich die im fetalen Plasma zirkulierenden Lipoproteine, d.h. Verbindungen von Cholesterol und Cholesterolestern mit Proteineinschüben (vor allem LDL und weniger HDL und VLDL), als Hauptquelle für das Cholesterol, das von der kindlichen Nebennierenrinde für die Biosynthese der Steroide benutzt wird (Simpson u. Carr 1979; Prichard u. McDonald 1980). Nach Pitkin et al. (1972) können sogar nur 20% des fetalen Cholesterols aus dem mütterlichen Kreislauf stammen, der größte Anteil sei fetaler Herkunft.

Wie zuvor schon erwähnt, beobachteten Farrell u. Zachmann (1973) an fetalem Lungengewebe eine Erhöhung der Aktivität des Enzyms Phosphocholin-Cytidyltransferase nach Gabe von Kortikosteroiden. Mit derselben Methode und am selben Gewebe wiesen Rooney et al. (1975) eine Erhöhung der glyzerophospatischen Phoshpatidyltransferase, Hamosh et al. (1977) der lipoproteinen Lipase und Brehier et al. (1977) der phosphatischen Phosphohydrolase (PAPase) nach. Nahezu parallel mit der Erhöhung der L/S-Ratio, aber ca. 1-2 Wochen früher, verstärkt sich auch die Konzentration der PAPase im Fruchtwasser in den letzten SSW (Jimenez u. Johnston 1976). Die o.g. Enzyme beteiligen sich an der Biosynthese der Phospholipide des fetalen Lungen-Surfactant und stehen so bei der Reifung der kindlichen Lungen in Zusammenhang mit der allgemeinen Aktivität der Kortikosteroide und insbesondere des Cortisols der fetalen Nebennieren. Wie schon erwähnt, wird eine ebensolche Aktivität für das Prolaktin bei der Reifung der fetalen Alveolen angenommen. Charakteristisch ist darüber hinaus die nahezu gleichzeitig mit der Zunahme der L/S-Ratio einhergehende Verdichtung des Prolaktins im Fruchtwasser während der letzten Schwangerschaftswochen. Wir sprachen die wahrscheinliche "trophotrope" Aktivität des Prolaktins für die fetale Nebennierenrinde während der letzten Schwangerschaftsphase schon an, ebenso auch die wahrscheinlich die Ausschüttung des Prolaktins aus der Hypophyse regulierende Aktivität der plazentaren Östrogene, die sich ebenfalls besonders stark während der letzten Schwangerschaftswochen vermehren. Voraussetzung für die Vermehrung der Östrogene ist allerdings die verstärkte Einwirkung der Steroidsulfatase auf die Plazenta, so daß die in großen Mengen von den kindlichen Nebennieren produzierte und zur Verfügung gestellte DHEA-S letztlich in Östrogene umgewandelt werden kann. So läßt sich leicht die Hypothese aufstellen, daß die Steroidsulfatase zum Schwangerschaftsende unter Einfluß des vermehrt konzentrierten Cortisols wahrscheinlich nicht nur auf die Plazenta, sondern auch auf anderes Gewebe, wo sie bekanntlich existiert, wie z.B. die fetale Haut, eine erhöhte Aktivität ausüben könnte. Dies würde zu einem Aufbrechen der Schwefelbrücken der interzellulären Lamellen der Keratinozyten und letztendlich zur massenhaften Abstoßung dieser Zellen zusammen mit dem Smegma der fetalen talgabsondernden Drüsen führen, ein Phänomen, das als Abstoßung der kindlichen VC bekannt ist.

Die Abstoßung der VC am Ende der Schwangerschaft, in einer Phase also, die auf die Reifung der fetalen Lungen folgt und dem Geburtsbeginn vorangeht, ist höchstwahrscheinlich – durch einen noch unbekannten Mechanismus – auf die Auflösung der lipoiden Substanzen zurückzuführen, die entweder aus den fetalen Talgdrüsen oder von epidermalen Lipiden stammen, sich zwischen die Keratinozyten setzen und im wahrsten Sinne des Wortes für die Erhaltung dieser untereinander und mit der fetalen Hautoberfläche bis in die letzten SSW verbundenen Zellen beitragen.

Der diese Degradierung der Lipoide der kindlichen VC in einer bestimmten Phase am Ende der Schwangerschaft beeinflussende Faktor kann auf das Gewebe entweber exogen, d.h. als Bestandteil des damit ständig in Berührung kommenden Fruchtwassers, oder endogen einwirken, d.h. durch das unter dem Stratum corneum der fetalen Epidermis befindliche Gewebe mit Hilfe des Blutkreislaufs.

Was die erstgenannte Auslegung, d.h. die exogene Einwirkung eines Faktors am Ende der Schwangerschaft auf die VC mit der Folge ihrer "Desorganisation" und Abstoßung ins Fruchtwasser, betrifft, muß angenommen werden, daß die ihn auslösende Aktivität wahrscheinlich mit der Schwangerschaftsdauer, aber auch mit dem Reifegrad der Plazenta und der übrigen kindlichen Organe in Zusammenhang steht. Er muß sogar wie auch all die anderen vergleichbaren "Faktoren" an der Vorbereitung für den Geburtsbeginn mitwirken, da, wie gesagt, all diese letzten Reifungsvorgänge bzw. Veränderungen an den verschiedenen fetalen Organen im Zusammenhang mit dem Beginn derjenigen biologischen Prozesse stehen, die in der Bereitschaft der Gebärmutter, der Hervorrufung von Kontraktionen des Myometriums und letzlich der Geburt münden.

Es wurde bereits gesagt, daß die Absonderungen des fetalen uropoetischen und Atmungssystems, d.h. Harn und Alveolen-Surfactant, Substanzen enthalten, die höchstwahrscheinlich eine für den gesamten Vorgang des Geburtsbeginns wesentliche Rolle spielen. So wirken spezielle "Faktoren" dieser Substanzen (PAF, Lyso-PAF, "Surfactant-Factor"), Phospholipide (Lezithin, Lysolezithin, Phosphatidylinositol) wie auch Enzyme (Phospholipase A und C, saure Phosphatase) sowohl aufeinander, wie sie auch biochemische Vorgänge vor allem in den Amnion- und Deziduazellen und damit letztlich die Prostaglandinsynthese beeinflussen. Einige dieser Substanzen, wie z.B. die saure Phosphatase und die Phospholipase C, die im Fruchtwasser am Ende der Gravidität verstärkt konzentriert auftreten und wahrscheinlich aus dem fetalen Harn stammen, wurden als die epidermalen Lipide degradierend beschrieben. So könnten wahrscheinlich vergleichbare Faktoren (z.B. die saure Phosphatase) "exogen" auf die fetale Hautoberfläche wirken und in den letzten SSW die Ablösung und Abstoßung der VC auslösen.

In der Literatur wird nichts über die Aktivität der Steroidsulfatase im Fruchtwasser gesagt. Nadler u. Burton (1973) erwähnen lediglich eine schwache Konzentration von Arylsulfatase im zweiten Schwangerschaftsdrittel. Daher können wir keine "exogene" Einwirkung der Steroidsulfatase auf die VC unterstellen. Eine direkte Einwirkung von Cortisol, Prolaktin und anderen Hormonen des Fruchtwassers auf die VC ist ebenfalls unwahrscheinlich (darüber hinaus stabilisiert die direkte Einwirkung von Hydrocortison die Membranen der Epidermalzellen wahrscheinlich, s. Carnuccio et al. 1980). Selbstverständlich kann aber die Existenz eines bisher unbekannten "Faktors" im Fruchtwasser, dessen vermehrte Aktivität in den letzten SSW sich an die Ablösung der VC und ihre Abstoßung ins Fruchtwasser verschwendet, nicht ausgeschlossen werden.

Die zweite Auslegung, d.h. die "endogene" Einwirkung eines Faktors auf die VC durch das Gewebe mit dem Ergebnis ihrer Ablösung, kommt unserer Meinung nach der Wirklichkeit am nächsten. Ein Abfall der Sauerstoffpartialdrucks (pO_2) im Gewebe und in der Folge auch in der fetalen Haut (Hypoxie) könnte eine derartige Ablösung der die verschiedenen Lipide verbindenden Kräfte provozieren, sei es direkt oder indirekt durch Veränderung des elektrischen Kräftepotentials mittels Verteilung der Ionen zwischen den Membranen der Epidermalzellen (Bär 1984). Eine derartige relative Hautgewebehypoxie, die ein ausreichend sensibler Indikator des allgemeinen Oxygenierungs- und Durchblutungszustands des Fetus ist, wie durch die transkutane kontinuierliche Registrierung des fetalen partiellen O_2-Drucks sub partu bewiesen (Huch et al. 1981; Liedtke et al. 1979), könnte mit dem Reife- und Funktionsgrad der Plazenta in Zusammenhang gebracht werden. So hat die wie in Abb. 70b dargestellte relative Insuffizienz der bis zu einem Punkt stabilen Plazentaleistung wahrscheinlich die im Vergleich dazu geringfügige Abnahme des Sauerstoffpartialdrucks im Fetalgewebe zur Folge, die aber, was die Epidermis angeht, für die unterstellte Degradierung der Lipoide der VC immer noch auszureichen scheint.

Von dieser Hypothese abgesehen, scheinen die übrigen Substanzen, die im fetalen Plasma während der Abstoßung der VC vermehrt auftreten, wie z.B. Cortisol, Prolaktin und steroide Hormone, die Struktur der VC-Lipoide nicht unmittelbar beeinflussen zu können (die Wirkung von Hydrocortison auf die Epidermis stabilisiert, wie gesagt, sehr wahrscheinlich die Membranen der keratinisierten Zellen). Wenn aber das fetale Cortisol in der Plazenta bestimmte Enzyme (z.B. die 17α-Hydroxylase) mit der Folge einer verstärkten Produktion von Progesteronmetaboliten oder in den fetalen Lungen (z.B. die PAPase und andere) mit der Folge der Phospholipidproduktion des Surfactant und der "Reifung" der fetalen Lungen "aktiviert", könnte eine "Aktivierung" der Steroidsulfatase durch das fetale Cortisol auch in der fetaler Epidermis und VC unterstellt werden. Das hätte die Degradierung der interzellulären Lipide wie auch die der talgabsondernden Drüsen und somit die Abstoßung der VC ins Fruchtwasser zur Folge. Wir haben die Hinweise, die für einen derartigen oder vergleichbaren Prozeß sprechen, angeführt. Daher kann die erhöhte Konzentration von Cholesterolestern und die im Vergleich dazu geringe von ungebundenen Sterolen in der VC bei gleichzeitiger Berücksichtigung der charakteristischen Akkumulation oberflächlicher Hornzellen auf der fetalen epidermalen Oberfläche und ihrer Abstoßung, unserer Meinung nach, als ein Prozeß *"physiologischer Ichthyose"* betrachtet werden. Diese "physiologische Ichthyose" beginnt zu dem Zeitpunkt, an dem die fetale Epidermis die Form der Erwachsenenepidermis annimmt (ca. um die 26. Woche), setzt sich bis in die letzten 4-5 SSW fort und ist auf die in diesem Zeitraum vermutete Inaktivität bzw. "relative Insuffizienz" der Steroidsulfatase in der VC zurückzuführen, die das Aufbrechen der zwischen den Hornzellen befindlichen Schwefelbrücken der Cholesterolester nicht zuläßt, so daß sich ihr Zusammenhalt verstärkt. Die Steroidsulfatase ist aber auch das für den Metabolismus des Nebennieren-Dehydroepiandrosteronsulfats in der Plazenta und die Östrogenproduktion wesentliche Enzym, das besonders in den letzten Schwangerschaftswochen verstäkt produziert wird. So verfügen wir über Hinweise auf eine verstärkte Aktivität bzw. Dichte der plazentaren Steroidsulfatase während der letzten Schwangerschaftsphase, die auch mit dem vermehrten Auftreten schwefliger Vorläufer östrogener Substanzen, wahrscheinlich sogar mit dem erhöhten Cortisolspiegel in Verbindung stehen, wobei vorauszusetzen ist, daß Cortisol und DHEA-S während dieses Zeitraums in großen Mengen von der fetalen Nebennierenrinde produziert werden. Ein vergleichbarer Prozeß vollzieht sich wahrscheinlich in der fetalen Haut; d.h. die vorhandene Steroidsulfatase wirkt einerseits auf das Stratum corneum der Epidermis ein, kann andererseits aber so lange nicht zur Degradierung der Cholesterolester in der VC beitragen, bis ein "auslösender Faktor" die vorhandene Steroidsulfatase bzw. ihre Neuproduktion aktiviert bzw. anregt, die dann imstande ist, die Lipoide der VC zu degradieren, so daß sie ins Fruchtwasser abgestoßen werden kann.

Diese theoretisch angenommenen Mechanismen müssen lediglich mit den gleichzeitig auf die fetalen Alveolen einwirkenden in Verbindung gebracht werden, d.h. die Aktivierung der verschiedenen Enzyme, die zur Produktion von Phospholipiden (Surfactant) und letztlich zur "Reifung" der Lungen beitragen. Es liegen sogar Hinweise für die Interdependenz dieser beiden für das Schwangerschaftsende maßgeblichen Phänomene vor, d.h. die "Reifung" der fetalen Lungen und die "Reifung" der fetalen Haut durch einen gemeinsamen kausalen Faktor, dessen Ursache wahrscheinlich die erhöhte Cortisolproduktion der größen- und funktionsmäßig wesentlich verstärkten fetalen Nebennierenrinde im letzten Schwangerschaftsstadium ist. Die plazentare Aktivität greift gewiß in diesen Gesamtmechanismus ein und beeinflußt wohl durch denselben Faktor, wahrscheinlich aber indirekt (durch Abfall des pO_2) die Reifung dieser beiden kindlichen Organe, ein Prinzip, das bei chronischer Plazentainsuffizienz oder einem Überreife-Dysmaturitäts-Syndrom des Kindes besonders auffällig wird.

In Übereinstimmung mit den letzten Ausführungen der internationalen Literatur und unseren eigenen Auffassungen können die beiden Geburtsphasen, d.h. ihre Vorbereitungs- und Ausführungsphase, folgendermaßen zusammengefaßt werden (Abb. 72): Wenn der Fetus ein bestimmtes Stadium biologischer Reife erreicht, wird seine Hypothalamus-Hypophyse-Nebennieren-Achse "aktiviert" (der Zeit-

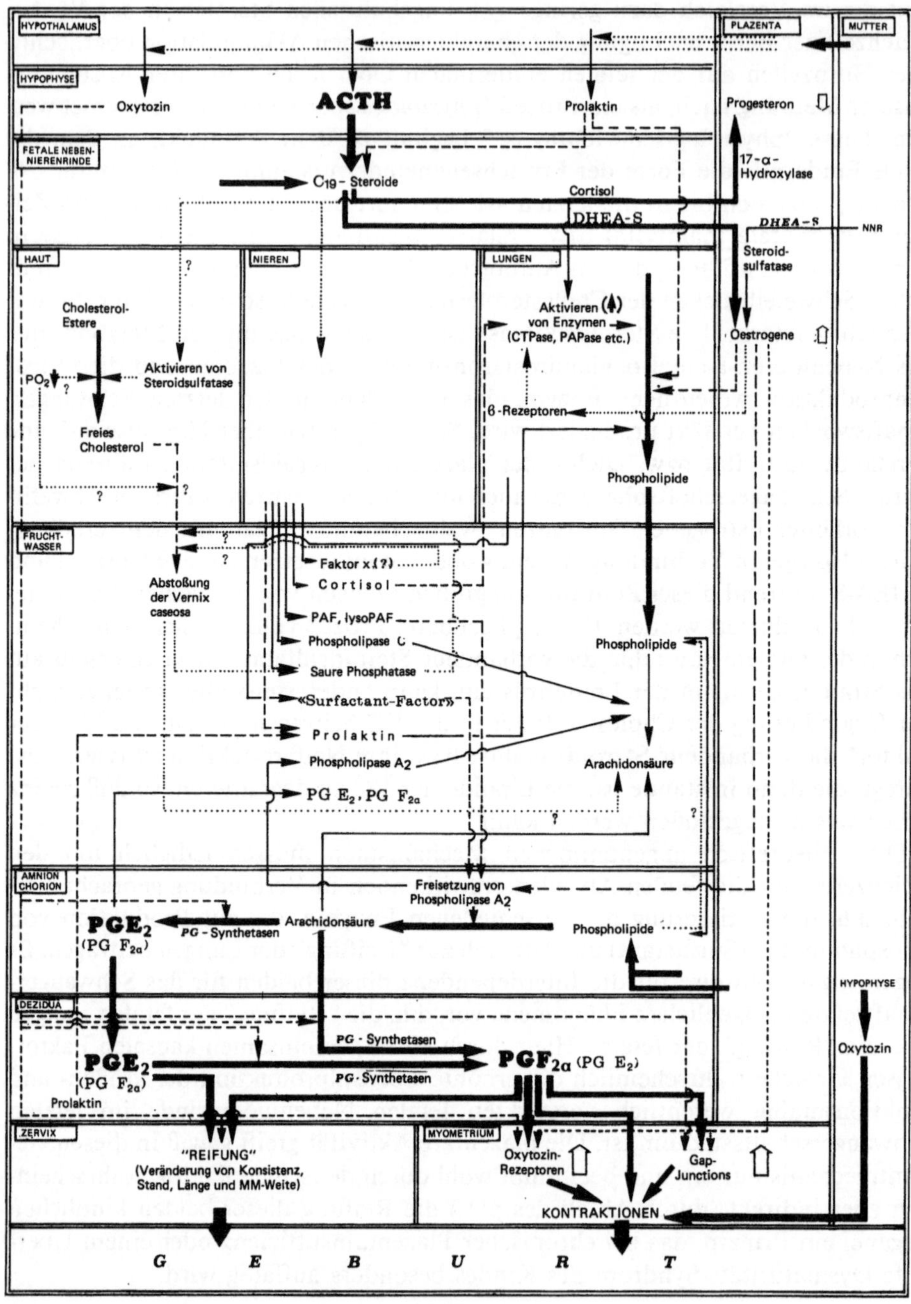

Abb. 72. Vorbereitungs- und Initiativprozesse der Geburt

134

punkt dieser "Aktivierung" kann aller Wahrscheinlichkeit nach auch von der Leistungsfähigkeit der Plazenta beeinflußt werden). Die fetale Hypophyse sondert Prolaktin und ACTH, später sogar Oxytozin ab. Die fetale Nebennierenrinde, die sich im letzten Schwangerschaftsdrittel erheblich vergrößert und an Aktivität zunimmt, produziert unter Einwirkung von ACTH und wahrscheinlich auch von Prolaktin in den letzten SSW besonders viel DHEA-S und Cortisol. Unter diesen Substanzen stellt das DHEA-S den wesentlichen Anteil der für die Biosynthese der plazentaren Östrogene ausschlaggebenden Urstoffe (der verbleibende kleinere Teil stammt aus der mütterlichen Nebennierenrinde). Die hohe Cortisolproduktion führt zunächst zu einer Aktivität von Enzymen (17α-Hydroxylase) in der Plazenta, wodurch das frei zirkulierende Progesteron relativ abnimmt. Darüber hinaus ruft das erhöhte Cortisol im fetalen Plasma wahrscheinlich unter Mitwirkung des Prolaktins eine intensive enzymatische Aktivität in den Lungenalveolen hervor, was zur Produktion der bekannten Surfactant-Lipide der Lungen wie auch anderer lipoider, im Fruchtwasser aufzufindender Substanzen ("Surfactant-Factors", PAF, Lyso-PAF) führt. Das Cortisol wirkt wahrscheinlich auf ähnliche Weise wie an der Plazenta und den Lungenalveolen, d.h. durch verstärkte Aktivierung anderer Enzyme (z.B. Steroid-Sulfatase), auch an der Oberfläche der fetalen Epidermis und in der VC. Ergebnis der hypothetischen Einwirkung von Cortisol und Prolaktin wären in erster Linie die "Reifung" der Lungen (d.h. das Vorkommen von Surfactant in den Lungenalveolen) und später die "Reifung" der fetalen Epidermis (d.h. die Abstoßung der VC ins Fruchtwasser). Der ebenfalls hypothetisch vorausgesetzte Beginn für die Veränderung in der Plazentaaktivität beeinflußt wahrscheinlich direkt oder indirekt die Verfassung der VC. Schließlich könnte das Cortisol im letzten Schwangerschaftsstadium in Beziehung zur Nierentätigkeit stehen. Die Ausscheidung bestimmter Substanzen ("Faktoren") von Harn und Lungen ins Fruchtwasser wie z.B. saure Phosphatase, Phospholipase C, "Surfactant-Factors", PAF, Lyso-PAF etc., die die hauptsächlich aus den fetalen Lungen stammenden Phospholipide des Fruchtwassers abspalten (wahrscheinlich auch die VC-Lipide ablösen) und nach ihrer Phagozytose durch die Amnionzellen die Phospholipase A_2 der Zytolysosomen aktivieren, hat wahrscheinlich entscheidende Relevanz für die Freisetzung der Arachidonsäure, der für die Biosynthese der Prostaglandine maßgeblichen Substanz. Vermutlich wirken an der Freisetzung der Phospholipase A_2 von den Lysosomen der Amnion- und Chorionzellen auch die sich am Schwangerschaftsende bei gleichzeitiger Progesteronabnahme verstärkenden Östrogenkonzentrationen mit. Der erhöhte Östrogenanteil spielt wahrscheinlich auch für andere Mechanismen wie die Sensibilisierung des Lungengewebes unter Cortisol- und Prolaktineinfluß, die bemerkenswerte Zunahme der Oxytozinrezeptoren und der Zellbrücken des Myometriums sowie die Biosynthese der Prostaglandine in den fetalen Membranen und der Zervix eine aktive Rolle. Hauptsächlich durch die Einwirkung von Prostaglandinsynthetasen wird in den Zellen von Amnion und Chorion vor allem PGE_2 gebildet, und in der Dezidua entsteht dadurch das wichtige PGF_{2a}. Die Biosynthese der Prostaglandine in den fetalen Membranen und der Dezidua wird auch durch die – über seine Rezeptoren – gleichzeitige Wirkung des fetalen Oxytozins befördert. Das Zusammenspiel von Prostaglandinen und Oxytozin führt schließlich zur "Reifung" der

Zervix und zu Myometriumkontraktionen, wodurch wiederum eine erneute Prostaglandinproduktion angeregt wird, so daß schließlich der nunmehr durch keinen äußeren Faktor mehr zu beeinflussende Geburtsmechanismus mit Hilfe des mütterlichen Oxytozins autonom in der Geburt des Kindes mündet.

Literaturverzeichnis

Agorastos T (1979a) Praepartale Beurteilung der fetalen Reife durch zytologische Fruchtwasseruntersuchungen. Z Geburtsh u Perinat 183: 118-127.

Agorastos T (1979b) Zytologische und fotometrische Fruchtwasseruntersuchungen zur praenatalen Beurteilung der fetalen Reife. Dissertation, RWTH Aachen

Agorastos T, Bär TH, Grussendorf EI, Liedtke B, Lamberti G (1981a) Zur Feinmorphologie der Fruchtwasserzellen. A. Nicht vitale Zellen. Teil I: Periderm-Zellen. Z Geburtsh u Perinat 185: 111-115

Agorastos T, Bär TH, Grussendorf EI, Liedtke B, Lamberti G (1981b) Zur Feinmorphologie der Fruchtwasserzellen. A. Nicht vitale Zellen. Teil II: Keratinozyten. Z Geburtsh u Perinat 185: 178-182

Agorastos T, Bär TH, Grussendorf EI, Liedtke B, Lamberti G (1981c) Zur Feinmorphologie der Fruchtwasserzellen. A. Nicht vitale Zellen. Teil III: Grosse Plattenepithelien. Z Geburtsh u Perinat 185: 231-236

Agorastos T, Vlassis G, Zournatzi B, Papaloucas A (1983) Lungenreife und Hautreife des Feten: Zwei unterschiedliche Begriffe und die klinische Bedeutung ihrer Differenzierung. Z Geburtsh u Perinat 187: 146-150

Agorastos T, Kanellaki-Kyparissi M, Papaloucas A (1984a) Ultrastruktur der sogenannten "Schwammzellen" im Fruchtwassersediment in verschiedenen Schwangerschaftsstadien. Acta Anat 120: 4

Agorastos T, Kyparissi M, Papaloucas A (1984b) Über das früheste Auftreten und das morphologische Bild der Lamellenkörper im Fruchtwasser. Z Geburtsh u Perinat 188: 174-177

Agorastos T, Hollweg G, Grussendorf EI, Schwartz C, Köhnen M, Vlassis G, Papaloucas A (1985) Vernix caseosa: immunfluorescent, histochemical and ultrastructural characteristics. Arch Gynecol 237: 107

Agorastos T, Lamberti G, Vlassis G, Zournatzi B, Papaloucas A (1986) Methods of prenatal determination of fetal maturity based on differentiation of the fetal skin during the last weeks of pregnancy. Eur J Obstet Gynecol Reprod Biol 22: 29-40

Agorastos T, Hollweg G, Grussendorf EI, Papaloucas A (1988) Features of Vernix Caseosa Cells. Am J Perinatol 5 (3): 253-259

Amiel-Tison C (1968) Neurological Evaluation of the Maturity of Newborn Infants. Arch Dis Child 43: 89-93

Anderson ABM, Griffiths AD (1968) Estimation of duration of gestation by amniotic fluid cytology. J Obstetr Gynaec Brit Comm 75: 300

Ansari NMA, Fu HC, Nicolaides N (1970) Fatty acids of the alkane diol esters of vernix caseosa. Lipids 5: 279-282

Baden HP, Hooker P, Kubitus J, Tarascio A (1980) Analysis of keratinizing tissues for sulfatase deficiency. Clin Res 28: 562a

Bäcker J (1915) Die Dauer der Schwangerschaft. Gynäk. Rdsch 9: 29

Bär TH (1984) Persönliche Mitteilung

Ballantyne JW (1902) The problem of the postmature infant. J Obstetr Gynaec Brit Emp 2: 521

Ballard PL, Gluckman PD, Brehier A, Kittermann JA, Kaplan SL, Rudolph AM, Grumbach MM (1978) Failure to detect an effect of prolactin on pulmonary surfactant and adrenal steroids in fetal sheep and rabbits. J Clin Invest 62: 879

Bamezai R, Verma IC (1982) Lipid-Laden Cells in Amniotic Fluid and the Lecithin-Sphingomyelin Ratio. Acta Cytol 26 (1): 99

Barka T, Anderson PJ (1963) Histochemistry: Theory, Practice and Bibliography. Harper and Row, New York, pp 240-245

Barrett CT, Sevanian A, Kaplan SA (1975) Cyclic AMP (cAMP) and surfactant production. New means for enchancing lung maturation in the fetus. Pediatr Res 9: 394

Behrmann RE, Babson SG, Lessel R (1971) Fetal and neonatal mortality in white middle class infants. Mortality risks by gestational age and weight. Am J Dis Child 121: 486

Bergstrasser P (1978) Counting and sizing of epidermal cells in normal human skin. J Invest Dermatol 70: 280-284

Bergström S (1980) Ultrastructure of cell detachment from the human fetus in early pregnancy. Acta Obstet Gynecol Scand 59: 169-176

Beutner EH, Jablonska S, Jarzabek-Chorzelska M, Marciejowski E, Rzesa G, Chorzelski TP (1975) Studies in immunodermatology. VI: IF Studies of autoantibodies to the stratum corneum and in vivo fixed IgG in stratum corneum of psoriatic lesions. Int Arch Allergy Appl Immunol 48: 301-323

Beutner EH, Binder WL, Kummar V (1982) Methods for immunofluorescence studies of stratum corneum antibodies. In: Beutner EH (Hrsg) Autoimmunity in psoriasis. CRC, Boca Raton

Biezenski JJ, Pomerance W, Goodman J (1968) Studies on the origin of amniotic fluid lipids. I. Normal composition. Am J Obstet Gynecol 102: 853

Bigazzi M, Ronga R, Lancranjan I, Ferraro S, Branconi F, Buzzoni P, Martorana G, Scarselli GF, Del Pozo E (1979) A pregnancy in a acromegalic woman during bromocriptine treatment: Effects on growth hormone and prolactin in the maternal, fetal, and amniotic compartments. J Clin Endocrinol Metab 48: 9

Billah MM, Johnston JM (1983) Identification of phospholipid platelet-activating factor (1-0-alkyl-2-acetyl-sn-glycero-3-phosphocholine) in human amniotic fluid and urine. Biochem Biophys Res Commun 113 (1): 51-58

Billah MM, Lapetina EG (1983) Proc Natl Acad Sci USA 80: 965

Binder WL, Beutner EH, Jablonska S (1980) Studies in immunodermatology. VII: Immunofluorescence studies of stratum corneum antibodies. Int Arch Allergy Appl Immunol 61: 407-416

Bishop E, Corson S (1968) Estimation of fetal maturity by cytologic examination of amniotic fluid. Am J Obstet Gynecol 102: 654

Bishop EH, Pollock T (1970) Fetal Exfoliative Cytology. Obstet Gynecol 35 (6): 909-911

Bishop IH (1964) Pelvic scoring for elective induction. Obstet Gynecol 24: 266

Blank ML, Snyder F, Byers LW, Brooks B, Muirhead EE (1979) Biochem Biophys Res Commun 90: 1194-1200

Blank ML, Lee TH, Fitzgerald V, Snider F (1981) Biol Chem 256: 175-178

Blystad W, Landing BH, Smith CA (1951) Pulmonary hyaline membranes in newborn infants. Pediatrics 8: 5

Bolte A, Hofmann E, Röhricht J (1968) Diagnostik und Therapie bei Plazentadysfunktion. Münch Med Wschr 110: 2136

138

Bolte A, Bachmann KD, Strohmann G (1970) Verlängerte Schwangerschaftsdauer und Plazenta-dysfunktion. Erörterung der Problematit an den Gebursjahrgängen 1955-1966 der Universi-täts-Frauenklinik Köln. Arch Gynäk 209: 339

Bolte A (1978) Fetale und plazentare Reifungsvorgänge am Ende der Schwangerschaft und ihre Diagnostik. Z Geburtsh u Perinat 182: 393

Bonneville MA (1963) Fine structural changes in the intestinal epithelium of the bullfrog during metamorphosis. J Cell Biol 18: 579

Bonneville MA (1965) The periderm of human fetal skin in Electron Microscopy. In: Titlbach M (Hrsg) Proceedings of the Third European Regional Conference, Prague (1964). Royal Mi-crosc Society, London, p 565, Bd B

Bossi LM (1907) Die verzögerte Schwangerschaft und ihre Indikation. Gynäk Rdsch 1: 30

Bowden PE, Cunnlife WJ (1983) Isolation and Characterization of Different Keratin Types From Human Epidermis. In: Marks R, Plewing G (Hrsg) Stratum Corneum. Springer Verlag, Berlin Heidelberg, pp 9-18

Bowen JT (1889) The epitrichial layer of the human epidermis. Anatom Anzeiger A 412, 441

Bowser PA, Gray GM (1978) Sphingomyelinase in pig and human epidermis. J Invest Dermatol 70: 331-335

Breathnach AS, Wyllie LM (1965) Electronmicroscopy of melanocytes and Langerhans-cells in human fetal epidermis at fourteen weeks. J Invest Dermatol 44: 51

Breathnach AS (1971) An Atlas of the Ultrastructure of Human Skin. J & A Churchill, London

Breathnach AS, Goodman C, Stolinski C, Gross M (1973) Freezy-fracture replication of cells of stratum corneum of human epidermis. J Anat 114: 65-81

Bree RL (1978) Sonographic identification of fetal vernix in amniotic fluid. J Clin Ultrasound 6: 269

Brehier A, Benson BJ, Williams MC, Mason RJ, Ballard PL (1977) Corticosteroid induction of phosphatidic acid phosphatase in fetal rabbit lung. Biochem Biophys Res Commun 77: 886

Brosens I, Gordon H (1965) The cytological diagnosis of ruptured membranes using Nile-blue sulphate staining. J Obstetr Gynaec Brit Comm 72: 342

Brosens I, Gordon H (1966) The estimation of maturity by cytological examination of liquor amnii. J Obstetr Gynaec Brit Comm 73: 88

Brosens I, Gordon H, Baert A (1969) Prediction of fetal maturity with combined cytological and radiological methods. J Obstetr Gynaec Brit Comm 76: 20-26

Brusis E, Nitsch B, Wengeler H (1975) Fruchtwasser und Amnion. Klinik der Frauenheilkunde, Vol. IV, pp 667-702, Ergänzung

Buek M (1844) De vernice caseosa, Halis

Butler NR, Bonham I (1963) Perinatal Mortality. Livingstone, Edinburgh

Butterworth J, Broadhead DM, Sutherland GR, Bain AD (1974) Lysosomal enzymes of amnio-tic fluid in relation to gestational age. Am J Obstet Gynecol 119 (6): 821

Bystryn JC (1983) Natural Stratum Corneum Antibodies and Antigens. In: Marks R, Plewig G (Hrsg) Stratum Corneum. Springer Verlag, Berlin Heidelberg, pp 112-128

Caputo R, Pelucetti D (1977) The junctions of normal human epidermis. A freeze fracture study. J Ultrastr Res 61: 44-61

Carnuccio R, Di Rosa M, Persico P (1980) Hydrocortisone induced inhibitor of prostaglandin biosynthesis in rat leucocytes. Br J Pharmacol 68: 14-16

Casey ML, McDonald PC, Mitchell MD (1983) Stimulation of prostaglandin E_2 production in amnion cells in culture by a substance(s) in human fetal and adult urine. Biochem Biophys Res Commun 114 (3): 1056-1063

Cedard L, Tchobrousky C, Guglielmina R, Mailhac M (1971) Insuffisance oestrogenique paradoxale au cours d' une grossesse normale par défaut de sulfatase placentaire. Bulletin de la Fédération des Societés de gynécologie et d' obstétrique de langue française, 23: 16-20

Chan L, Jackson RL, O'Malley BW (1976) Synthesis of very low density lipoproteins in the cockerel. Effects of estrogen. J Clin Invest 58: 368

Chan WH, Willis J, Woods J (1969) The value of the Nile Blue sulphate stain in the cytology of the liquor amnii. J Obstetr Gynaec Brit Comm 76: 193

Christophers E (1971) Die epidermal Columnarstruktur. Z Zellforsch Mikrosk Anat 114: 441-450

Churchouse M, Langstone V (1970) The Occurrence and Origin of "Satellite Cells" in Amniotic Fluid (Preliminary Report). Acta Cytol 14: 609-614

Clifford SH (1945) Clinical significance of yellow staining of the vernix caseosa, skin, nails and umbilical cord. Am J Dis Child 69: 327

Clifford SH (1954) Postmaturity – with placental dysfunction. J Pediat 44: 1

Clifford SH (1957) Postmaturity. Arch Pediatr 9: 13

Cmelik N, Petrak-Longhino N, Michelie F (1952) Über die Unverseifbaren Lipoide der Vernix caseosa. Biochem Z 322: 355

Conrad JK, Ueland K (1976) Reduction of the stretch modulus of human cervical tissue by prostaglandin E_2. Am J Obstet Gynecol 126: 218

Csapo AI (1956) Progesterone "block". Am J Anat 98: 273

Cutz E, Conen PE (1973) Morphology of human amniotic fluid cells. In: Arceneaux C J (Hrsg) 31st Ann Proc Electron Microscopy Soc Amer, pp 424-325

Cutz E, Conen PE (1978) Macrophages and Epithelial Cells in Human Amniotic Fluid: Transmission and Scanning Electron Microscopic Study. Am J Anat 151: 87-102

Dale BA, Ling SY (1979) Immunologic cross-reaction of stratum corneum basic protein and a keratohyalin granule protein. J Invest Dermatol 72: 257-261

Dale BA, Lonsdale-Eccles JD, Holbrook KA (1980) Stratum corneum basic protein: an interfilamentous matrix protein of epidermal keratin. In: Bernstein IA, Seiji M (Hrsg) Current Problems in Dermatology 10. S. Karger, Basel, pp 311-325

Das SK, Foster WH, Adhikaky PK et al (1975) Gestational variation of fatty acid composition of human amniotic fluid lipids. Obstet Gynecol 45: 425

Davy S (1844) Lond Med Gaz, March

Dawkins MJR (1965) Gestational Age, Size and Maturity. Heinemann, London, p 33

Diez D' Aux R, Murphy BEP (1974) Androgens in the human fetus. J Steroid Biochem 5:207-210

Dobbs LG, Mason RJ (1979) Pulmonary alveolar type II cells isolated from rats: Release of phosphatidylcholine in response to β-adrenergic stimulation. J Clin Invest 63: 378

Donnai P, Gordon H, Harris DA, Hughes EA (1971) Further studies in the assessment of gestational age by amniotic fluid analysis. J Obstetr Gynaec Brit Comm 78: 603-609

Donovan AJ, Ciaccio TJ, Andrews BF, Wolfe WM (Jan. 1973) Determination of fetal maturity by spectrophotometric creatinine and cytologic study of the amniotic fluid. J of Kentucky Med Assoc 38-41

Doshi NS, Ansari AH (1972) Amniotic fluid cytology for assessment of fetal maturity. The Ohio State Medical Journal 68: 363

Dowber RPR, Marks RL Swift JA (1972) Scanning electron microscopy of the stratum corneum. Br J Dermatol 86: 272-281

Downing DT (1965) Composition of the unsaponifiable matter of vernix caseosa. Aust J Chem 18: 1287-1291

Downing DT, Strauss JS (1974) Synthesis and composition of surface lipids of human skin. J Invest Dermatol 62: 228-243

Dubowitz LMS, Dubowitz V, Goldberg C (1970) Clinical assessment of gestational age in the newborn infant. J of Pediatrics 77: 1-10

Duck Chong CG (1979) Lamellar body content of amniotic fluid: A possible index of fetal lung maturity. Ann Clin Biochem 16: 191

Eisen AZ, Arndt KA, Clark WA (1964) The ultrastructural localization of acid phosphatase in human epidermis. J Invest Dermatol 43: 319-326

Elias PM, Friend DS (1975) The permeability barrier in mammalian epidermis. J Cell Biol 65: 185-191

Elias PM, Goerke J, Friend DS (1977) Permeability barrier lipids: composition and influence on epidermal structure. J Invest Dermatol 69: 535-546

Elias PM, McNutt NS, Friend DS (1977) Membrane alterations during cornification of mammalian squamous epithelia: a freeze-fracture, tracer and thin-section study. Anat Rec 189: 577-594

Elias PM, Brown BE, Fritsch P, Goerre T, Gray GM, White RI (1979) Localization and composition of lipids in neonatal mouse stratum granulosum and stratum corneum. J Invest Dermatol 73: 339-348

Elias PM (1981) Lipids and the Epidermal Permeability Barrier. Arch Dermatol Res 270: 95-117

Elias PM, Grayson S, Lampe MA, Williams ML, Brown BE (1983) The Intercorneocyte Space. In: Marks R Plewig G (Hrsg) Stratum Corneum, Springer Verlag, Berlin Heidelberg, pp 53-67

Epstein EH JR, Leventhal ME (1981) Steroid sulphatase of human leukocytes and epidermis and the diagnosis of recessive X-linked ichthyosis. J Clin Invest 67: 1257-1262

Epstein EH Jr, Williams ML, Elias PM (1981) Steroid sulphatase, recessive X-linked icthyosis, and stratum corneum cohesion. Arch Dermatol 117: 761-763

Farr V, Mitchell RG, Neligan JM, Parkin M (1966) The definition of some external characteristics used in the assessment of gestational age in the newborn infant. Develop Med Child Neurol 8: 507

Farrell PM, Zachman RD (1973) Induction of choline phosphotransferase and lecithin synthesis in the fetal lung by corticosteroids. Science 179: 297

Fencl MD, Montserrat deM, Tulchinsky D (1975) Total cortisol in amniotic fluid and fetal lung maturation. N Engl J Med 292: 133

Fennefrohn B (1970) Bedeutung zytologischer und spektrophotometrischer Fruchtwasseranalysen für die Feststellung des kindlichen Reifegrades. Zbt Gynäk 92: 1257

Fennefrohn B (1972) Fruchtwasseruntersuchungen in den letzten Schwangerschaftswochen. Z Geburtsh u Perinat 176: 233-241

Finnström O (1972) Studies on maturity in newborn infants. VI. Comparison between different methods for maturity estimation. Acta Paediat Scand 61: 33-41

Fliegner JRH, Schindler I, Brown JB (1972) Low urinary oestriol excretion during pregnancy associated with placental sulphatase deficiency or congenital adrenal hypoplasia. J Obstetr Gynaec Brit Comm 79: 810-815

Floyd WS, Goodman PA, Wilson A (1969) Amniotic Fluid Filtration and Cytology. Obstet Gynecol 34: 583

Förström L, Goldyne ME Winkelmann RK (1974) Prostaglandin production by human epidermis cells in vitro: a model for studying pharmacologic inhibition of prostaglandin synthesis. Prostaglandins 8: 107-113

Forest GM, Bertrand J (1975) Sexual steroids in the neonatal period. J Steroid Biochem 6: 24-26

France JT, Liggins GC (1969) Placental sulfatase deficiency. J Clin Endocrinol Metabol 29: 138-141

France JT, Seddon RJ, Liggins GC (1973) A study of a pregnancy with low estrogen production due to placental sulfatase deficiency. J Clin Endocrinol Metabol 36: 1-9

Freinkel RK, Traczyk TN (1980) The phospholipases A of epidermis. J Invest Dermatol 74: 169-173

Freinkel RK, Traczyk TN (1981) A Method for Patrial Purification of Lamellar Granules from Fetal Rat Epidermis. J Invest Dermatol 77: 478-482

Freinkel RK (1982) The lipids and acid hydrolases of lamellar granules. Clin Res 30 (2): 584 A

Freinkel RK, Traczyk TN (1983) Acid Hydrolases of the Epidermis: Subcellular Localization and Relationship to Cornification. J Invest Dermatol 80: 441-446

Fu HC, Nicolaides N (1969) The structure of alkane diols of diesters in vernix caseosa lipids. Lipids 4: 170-175

Garfield RE, Sims S, Daniel EE (1979) Gap junctions: their presence and necessity in myometrium during parturition. Science 198: 1313

Garfield RE, Kannan MS, Daniel EE (1980) Gap junctions formation in myometrium: control by estrogens, progesterons and by prostaglandins. Am J Physiol 238: 681

Garfield RE, Hayashi RH (1981) Appearance of gap junctions in the myometrium of women during labor. Am J Obstet Gynecol 140 (3): 254-260

Geyer H, Schneider I (1970) Zeitschrift für Klinische Chemie und Klinische Biochemie 8: 141

Gluck L, Kulovich MV (1973) Lecithin/Sphingomyelin ratios in amniotic fluid in normal and abnormal pregnancy. Am J Obstet Gynecol 115: 539-546

Goldschmidt H, Thew MA (1972) Exfoliative cytology of psoriasis and other common dermatoses. Arch Dermatol 106: 476-483

Gordon H, Brosens J (1967) Cytology of amniotic fluid: a new test for fetal maturity. Obstet Gynecol 30: 625

Gray GM, Yardley HJ (1975a) Lipid composition of cells isolated from porcine, human and rat epidermis. J Lipid Res 16: 435-440

Gray GM, Yardley HJ (1975b) Different populations of pig epidermal cells: isolation and lipid composition. J Lipid Res 16: 441-447

Gray GM, White RJ (1978) Glycosphingolipids and ceramides in human and pig epidermis. J Invest Dermatol 70: 336-341

Gray GM (1981) Keratinization and the plasma membrane of the stratum corneum cell. Front Matrix Biol 9: 83-101

Grayson S, Elias PM (1981) Stratum corneum cell membranes are lipid-enriched. Clin Res 29: 154a

Green K, Bydgeman M, Toppozada M, Wiovist N (1974) The role of PGF_{2a} during labor. Am J Obstet Gynecol 120: 25

Greene RS, Downing DT, Pochi PE, Strauss JS (1970) Anatomical variation in the amount and composition of human suface lipid. J Invest Dermatol 54: 240-247

Griffiths WAD (1966) Skin desquamation in the newborn. Biol Neonat (Basel) 10: 127

Griffiths WAD, Marks R (1973) The significance of surface changes in parakeratotic horn. J Invest Dermatol 61: 251-254

Gruber W (1979) Endogenes Prostaglandin F_2-alpha während der Schwangerschaft und unter der Geburt. Wr Klin Wschr Suppl 98: 1

Gruenwald P (1964) The fetus in prolonged pregnancy. Am J Obstet Gynecol 89: 503

Gustavii B (1972) Labour: a delayed menstruation? Lancet 2: 1149

Haahti E, Nikkari T, Salmi AM, Laaksonen AL (1960) Fatty acids of vernix caseosa. Scand J Clin Lab Invest 13: 70

Hackelöer BJ, Hansmann M (1976) Ultraschalldiagnostik in der Frühschwangerschaft. Gynäkologe 9: 108

Hammarström S, Hamberg M, Samuelsson B, Duell E, Stawiski M, Voorhees JJ (1975) Increased concentrations of nonesterified arachidonic acid, prostaglandin E_2 and prostaglandin F_{2a} in epidermis of psoriasis. Proc Natl Acad Sci USA 72: 5130-5134

Hamosh M, Hamosh P (1977) The effect of prolactin on the lecithin content of fetal rabbit lung. J Clin Invest 59: 1002

Hanahan DJ, Demopoulos CA, Liehr J, Pinckard RN (1980) J Biol Chem 225: 5514-5516

Hansmann M (1976) Ultraschallbiometrie im II. und III. Trimester der Schwangerschaft. Gynäkologe 9: 133

Hartikainen-Sorri A-L, Kauppila A, Tuimala R, Vinkka L, Ylikorkala D (1981) The lack of significant change in plasma progesterone and oestradiol-17β levels befor the onset of human labour. Acta Obstet Gynaecol Scand 60: 497-499

Hashimoto K, Gross BG, Lever WF (1965) The Ultrastructure of the Skin of Human Embryos. I. The Intraepidermal Eccrine Sweat Duct. J Invest Dermatol 45: 139-151

Hashimoto K, Gross BG, Lever WF (1966a) The Ultrastructure of Human Embryo Skin. II. The Formation of Intradermal Portion of the Eccrine Sweat Duct and of the Secretory Segment During the First Half of Embryonic Life. J Invest Dermatol 46: 513-529

Hashimoto K, Gross BG, Lever WF (1966b) Electron Microscopic Study of Apocrine Secretion. J Invest Dermatol 46: 378-390

Hashimoto K, Gross BG, Dibella RJ, Lever WF (1966) The ultrastructure of the skin of the human embryos. IV. The epidermis. J Invest Dermatol 47: 317

Hashimoto K (1971) Cementosome, a new interpretation of the membrane-coating granule. Arch Dermatol Forsch 240: 349-364

Hashimoto K, Kanzaki T (1975) Surface ultrastructure of human skin. Acta Derm Venerol (Stockh) 55: 413-430

Hauth JC, Parker CR, McDonald PC, Porter JC, Johnston JM (1978) Role of fetal prolactin in lung maturation. Obstet Gynecol 51: 81

Hayward AF, Hackermann M (1973) Electron microscopy of membrane-coating granules and a cell surface coat in keratized and non-keratinized human oral epithelium. J Ultrastruc Res 43: 205-219

Heilmann BB, Ryckmanns F, Plewig G (1983) Scanning Electron Microscopy of Human Corneocyte. In: Marks R. Plewig G (Hrsg) Stratum Corneum. Springer Verlag, Berlin Heidelberg, pp. 186-190

Henneman C, Anderson G, Tejavey A, Gross H, Heiman M (1970) Fetal maturation and amniotic fluid. Am J Obstet Gynecol 214: 302-307

Hinselmann M (1976) Die ultraschalldiagnostische Bestimmung des Gestationsalters. Z Geburtsh u Perinat 180: 303

Hohenauer L (1976) Beurteilung der Reife von Neugeborenen. Z Geburtsh u Perinat 180: 239-245

Hohl AF (1862) Lehrbuch der Geburtshülfe. W. Engelmann, Leipzig

Hölzle E Plewig G (1977) Effects of dermatitis, stripping and steroids on the morphology of corneocytes: A new bio-assay. J Invest Dermatol 68: 350

Holbrook KA, Odland GF (1975) The fine structure of developing human epidermis: light, scanning and transmission electron microscopy of the periderm. J Invest Dermatol 65: 16-38

Horstmann E (1960) Die Haut. I. Die Epidermis. In: V. Mollendorf W (Hrsg) Handbuch der Mikroskopischen Anatomie des Menschen. Springer Verlag, Berlin, Bd 3

Hosemann H (1952) Normale und abnormale Schwangerschaftsdauer. In: Seitz J, Amreich I (Hrsg) Biologie und Pathologie des Weibes. Urban & Schwarzenberg, München, 2. Aufl, Bd VII

Hoyes AD (1967) Acid mucopolysaccharide in human fetal epidermis. J Invest Dermatol Bd 48: 6

Hoyes AD (1968) Electron microscopy of the surface layer (periderm) of human fetal skin. J Anat 103: 321

Huch R, Huch A, Lübbers DW (1981) Transcutaneous PO_2. Thieme-Statton, New York

Hudson EA, Gauntlett J (1977) Amniotic fluid cells and the lecithin/sphingomyelin ratio. Obstet Gynecol 49: 280-286

Huisjes JH (1968) Cytologic features of liquor amnii. Acta Cytol (Balt) 12: 42

Huisjes JH (1970) Origin of the cells in the liquor amnii. Am J Obstet Gynecol 106: 1222

Huisjes JH, Arendzen JH (1970) Estimation of fetal maturity by cytologic evaluation of liquor amnii. Obstet Gynecol 35: 725

Huisjes JH (1973) Cytology of the amniotic fluid and its clinical applications. In: Fairweather DVI, Eskes TKAB (Hrsg) Amniotic Fluid. Excerpta Medica, Amsterdam

Husain N, Sinclair L (1971) Estimation of Maturity in the Foetus and Newborn. Proc Roy Soc Med Section of Paediatrics 64: 1213-1217

Husslein P, Fuchs AR, Fuchs F (1982) Der Einfluß von Oxytocin auf die Produktion von Prostaglandinen in vitro und in vivo. Z Geburtsh u Perinat 186: 141

Husslein P, Sinzinger H (1984) Concentration of 13, 14-dihydro-15-keto PGE_2 in the maternal periphereal plasma during labor of spontaneous onset. Brit J Obstet Gynaecol 91: 228

Husslein P (1985) Über die Ursachen des Geburtsbeginnes beim Menschen: Rolle von Oxytocin und Prostaglandinen. Z Geburtsh u Perinat 189: 95-102

Hytten FE, Lind T (1974) Diagnostische Indices in der Schwangerschaft. Ciba-Geigy Ltd, Basel

Jablonska S, Chorzelski TP, Jarzabek-Chorzelska M, Beutner EH (1975) Studies in immunodermatology. VII: Fourcompartment system studies of IgG in stratum corneum and of stratum antigen in biopsies of psoriasis and control dermatose. Int Arch Allergy Appl Immunol 48: 324-340

Jarret A, Van Wyk W (1972) Keratinization of human foetal tissue. Br J Derm 86: 508

Jarret A (1973) The Physiology and Pathophysiology of the Skin. Vol. 1. The Epidermis. Academic Press, London New York

Jimenez JM, Johnston JM (1976) Fetal lung maturation: IV. The release of phosphatidic acid phosphohydrolase and phospholipids into the human amniotic fluid. Pediatr Res 10: 767

Johansen K (1974) Gestational Age Assessed by Modified Amniotic Fluid Cytology in Normal and Small-for-Date Pregnancies. Acta Cytol 18: 142-148

Johnson JWC, Tyson JE, Mitzner W, Beck JC, Andreassen B, London WT, Villar J (1985) Amniotic fluid prolactin and fetal lung maturation. Am J Obstet Gynecol 153 (4): 372-380

Jørring K (1970) Maturity determination in the last trimester of pregnancy. Int J Gynecol Obstetr 8: 58

Josimovich JB, Merisko K, Boccella L (1977) Binding of prolactin by fetal rhesus cell membrane fractions. Endocrinology 100: 557

Jung H, Klöck FK (1969) Weitere Ergebnisse über einen «myogenen Hemmstoff» des menschlichen Uterus. Gynaecologia 167: 28

Jung H (1978) Definition, Motivation, Entwicklung. In: Hillemanns HG, Steiner H (Hrsg) Die programmierte Geburt. Thieme, Stuttgart

Jung H, Lamberti G, Wilms G (1979) Die Geburtsprognose bei der Einleitung mittels eines modifizierten Geburtsreife-Score. Perinatale Medizin (1981), Thieme, Stuttgart, S 306, 9. Deutscher Kongress für Perinat Med, Berlin

Jung H (1984) Reifungsprozesse der Zervix Uteri und ihre Bedeutung für die Geburt. Z Geburtsh u Perinat 188: 1-6

Kärkkäinen J, Nikkari T, Ruponen S, Haahti E (1965) Lipids of vernix caseosa. J Invest Dermatol 44: 333-338

Kanellaki-Kuparissi M, Agorastos T, Papaloucas A (1985) Über die Herkunft der sogenannten «Schwammzellen» im Fruchtwasser – Eine TEM-Studie. Archiv Gynecol 238: 312-313

Karim SMM (1966) Identification of prostaglandins in human amniotic fluid. J Obstetr Gynaec Brit Comm 73: 903

Karim SMM, Devlin J(1967) Prostaglandin content of amniotic fluid during pregnancy and labour. J Obstetr Gynaec Brit Comm 74: 230

Karim SMM (1972) The Prostaglandins. Wiley-Inter Science, New York

Karim SMM, Amy JJ (1973) Prostaglandins-lipids in amniotic fluid. In: Fairweather DVI, Eskes TKAB (Hrsg) Amniotic Fluid. Excerpta Medica, Amsterdam, p 277

Keiffer H (1926) Bruxelles-med, 7: 180

Kellum RE (1967) Human sebaceous gland lipids. Arch Dermatol 59: 218-220

King CS, Nicholls S, Barton S, Marks R (1979) Is the stratum corneum of uninvolved psoriatic skin abnormal? Acta Derm Venerol (Stockh) 59: 95-100

Kittrich M, Pospišil J (1956) Cytologicky přispěvek k diagnosticé odtoku plodové. Cs Gynek 21: 325

Kittrich M (1963) Zytodiagnostik des Fruchtwasserabflusses mit Hilfe von Nilblau. Geburtsh Frauenheilk 23: 156

Kloostermann GJ (1955) Overdragen zwangerschaap. Ned T Verlosk 55: 232

Knaus H (1928) Zur Ursache des Geburtseintrittes. Münch Med Wschr 75: 553

Kölliker B (1879) Entwicklungsgeschichte des Menschen, 2. Aufl, Leipzig, S 771

Koob TH.J, Ryan KJ (1980) Collagen dynamics and extensibility in the mail reproductive tract. In: Naftalin F, Stubblefield PhG (Hrsg) Dilatation of the uterive cervix. Raven Press, New York, p 45

Koppe JG, Marinkvic- Ilsen A, Rijken Y, de Groot WP, Jobsis AC (1978) X-linked ichthyosis A sulfatase deficiency. Arch Dis Child 53: 803-806

Kressner M, Woraschk HJ (1963) Untersuchungen über die sauren Phosphatasen des Fruchtwassers. Arch Gynaekol 199: 43

Krogh HK, Tonder O (1968) Adherence of erythrocytes to stratum corneum of skin tissue section. Int Arch Allergy Appl Immunol 34: 170-180

Krogh HK (1969) Antibodies in human sera to stratum corneum. Int Arch Allergy Appl Immunol 36: 415-426

Krogh HK (1970) The occurrence of antibodies to stratum corneum in man. Int Arch Allergy Appl Immunol 37: 649-659

Krogh HK (1973) Antibodies to stratum corneum in man. In: Beutner EH, et al (Hrsg) Immunopathology of the skin. Labelet antibody studies. Dowden, Hutchinson & Ross, Stroudsburg, pp 402-414

Krogh HK, Maeland JA, Tonder O (1975) Specifity of antigens in aqueous phenol extracts of skin examined by means of guinea pig and rabbit immune sera. Int Arch Allergy Appl Immunol 49: 519-529

Kurzak A, Cecuk S, Breyer B (1976) The prediction of maturity in the first trimester of pregnancy by ultrasonic measurement of fetal crownrump length. JCU 4: 83

Kuss E (1974) Klinisch-chemische Untersuchungen zur Überwachung der gefährdeten Schwangerschaft. Gynäkologe 7: 124

Lajos L, Jobst K, Basco K (1950) The lipid content of the amniotic membrane and the production of vernix caseosa. J Obstetr Gynaec Brit Emp 57: 753

Lamberti G, Austermann R, Closs HP, Schwenzel W (1973) Statistische Untersuchungen über das fetale Risiko bei Plazentainsuffizienz und Nabelschnurkomplikation. 1. Definition der Krankheitsbilder und ihre Häufigkeit. Geburtsh u Frauenheilk 33: 254

Lamberti G (1978a) Die Trübungsmessung des Fruchtwassers, eine Möglichkeit zur antepartalen Beurteilung der fetalen Reife. Z Geburtsh u Perinat 182: 269

Lamberti G (1978b) Dysmaturität. Ihre Bedeutung für die subpartale Belastbarkeit und postpartale Frühentwicklung des Kindes. In: Schmidt E, Dudenhausen JW, Saling E (Hrsg) Perinatale Medizin VII. Thieme, Stuttgart, S 540

Lamberti G, Liedtke B, Agorastos T, Andrien U, Renoldi A (1978) Die antepartale Bestimmung der fetalen Reife aus dem Fruchtwasser. In: Schmidt E, Dudenhausen JW, Saling E (Hrsg) Perinatale Medizin VII. Thieme, Stuttgart, p 128

Lamberti G, Agorastos T, Schleuter H (1979) Prävention von fetal- distress bei Dysmaturität durch antepartale Früherkennung einer Plazentadysfunktion. In: Schmidt E, Dudenhausen JW, Saling E (Hrsg) Perinatale Medizin VIII. Thieme, Stuttgart New York, S 521

Lamberti G (1979) Zervikale Reifungsprozesse am Ende der Schwangerschaft. Z Geburtsh u Perinat 183: 175

Lamberti G (1981) Die verlängerte Tragzeit. In: Käser O, Friedberg V, Ober KG, Thomsen K, Zander J (Hrsg) Gynäkologie und Geburtshilfe. Thieme, Stuttgart N York, S 9.28-9.44

Lamberti G, Körner G, Agorastos T (1981) The role of skin and its appendages in the assessment of the newborns maturity. J Perinat Med 9: 147-148

Lamberti G, Schleuter H, Agorastos T (1981a) Fruchtwasseruntersuchungen zur antepartalen Diagnostik fetaler Dysmaturität bei Plazentadysfunktion. Arch Gynaecol 232: 482-484

Lamberti G, Agorastos T, Schleuter H (1981b) Möglichkeiten und Indikationen zur Feststellung der Reife des Kindes im Rahmen der individuellen Geburtsterminierung. Wissensch Inform Milupa 7 (2): 261-266

Lamberti G (1982a) Zur Geburtsreife der Zervix uteri. I. Die klinischen Kriterien zur Reifebeurteilung und ihre Variabilität am Endtermin. Z Geburtsh u Perinat 186: 187

Lamberti G (1982b) Zur Geburtsreife der Zervix uteri. II. Zervix-reife-Scores und ihre Problematik aufgrund der Variabilität der Einzelkriterien. Z Geburtsh u Perinat 186: 235

Lamberti G, Nowak J (1983) Zur Geburtsreife der Zervix uteri. III. Abhängigkeit von Geburtsverlauf und -dauer von den Zervixkriterien. Z Geburtsh u Perinat 187: 88

Lamberti G (1988) Persönliche Mitteilung

Lanman JT, Herod L, Tahau R (1974) Phospholipids and fatty acids in relation ot the premature induction of labor in rabbits. Pediatr Res 8: 1-4

Lee TC, Malone B, Blank ML, Snyder F (1981) Biochem Biophys Res Commun 102: 1262-1268

Lee W, Bell M, Novy MJ (1980) Pulmonary lamellar bodies in human amniotic fluid: Their relationship to fetal age and the lecithin/sphingomyelin ratio. Am J Obstet Gynecol 136: 60

Liedtke B, Agorastos T, Schleuter H (1979) Continuous transcutaneous monitoring of fetal oxygen tension and fetal heart rate pattern in the cardiotocogramm. In: Huch A, Huch R, Lucey JF, (Hrsg) «Continuous transcutaneous blood gas monitoring» The National Foundation – Birth defects: Original Article Series XV (4). AR Liss, N York, pp 203-208

Liggins GC, Howie MB (1972) A controlled trial of antepartum glucocorticoid tratment of prevention of the respiratory distress syndrome in premature infants. Pediatrics 50: 515

Liggins GC (1973) Fetal influences on myometrial contractility. Clin Obstet Gynecol 16: 148

Liggins GC, Fairclough RJ, Grieves SA et al. (1977) Parturition in the sheep. In: O' Connor M, Knight J (Hrsg)The fetus and birth. Elsevier/Excerpta Medica, Amsterdam N. York, p 5

Lind T, Parkin FM, Cheyne GA (1969) Biochemical and cytological changes in liquor amnii with advancing gestation. J Obstetr Gynaec Brit Comm 76: 673-683

Lind T (1971) Predicting fetal maturity. Brit Med J 4: 116

Lind T, Billewicz WZ (1971) A point scoring system for estimating gestational age from examination of amniotic fluid. Brit Med J 4: 681-695

Luukkainen TU, Csapo AI (1973) Induction of premature labor in the rabbit after pretreatment with phospholipids. Fertil Steril 14: 65

Lykkesfeldt G, Bock JE (1985) Lactation in placental steroid sulfatase deficiency. Br J Obstet Gynaecol 92: 179-180

Mackenzie IC (1975) Ordered structure of the epidermis. J Invest Dermatol 65: 45-51

Mackenzie IC, Zimmermann K, Peterson L (1981) The pattern of cellular organization of human epidermis. J Invest Dermatol 76/6: 459-461

Mackenzie IC (1983) The Cellular Architecture of the Stratum Corneum. In: Marks R, Plewig G (Hrsg) Stratum Corneum. Spinger Verlag, Berlin Heidelberg, pp 147-152

Mäkinen PL, Mäkinen KK (1981) Purification and properties of rat skin acid phosphatases. Int J Pept Protein Res 18: 352-369

Maeland JA, Krogh HK, Tonder O (1974) Heterogenity of antigen from callus of man. Int Arch Allergy Appl Immunol 46: 619-628

Mandalenakis S (1985) Synopsis of Obstetrics and Gynecology. G. Parisianos, Athen (gr)

Mark W (1845) Hellers Archiv, p 218

Marks R (1972) Histochemical application of skin surface biopsy. Br J Dermatol 86: 20

Marks R, Nicholls S (1981) Drugs which influence the stratum corneum and techniques for their evaluation. Clin Exp Dermatol 6: 419-427

Marks R, Barton SP (1983) The Significance of the Size and Shape of Corneocytes. In: Marks R, Plewig G (Hrsg) Stratum Corneum. Springer Verlag, Berlin Heidelberg, pp 161-170

Matoltsy AG, Parakkel PF (1965) Membrane-coating granules of keratinizing epithelia. J Cell Biol 24: 297-307

McDonald PC, Schultz FM, Duenhoelter JH, Gant NF, Jimenez JM, Prichard JA, Porter JC, Johnston JM (1974) Initiation of human parturition. I: Mechanism of action of arachidonic acid. Obstet Gynecol 44: 629

McDonald PC, Porter JC, Schwarz BE, Johnston JM (1978) Initiation of parturition in the human female. Semin Perinatol 2: 273

McLaughlan JM, Chang AMZ (10 Dec. 1977) Lecithin: sphingomyelin ratio and presence of vernix in amniotic fluid. Br Med J

McNutt (1977) Freezy-fracture techniques and applications to the structural analysis of the mammalian plasma membrane. In: Roste G, Nicolson GL (Hrsg) Dynamic aspects of cell surface organization. Amsterdam North-Holland Publ. Co, Amsterdam, pp 75-126

Menton DN, Eisen AZ (1971) Structure and organization of mammalian stratum corneum. J Ultrastruct Res 35: 247-264

Mier PD, van den Hurk JJMA (1975) Lysosomal hydrolases of epidermis. Br J Dermatol 93: 1-10, 391-398, 509-517

Mier PD, Cotton PWK, van den Hurk JJMA, Jonckheer-Vanneste MMH (1976) Lysosomal hydrolases of the epidermis. 5: Variation with depth in the cow snout. Br J Dermatol 94: 535-538

Miller F (1962) Acid phosphatase localization in renal protein absorption droplets. In: Breese SS Jr (Hrsg) Electron Microscopy. Academic Press, New York

Mishima Y (1971) Scanning electron microscopy of psoriatic human epidermis. Acta Derm Venerol (Stockh) 51: 16

Miyagawa T, Anai M, Urabe H (1975) Degradation of deoxyribonucleic acid by guinea pig epidermal extracts. Arch für Dermatologische Forsch 254: 79-81

Moawad AH, River P, Kilpatrick SJ (1982) The effect of estrogen and progesteron on ß-adrenergic receptor activity in rabbit lung tissue. Am J Obstet Gynecol 144: 608

Moawad AH, River P, Lin CC (1985) Estrogen increases ß-adrenergic binding in the preterm fetal rabbit lung. Am J Obstet Gynecol 151 (4): 514-523

Morrison G, Meigs RA, Ryan KJ (1965) Steroids (Suppl) 11: 177

Mullin TJ, Gross TL, Woleson RN (1985) Ultrasound Screening for Free-Floating Particles and Fetal Lung Maturity. Obstet Gynecol 66: 50-54

Murphy BEP, Clark SJ, Donald IR, Pinsky M, Vedady D (1974) Conversion of maternal cortisol to cortisone during placental transfer to the human fetus. Am J Obstet Gynecol 118: 538

Nadler HL, Burton BK (1973) Enzymes in the amniotic fluid and the prenatal diagnosis of inborn errors of metabolism. In: Fairweather DVI, Eskes TKAB (Hrsg) Amniotic Fluid. Excerpta Medica, Amsterdam, p 224

Naeye RL (1967) Infants of prolonged gestation, a necropsy study. Arch Path 84: 37

Nazzaro-Porro M, Passi S, Boniforti L, Belsito F (1979) Effects of aging on fatty acids in skin surface lipids. J Invest Dermatol 73 (1): 112-117

Nehemiah JL, Schnitzer JA, Schulman H, Novikoff AB (1981) Human chorionic trophoblasts, decidual cells and macrophages: A histochemical and electron microscopic study. Am J Obstet Gynecol 140: 261

Nelson GH (1969) Amniotic fluid phospholipid patterns in normal and abnormal pregnancies. Am J Obstet Gynecol 105: 1072

Nelson GH, Freedman DS (1971) Relationship between amniotic fluid triglyceride levels and fetal maturity. Am J Obstet Gynecol 111: 930

Nicolaides N, Wells GC (1957) On the biogenesis of the free fatty acid in human skin surface fat. J Invest Dermatol 29: 423-433

Nicolaides N (1965) Skin lipids II. Lipid class composition of samples from various species and anatomical sites. J Amer Oil Chem Soc 42: 691

Nicolaides N (1971) The structure of the branched fatty acids in the wax esters of vernix caseosa. Lipids 6: 901-905

Nicolaides N, Fu HC, Ansari MNA, Rice BR (1972) The fatty acids of wax esters and sterol esters from vernix caseosa and from human skin surface lipid. Lipids 7: 506-517

Nieland ML, Parmley TH, Woodruff JD (1970) Ultrastructural observations on amniotic fluid cells. Am J Obstet Gynecol 108: 1030-1042

Nieminen E, Leikola E, Kolionen M, Kiistala U, Mustakallio KK (1967) Quantitative analysis of epidermal lipids by TLC with special reference to seasonal and age variation. Acta Derm Venereol (Stockh) 47: 327-338

Nocora G, Nonnis-Marzano C, Rinetti M (1962) Ricerche in tema di una supposta provenienza della varnice caseosa dai grassi dell amnios. Arch Sci Med 114: 110

Novikoff AB, Beaufay H, De Duve C (1956) Electron microscopy of lysosome-rich fractions from rat liver. J Biophys Biochem Cytol 2 (Suppl): 179

Odland GF (1960) A submicroscopic granular component in human epidermis. J Invest Dermatol 34: 11

O' Flaherty JT, Swendsen CL, Lees CJ, McCall CE (1981) Am J Pathol 105: 107-113

Oka T, Topper YJ (1971) Hormone-dependent accumulation of rough endoplasmic reticulum in mouse mammary epithelial cells in vitro. J Biol Chem 246: 7701

Okazaki T, Okita JR, McDonald PC, Johnston JM (1978) Initiation of human parturition: X. Substrate specificity of phospholipase A_2 in human fetal membranes. Am J Obstet Gynecol 130: 432

Okazaki T, Casey ML, Okita JR, McDonald PC, Johnston JM (1981) Initiation of human parturition: XII. Biosynthesis and metabolism of prostaglandins in human fetal membranes and uterine decidua. Am J Obstet Gynecol 139 (4): 373-381

Okita JR, Okazaki T, McDonald PC, Johnston JM (1979) Alterations in phospholipid content of human membranes during parturition. Soc Gynecol Invest Abstract San Diego 188: 114

Okita JR, McDonald PC, Johnston JM (1982)J Biol Chem 14029-14034

O' Leary JA, Benjama AA (1971) Amniotic Fluid Fetal Maturity Score. Obstet Gynecol 14 (3): 375-378

Orfanos C, Christenhusz R, Mahrle G (1969) Die normale und psoriatische Hautoberfläche. Vergleichende Beobachtungen mit dem Elektronenmikroskop. Arch Klin Exp Dermatol 235: 284

Orfanos C, Ruska H (1970) Die Keratine der Haut und des Haares. Hautarzt 21: 343-351

Orfanos C (1972) Feinstrukturelle Morphologie und Histopathologie der verhornenden Epidermis. Thieme Verlag, Stuttgart

Orfanos C (1981) Aufbau der Hornschicht im Hinblick auf ihre Funktion. In: Klaschka F (Hrsg) Stratum Corneum: Struktur und Function. Grosse, Berlin, S. 29-49

Oulton M, Martin TR, Faulkner GT, Stinson D, Johnson JP (1980) Developmental study of a lamellar body fraction isolated from human amniotic fluid. Pediatr Res 14: 722

Oulton M, Bent AE, Gray JH, Luther ER, Peddle LJ (1982) Assessment of fetal pulmonary maturity by phospholipid analysis of amniotic fluid lamellar bodies. Am J Obstet Gynecol 142: 684

Papaloucas A (1982) Elementary Obstetrics. Laskaridis-Alexiadis, Thessalloniki, p 102 (gr)

Papanicolaou N (1983) Obstetrics. Giachoudis-Giapoulis, Thessaloniki, p 291 (gr)

Parmley T, Miller E (1969) Fetal maturity and amniotic fluid analysis. Am J Obstet Gynecol 105: 354-362

Parulekar SG (1983) Ultrasonographic demonstration of floating particles in amniotic fluid. J Ultrasound Med 2: 107

Pasqualini JR, Sumida C, Gelly C (1976) Cytosol and nuclear [^{3}H] oestradiol binding in the foetal tissues of guinea pig. Acta Endocrinol 83: 811

Pitkin RM, Connor WE, Lin DS (1972) Cholesterol metabolism and placental transfer in the pregnant rhesus monkey. J Clin Invest 51: 2584

Plewig G (1970) Regional differences in cell sizes in the human stratum corneum. Part II. Effects of sex and age. J Invest Dermatol 54: 19-23

Plewig G, Scheuber E, Reuter B, Waidelich W (1983) Thickness of Corneocytes. In: Marks R, Plewig G (Hrsg) Stratum Corneum. Springer Verlag, Berlin Heidelberg, pp 171-174

Pochi PE, Strauss JS (1974) Endocrinologic control of the development and activity of the human sebaceous gland. J Invest Dermatol 62 (3): 191-202

Prasad R, Werch A, Kaufman RH (1975) Enzymatic differentiation in human amnioitc cells. Am J Obstet Gynecol 123: 829-833

Prichard ET, Armstrong WD, Wilt JC (1968) Examination of lipids from amnion, chorion and vernix. Am J Obstet Gynecol 100: 289

Prichard JA, McDonald PC (1980) Williams Obstetrics. Appleton-Century-Crofts, New York

Ramasastry P, Downing DT, Pochi PE, Strauss JS (1970) Chemical composition of human skin surface lipids from birth to puberty. J Invest Dermatol 54 (2): 139-144

Rauchfuss R, Widmaier (1971) Zur Bestimmung der fetalen Reife mit Hilfe der Fruchtwasserzytologie. Zbl Gynäk 93: 745-749

Rauchfuss R, Liedtke MP (1976) Methodik einer kombinierten antenatalen Reifediagnostik. Zbl Gynäkol 98: 774-779

Rehfeld SJ, Elias PM (1984) Mammalian stratum corneum contains physiologic lipid thermal transitions. J Invest Dermatol

Richter D (1978) Psychohygienische Aspekte bei programmierter Geburt. In: Hillemanns HG, Steiner H (Hrsg) Die programmierte Geburt. Thieme, Stuttgart

Robert A (1981) Current history of cytoprotection. Prostaglandins 21 [Suppl]: 89-96

Robertson A, Sprecher H (1966) Pediatrics 38: 1028

Robinson RJ (1966) Assessment of gestation age by neurologic examination. Arch Dis Child 47: 437-447

Rooney SA, Gross J, Gassenheimer LN, Motoyama EK (1975) Stimulation of glycerophosphate phosphatidyltransferase activity in fetal rabbit lung by cortisol administration. Biochim Biophys Acta 398: 433

Rosborg J, Kristensen B, Trautner H (1970) Estimation of fetal maturity by amniotic fluid cytology. Acta Obstet Gynec Scand 49: 285-287

Rowden G (1967) Ultrastructural studies of keratinized epithelia of the mouse. J Invest Dermatol 49: 181-197

Runge H (1939) Die langdauernde Schwangerschaft. Dtsch Med Wschr 65: 541

Runge H (1942) Über einige besondere Merkmale der übertragenen Frucht. Zbl Gynäkol 66: 1202

Ruzicka T, Printz MP (1984) Arachidonic Acid Metabolism in Skin: A Review. Rev Physiol Biochem Pharmacol 100: 122-149

Sbarra AJ, Selvaraj RJ, Cetrulo CL, Thomas G, Louis F, Kennison R (1983) Phagocytosis and onset of human labor. Am J Obstet Gynecol 146: 622-629

Schmidt R (1939) Notizen zur Kenntnis der Vernix caseosa. Arch Gynäk 168: 445

Schneider HPG, Schlegel W (1983) Prostaglandine in der Geburtshilfe. Arch Gynecol 235: 426-438

Schwartz AL, Forster CS, Smith PA, Liggins GC (1977) Human amnion metabolism. II. Incorporation of fatty acids into tissue phospholipids in vitro. Am J Obstet Gynecol 127: 475-481

Schwarz BE, Schultz FM, McDonald PC, Johnston JM (1975) III. Fetal membrane content of prostaglandin E_2 and F_{2a} precursor. Obstet Gynecol 46: 546

Schwarz BE, McDonald PC, Johnston JM (1980) Initiation of human parturition. XI. Lysosomal enzyme release in vitro from amnions obtained from laboring and nonlaboring women. Am J Obstet Gynecol 137: 21

Schweikhart G (1985a) Klinische Bedeutung der morphologischen Beurteilung von Plazentazotten. Arch Gynecol 238: 329

Schweickhart G (1985b) Clinical relevance of morphological investigations on placental villi in pre-eclampsia. Arch Gynecol Vol 237 (Suppl): 236 (Abstract)

Schwenzel W, Jung H (1975) Pränatale Behandlungsmethoden zur Vermeidung eines Atemnotsyndroms bei frühgeborenen Kindern. Gynäkologe 8: 198

Seelen JG, Verpoest MJLT (1975) Amniotic fluid in pregnancies of long duration. In: Eskes TKAB et al (Hrsg). Aspects of Obstetrics Today. Elsevier, Excerpta Medica, Amsterdam

Sharipo LJ, Weiss R, Webster D, France JT (1978) X-linked ichthyosis due to steroid-sulfatase deficiency. Lancet 1: 70-72

Sharma S, Trussel R (1970) The value of amniotic fluid examination in the assessment of fetal maturity. J Obstetr Gynaec Brit Comm 77: 215-220

Sharp F, Obst CB (1968) Estimation of fetal maturity by amniotic fluid exfoliative cytology. J Obstetr Gynaec Brit Comm 75: 812-815

Shimono M, Clementi F (1976) Intercellular junctions of oral epithelium. I. Studies with freeze-fracture and tracing methods of normal rat keratinized oral epithelium. J Ultrastr Res 56: 121-136

Siiteri PK, Wilson JD (1974) Testosterone formation and metabolism during male sexual differentiation in the human embryo. J Clin Endocrinol Metabol 38: 113-125

Simpson ER, Carr BR (1979) Metabolism of serum lipoproteins by the human fetal adrenal. Proceeding of the 61st Ann. Meeting of the Endocrine Society, p 218

Sjöstedt S, Engleson G, Rooth G (1958) Dysmaturity. Arch Dis Childh 33: 123

Smith WP, Christensen MS, Nacht S, Gans EH (1980) Effect of lipids on the barrier function of the stratum corneum. Fed Proc 39: 286a

Spooner PM, Gorski J (1972) Early estrogen effects on lipid metabolism in the rat uterus. Endocrinology 91: 1273

Steinert PM, Idler WW (1979) Postsynthetic modifications of mammalian epidermal keratin. Biochemistry 18: 5664-5669

Stenbäck F, Ojala A (1970) Determination of Fetal Maturity by Means of Amniotic Fluid Cells. Acta Cytol 14 (7): 439-443

Stewart ME, Quinn MA, Downing DT (1982) Variability in the fatty acid composition of wax esters from vernix caseosa and its possible relation to sebaceous gland activity. J Invest Dermatol 78: 291-295

Strauss JS, Kligman AM, Pochi PE (1962) The effect of androgens and estrogens on human sebaceous glands. J Invest Dermatol 39: 139-155

Sumida C, Gelly C, Nugyen BL, Pasqualini JR (1977) Cytosol and nuclear [^{3}H]estradiol receptors in fetal guinea pig kidney, lung and uterus during fetal development. Acta Endocrinol (Suppl) 212: 85-36

Sutcliffe RG, Brock DJH (1972) Observation on the origin of amniotic fluid enzymes. J Obstetr Gynaec Brit Comm 79: 902-910

Sutcliffe RG, Brock DJH, Robertson JG, Scrimgeour JB, Monaghan JM (1972) Enzymes in amniotic fluid: a study of specific activity patterns during pregnancy. J Obstetr Gynaec Brit Comm 79: 895-901

Swanbeck G, Thyresson N (1962) A study of the state of aggregation of the lipids in normal and psoriatic horny layer. Acta Derm Venereol (Stockh) 42: 445-457

Sybulski S, Manghan GB (1976) Relationship between cortisol levels in umbilical cord plasma and development of the respiratory distress syndrome in premature newborn infants. Am J Obstet Gynecol 125: 239

Tabei T, Heinrichs WL (1976) Diagnosis of placental sulfatase deficiency. Am J Obstet Gynecol 124: 409-414

Takahashi H, Maruta M, Maki M (1988) Phospholipase C Activity and Phosphatidylinositol in Amniotic Fluid. A possible Contribution of the Fetus to the Initiation of Human Parturition. Gynecol Obstet Invest 25: 23-30

Thliveris JA (1974) Ultrastructure of fetal liver at term and during prolonged gestation in the rat. Am J Obstet Gynecol 118: 864

Thliveris JA, Baskett TF (1978) Fine structure of the human placenta in prolonged pregnancy. Gynecol Obstet Invest 9: 40

Thuresson-Klein, A, Moawad AH, Hedqvist P (1985) Estrogen stimulates formation of lamellar bodies and release of surfactant in the rat fetal lung. Am J Obstet Gynecol 151 (4): 506-514

Trakatellis A (1976) Biochemistry. Bd B2, Thessaloniki, p 291 (gr)

Turnbull AC, Patten PT, Flint AP, Keirse MJ, Jeremy JY, Anderson AB (1974) Significant fall in progesterone and rise in estradiol levels in human peripheral plasma before onset of labor. Lancet 1: 101

Underhill RA, Beazley JM, Campbell S (1971) Comparison of Ultrasound Cephalometry, Radiology and Liquor Studies in Patients with Unknown Confinement Dates. Brit Med Journal 3: 736-738

Unna PG, Golodetz L (1911) Neue Untersuchungen über Vervix caseosa. Arch J Dermatol u Syph Vol CVII: 221-279

Verpoest MJLT, Seelen JC (1975) Der Aspekt des Fruchtwassers als Anzeige für den wichtigen Zeitpunkt der Geburtseinleitung bei EPH-Gestose und Diabetes, Prädiabetes. In: Dudenhausen JW, Saling E, Schmidt E (Hrsg) Perinatale Medizin. Bd VI, Thieme, Stuttgart

Verpoest MJLT, Seelen JC, Westerman CF (1976) Changes in appearance of amniotic fluid during pregnancy. The Macroscore. J Perinat Med 4: 12

Viac J, Staquet MJ, Thivolet J, Goujon C (1980) Experimental production of antibodies against stratum corneum keratin polypeptides. Arch Dermatol Res 267: 179-188

Villee CA (1960) The Placenta and Fetal Membranes. The Williams & Wilkins Company, Baltimore

Vorschläge der Deutschen Gesellschaft für Perinatale Medizin zur Vereinheitlichung und Verbesserung der perinatal-medizinischen Dokumentation (1979) Z Geburtsh u Perinat 183: 389

Vrijens M, Defoort P, Thiery M, Lagratin G, Raick A (1976) The fetal biparietal diameter. Europ J Obstet Gynaecol Reprod Biol 6: 257

Weinstock M, Wilgram GF (1970) Fine structural observations on the formation and enzymatic activity of keratinosomes in mouse filiforma papillae. J Ultrastruct Res 30: 262-274

Wheatley VR (1974) Cutaneous lipogenesis. Major pathways of carbon flow and possible interrelationships between the epidermis and subaceous glands. J Invest Dermatol 62: 245-256

WHO (1979) Manual of the International Statistical Classification of Diseases, Injuries and Causes of Death 1975. 9th Revision, Geneva, pp 355, 417, 439, 731, 762 Bd 1

Wilgram GF (1965) Das Keratinosom; ein Faktor im Verhornungsprozeß der Haut. Hautarzt 16: 377-379

Willcox DL, Yovich JL, McColm SC, Phillips JM (1985) Progesteron, cortisol and oestradiol- 17 β in the initiation of human parturition: partitioning between free and bound hormone in plasma. Br J Obstet Gynaecol 92: 65-71

Williams ML, Elias PM (1981) Stratum conreum lipids in disorders of cornification: Increased cholesterol sulfate content of stratum corneum in recessive X-linked ichthyosis. J Clin Invest 68: 1404-1410

Williams ML, Grayson S, Bonifas JN, Epstein EH Jr, Elias PM (1983) Epidermal Cholesterol Sulfate and Steroid Sulfatase Activity and Recessive X-Linked Ichthyosis. In: Marks R, Plewig G (Hrsg) Stratum Corneum. Springer, Berlin Heidelberg

Winnick M (1970) Cellular growth in intranterine malnutrition. Pediatr Clin N Amer 17: 69

Winters AJ, Oliner C, Colston C, McDonald PC, Porter JC (1974) Plasma ACTH levels in the human fetus and neonate as related to age and parturition. J Clin Endocrinol Metabol 39: 269

Winters AJ, Colston C, McDonald PC, Porter JC (1975) Fetal plasma prolactin levels. J Clin Endocrinol Metab 41: 626

Wladimiroff JW, Verpoest JM, Seelen JC (1972) Het vruchtwater in het verloop van de zwangerschap. Nederl Tijdschr v Geneesk 116: 1965

Wolf J (1967) Structure and function of the periderm. I. Superficial structure of the periderm epithelium. Folia Morphol (Praha) 15: 296-305

Wolff-Schreiner EC (1977) The ultrastructural cytochemistry of the epidermis (review). Int J Dermatol 16: 77-102

Woyton J (1963) Die Beurteilung des Reifegrades der Frucht aufgrund der Fruchtwasseruntersuchung. Zbl Gynäk 85: 552

Yardley HJ (1983) Isolation and Lipid Composition of Fractions From the Superficial Stratum Cornum of the Pig. In: Marks R, Plewig G (Hrsg) Stratum Corneum. Springer Verlag, Berlin Heidelberg

Yerushalmy J (1970) Relation of birth weight, gestational age, and the rate of intrauterine growth to perinatal mortality. J Clin Obstet Gynecol 13: 107

Zabkar JH (1975) Evaluation of fetal maturity by amnioscopy. J Perinat Med 3: 145

Zangemeister W (1917) Schwangerschaftsdauer und Fruchtentwicklung. Arch Gynäk 107: 405

Ziboh VA, Lord JT, Uematsu S, Blick G (1978) Activation of phospholipase A_2 and increased release of prostaglandin precursor from skin by ultraviolet irradiation. J Invest Dermatol 70: 211-214

Ziboh VA, Lord JT (1979) Phospholipase A activity in the skin. Modulators of arachidonic acid release from phosphatidylcholine. Biochem J 184: 238

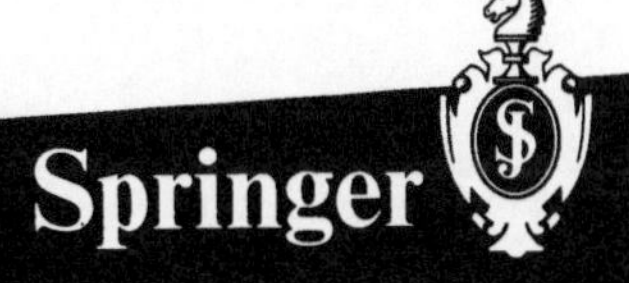
Springer

A. Staudach, Salzburg

Fetale Anatomie im Ultraschall

Geleitwort von W. Thiel und M. Hansmann
1986. 247 Abbildungen. X, 202 Seiten. Gebunden
DM 130,–. ISBN 3-540-16520-7

Die Basis für eine suffiziente Ultraschalluntersuchung in der geburtshilflichen Diagnostik ist die Kenntnis der normalen systematischen und schnitttopographischen Anatomie des Feten. Hinzu kommt das notwendige Wissen um die entwicklungsdynamischen Vorgänge im Laufe der Fetalperiode.
Eine übersichtliche Darstellung dieses Themas fehlte bisher in der Literatur. Die für die Unterscheidung zwischen normaler fetaler Entwicklung und Entwicklungsanomalie erforderlichen Grundlagen werden in diesem Buch nach Organbereichen geordnet zusammengefaßt. Besonderer Wert wurde darauf gelegt, dem Leser das abstrakte Ultraschall-Schnittbild durch den direkten Vergleich mit real anatomischen Gefrierschnitten verständlich zu machen. Ergänzend wurde durch Schnittskizzen die „Ansteuerung" typischer Schnittebenen erleichtert. In den für die Diagnostik wesentlichen Organbereichen wurden die für einen suffizienten und dennoch zeitsparenden Untersuchungsgang erforderlichen Schnittebenen standardisiert. Besonderes Augenmerk wurde auf jene Strukturen gelegt, die im Verlauf der fetalen Entwicklung für die Diagnostik eine relevante Änderung der Morphologie und Dimension zeigen.
Das Buch ermöglicht dem Leser, anhand des erlernten schematischen Untersuchungsganges ein rationelles Screening der fetalen Anatomie durchzuführen.

Springer-Verlag Berlin
Heidelberg New York London
Paris Tokyo Hong Kong

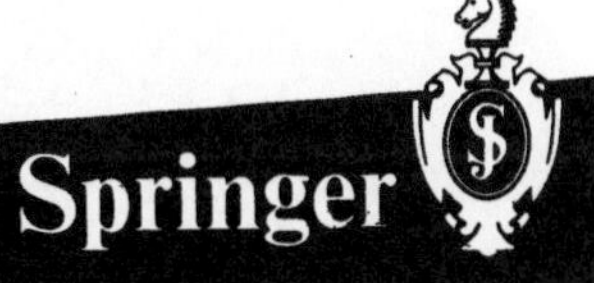